気功家のための中医学入門

日本気功科学研究所所長
日本内養功研究会会長
医学博士
仲里誠毅［著］
Seiki Nakazato

BNP ビイング・ネット・プレス

気功家のための中医学入門

はじめに

気功法が健康づくり、疾病の治療に役立つ実践法であることは言うまでもありませんが、その気功をより深く理解し、実践に活用していくためには、どうしてもその根幹となっている中医学と易の思想を一定程度修得していく必要があります。

私たちは、長い間西洋医学の強い影響下で生活してきたため、ものごとを、どうしても分析的、分断的にバラバラに観る癖がつきすぎて、全体を大きく捉え調和やバランスを大切にする視点が、かなり欠けてきているように思います。

その点、中医学や易の考え方は、健康や疾病を位置づける上で、たんに人間の内部の問題や細菌・ウイルスといった外敵との闘いの結果として捉えるだけでなく、森羅万象発生の根源である宇宙、生物の活動エネルギーの元である太陽、引力・潮力の変化で生理現象に強い影響を及ぼす月など、大自然とのバランスの中で捉えます。

中医学は基本的に五本の柱で構成されています。

まず、哲学的・思想的面の強いのが、①陰陽論〈宇宙のすべては、性質の異なる二つの要素、陰・陽の不断のからみ合いで成り立っている〉、②五行論〈私たちの住む世界は、「木」〈樹木の性質〉、「火」〈火の性質〉、「土」〈大地の性質〉、「金」〈金属の性質〉、「水」〈水の性質〉の基本的に五つの要素で成り立っており、小宇宙である人体にもその性質が埋め込まれている〉です。

学習者は、陰陽論と五行論で、宇宙や大自然と、小宇宙であり小自然である人間との不可分な関係を把握します。

気功の究極の目標は「天地人合一」にあると言われますが、まさしくそのことは、陰陽・五行を学ぶことによって、とりあえず知的に把握されるはずです。

以下の三本の柱は実用性が高く、健康づくりや疾病の治療に直接役立ち、応用性も高い内容です。

③気・血《けつ》・水《すい》理論（血すなわち血液、水すなわち体液の概念は西洋医学の中にももちろんありますが、気こそ中医学の真髄をなすもので、あらゆる角度から学びます）、④臓腑理論（中医学で臓腑というとき、たんなる臓器そのものではなく、臓器と密接な関係のある他の諸器官も含めます。とても視野が広がります）、⑤経絡理論（もっとも実用性、応用性が広いといえます。いわゆる鍼灸師や指圧・整体師はこの理論と実技を修得し、患者に施術します。古典に示される三六一の経穴を用いた実習をしたいと思います）

本書を通して、読者の皆さまはじめ、気功練功者のさらなる気功・中医学への理解が深まっていけば、この上なく幸甚です。

目次

第4章 臓腑学説

第5章　経絡・経穴

第1章　陰陽学説と気功

易・中医学・気功においては、宇宙で引き起こされるすべての出来事、つまり、「生長」「発展」「消亡（衰え消滅する）」に、陰陽の変化がかかわっていると捉えます。そこで陰陽は、万物の変化のもっとも重要な眼目（綱領）と言われ、あるいは森羅万象の変化の源と認識されています。

人間の体の生理活動（誕生・成長・病気・死など）もまた、陰陽の変化によって表され、医療気功における治療や病気の予防にも、陰陽の考え方が適用され大きな成果をあげてきました。

一　陰陽学説の基本的内容

陰陽の変化は、次の四つの側面にまとめられます。

①対立、②依存、③消長（衰えたり盛んになる）、④転化で、①②は性質のあい異なるものどうしの対立と統一であり、③はものごとの量的変化を表し、④はものごとの質的変化を表しています。

ここで注意しなければならないことは、陰陽の概念はあくまで森羅万象を相対的な関係として捉えており、ものごとには（少なくとも）二面性があることを示しています。陰陽は対立し互いにけん制して争いますが、その状態にいつまでも膠着することなく、発展的に運動して統一されるのです。そして、量的な変化はついには質的な変化へと転化していくと捉えます。

中医学では、病気は体内の陰陽のバランスが崩れたために引き起こされるもので、気功では、この崩れたバランスをある意味ゆさぶるような「動作」「呼吸」「意守（意識の用い方）」によって、回復していくのです。

（1）陰陽の相互対立

世の中の事物には、すべてにおいて対立する二つの側面があります。しかしこのことは、あくまで相対的な見方に基づくものであり、決して絶対的・固定的な陰・陽というものがあるのではないのです。

陰陽分類の基本となる存在は、陰（中国では阴と表記）では大地であり月、陽（阳と表記）では天（宇宙空間）であり太陽です。この両者と共通する性質（属性）や存在を陰あるいは陽として分類するのです。例えば陽に属する事例としては、天・太陽・昼・外・動・熱・男などが挙げられ、陰に属する事例として、大地・月・夜・内・静・女などが挙げられます。宇宙も地球も人体も、この陰陽のバランスが崩れ回復し難い状況に陥ったとき、異常気象や病気といった極めて偏った状況が引き起こされるのです。今日の地球の温暖化は、まさしく地球環境の陰陽バランスの崩壊の結果と申せましょう。

陰陽の対立と闘争は、本来、相互の発展をもたらすものでなければなりませんが、相手の暴走を抑える力のバランスが崩れるとコントロールを失って修復不可能な状況に陥りかねません。

（2）陰陽の相互依存

中医学では、この相互依存的関係を「互根」と表現することがあります。つまり陰と陽はお互いがお互いの存在基盤となっており、切り離して考えることはできないということです。別の言い方をすれば、陰も陽も互いに単独では存在できないのです。卑近なたとえを出せば、上が陽で下が陰ですが、上がなければ下もあり得ず、また、下がなければ上もあり得ない道理です。

中医学の原典ともいうべき『黄帝内経』の「素問・陰陽応象大論」には、次のように記されています。「陰は内にあって、陽の守りとなっている。また、陽は外にあって、陰の使いとなっている」。つまり、陰すなわち血液や津液《しんえき》（体液）は体の内部にあって、陽すなわち活動のエネルギーや各種機能活動の基盤となって体を支え、また陽は、陰という栄養物質を得ることによって、外に向かって諸機能を発揮している、ということでしょう。

中医学や気功では、「精」、「栄養物質」、「血」、「津液」は姿・形があって物質性が強いので「陰」に属し、また、「気」や「機能」は不可視である一方「働き」があるので「陽」に属するとします。

（3）陰陽の相互消長

「消」は消耗、減退、縮小であり、「長」は亢進、増進、伸長であり、ものごとの相対的な変化を表わしています。例えば季節でいうと、光や熱を物差しにすれば、春はそれらが少しずつ「長」となり、夏はそれがもっとも「長」となり、秋はだんだんと「消」となり、そして冬になるともっとも「消」となります。一方寒冷を物差しにすれば、春はそれらがゆっくりと「消」となり、夏になるともっとも「消」となり、そして秋になると少しずつ寒冷が募ってきて、冬になるともっとも「長」となるわけです。つまり陰陽の消長は無限にくり返されるのです。

そのような視点で人体を眺めれば、体の機能が活発になればなるほど、体内に摂り込んだ栄養物質を消耗することになります。消長の概念を用いれば、人体の機能は「陽」で、その働きが活発になると「長」です。一方栄養物質は「陰」でその消耗によって「消」というわけです。物質は「陰」で代謝が盛んになると「長」、エネルギーは「陽」

で使って消耗すると「消」です。健康な状態であれば、消長の変化は一定の範囲内で収まるのですが、それを越えて変化すると陰陽のバランスが崩れ、病気になることがあるのです。

(4) 陰陽の相互転化

『黄帝内経・陰陽応象大論』の中に「重陽必陰、重陰必陽」(陽が重なり強くなれば必ず陰となり、また、陰が重なり強くなれば必ず陽となる)とあります。「寒極生熱、熱極生寒」とも記されていますが、これは風邪をひいたときのプロセスをみると分かりやすいでしょう。つまり、風邪のひき始めに寒気があり、さらに強くなると一転して熱発し、一方始めに微熱が出て次第に高くなると今度は一転して寒気が起こります。

このように陰陽はあい対する存在ですが、陰陽の一方が極まれば他の一方に転化するのです(もちろん、男と女のように転化しない存在もありますが)。健康を保つためには、やはりバランスをとることが大切です。食事、労働、睡眠、ストレスの管理をバランスよくとって生活することを心掛けましょう。

二　陰陽学説の気功への応用

(1) 病気の陰陽の性質によって練功し治療する

中医学では病気のタイプを大きく陰陽の二つに分け、陽タイプの症状として「表」(病邪が表(皮膚)など体の浅い部位にある)、「実」(病邪が盛んなこと)、「熱」(発熱や熱感を伴う症状)に分類し、一方陰タイプの症状として「裏」(病邪が内臓など体の深い部位にある)、「虚」(体力や内臓機能の低下、血や気の不足)、「寒」(悪寒や体の冷えを伴う症状)に分類する「八綱弁証《はっこうべんしょう》」という分析方法があります。

ここでも陰陽のバランスが重視され、中医の治療にあたっては、寒証の病気はこれを温めるように対処し、熱証はこれを冷し、また虚証はこれを補い、実証はこれを瀉（排出）するように対処します。気功も基本は同じで、例えば、寒証であれば温かくするイメージを用いて練功し、虚病（体力が弱っている）のときは、自然界を含め体内の気を収めるようにイメージし、心を散乱させず気が漏れないように意守丹田して内を守ります。

一方実病（邪気が盛ん）のときは、按摩や導引や気功法などを用い、振ったり、按じたりの方法を用いて瀉（排出）していきます。また熱病のときは、呼吸法によって口から息を吐き、鼻から吸って体を冷やすようにし、冷病のときは、気を漏らさないように、息を一定間隔止めるようにして、体の中に「火」をつくるようにイメージして体を温めます。

(2) 陰陽学説からみた気功の功法

気功は大きく、静功と動功に分けられます。しかし、動功の中にも心を安定させるような静があり、また静功の中にも体の内部で気の動きがあるような動的な功法があります。一般的に動功は「陽」に属し、静功は「陰」に属します。

静功・動功と病気の関係を考えると、次のことがいえます。慢性病、虚証、裏証、寒証などはみな陰に属するので、患者は動功を主にして練功した方がよい。逆に実証、表証、熱証などはみな陽に属するので、患者は静功を主にして練功した方がよい。また陰証の患者は、先に静功を行ってもなかなか気が強くならないので、動功をまず練功した方がよい。陽証の患者はその逆。

ここで「表証」と「裏証」の整理をしておきましょう。「表証」とは、皮膚、関節、頭部、咽喉部に症状があるもの。「裏証」とは、五臓六腑など体の内部のさまざまな箇処に症状があるもの。

（3）調身・調息・調心における陰陽学説の応用

①調身における姿勢・動作への応用

姿勢・動作の方向にも陰陽があります。例えば、上（陽）下（陰）、左（陽）右（陰）、腹（陰）背（陽）、昇（陽）降（陰）、開（陽）合（陰）、曲（陰）伸（陽）、剛（陽）柔（陰）があります。中医学や気功では常にバランスをとることを重視しますから、練功のときに一方的な動作だけではいけないのです。例えば、昇があれば降を、開があれば合をバランスよく行います。小周天の功法をみても、背があれば腹があるというようにバランスがとれています。

②調息における陰陽の応用

『聖斉終録』という古典に「およそ入る気は陰であり、出る気は陽である」と説かれています。この考え方は、陽の性質が外に向かって広がり開くものであり、これが呼気と合致するから陽とされ、一方陰の性質が内に向かって収斂するもので、これが吸気と合致するから陰とされるわけです。

ただし陰陽の難しいところは、これを絶対化してはいけないことで、単純に「呼気は陽、吸気は陰」と固定化してはいけません。例えば男と女では、一般的に男が陽で女は陰と分類されますが、しかし具体的な生きた状況下、二〇代の母親と乳幼児である男児をみれば、母親が陽（相対的に剛であり、動）であり、乳幼児は陰（相対的に柔であり、静）となります。

医療気功の実践では、「陽亢火旺《ようこうかおう》の病人」すなわち陽が強すぎて「火」になっている状態の患者は、「火」を瀉することが求められるので、練功のときは呼気を主とすることを求められます。一方陽が虚のときは、補することが求められ瀉をすべきではありません。そのため、練功では吸気に十分に意を注ぐのです。

現代社会に生きる我われとして、この呼吸の陰陽応用と併せてぜひ覚えておくべきことは、呼気は副交感神経を刺激しリラックスに導くということです。中医学の別の側面からとらえると滋陰作用（造血作用、内外分泌促進）をもたらします。一方吸気は交感神経を刺激して、体内のエネルギーを高め元気づける効果があります。中医学的にいうと壮陽作用（陽気を高め、活動性が増す）をもたらします。

（4）気功練功の季節・時間帯への陰陽の応用

①季節に応じた気功練功の方法

春夏秋冬に気温の高低があります。春は温かく、夏は暑く、秋は涼しく、冬は寒い。練功は寒暖に応じて意念（イメージ）を調節して行います。

春と夏は、陽気が盛んなため、陽気（エネルギー）の虚弱の人が補うことができ、逆に秋冬は陰気が盛んなため陰気（五臓の気）の弱い人が（血・体液を）補うことができます。また春夏は気温が上昇し、陽気が一方的に盛んになります。こういうときには、静功を主に練功するか、静功を多くそれに動功を合わせて練功するとよい。

静功の練功中に「攪海《かくかい》（舌で口中をかき回して分泌してきた唾液を呑み込む功法）」あるいは「意念で氷雪のような冷たいものを想像する方法」で、陰を滋することによって陽を補うことができるのです。

②一日のうちの練功時間について

古代は一日の時間を十二支に分けて刻みました。すなわち「子《ね》」「丑《うし》」「寅《とら》」「卯《う》」「辰《たつ》」「巳《み》」は六陽で、「子」は二三時～一時、「丑」は一～三時、「寅」は三～五時、「卯」は五～七時、「辰」は七～九時、「巳」は九～一一時です。また六陰の時刻は、「午《うま》」（一一～一三時）、「未《ひつじ》」（一三～一五時）、「申《さる》」（一五～一七時）、「酉《とり》」（一七～一九時）、「戌《いぬ》」（一九～二一時）、「亥《い》」（二一～二三時）です。

このように古代は一日を陰陽に分け、夜中の一一時から次の日の午前一一時までを「六陽時」とし、昼の一一時から夜中の一一時までを「六陰時」と分けて、昔の気功家はこの「六陽時」を選んで練功し、体内に陽気を摂り容れたのです。この時間帯は、陽気を丹田に集めやすく、また命門（臍の真裏にあって陽気を発動させる）で元気が動き出しやすく、任脈・督脈が通しやすい（小周天）ので、病気の予防や治療に有効と考えました。

そこで中医学では、「六陽時」を「生気の時」と呼び、「六陰時」を「死気の時」と呼んでいたとされます。ちなみに中国少林寺の高僧といわれる一指禅《いっしぜん》の達人・海登《かいとう》法師は、この「生気の時」の下丹田が温かくなる刻の「活子《かっし》時《じ》」を選んで練功されたといいます。

第２章　五行学説と気功

五行とは自然界に存在する五種類の基本的物質（要素）で、「木《もく》」（樹木）、「火《か》」、「土《ど》」（大地）、「金《こん》」（金属）、「水《すい》」を指します。これらの要素は人類発生以前から存在するもので、地球が存続する限りこれからも存在し続けるでしょうから、人間生活に根源的に影響や作用を及ぼすものです。中医学や気功のもっとも核となる哲学は「天地人合一」ですから、これら自然界の「五行」のもつ性質が、小宇宙である人体にも埋め込まれ内在していると捉えるのです。

一　五行の性質と基本的内容

「木」は樹木を中心とし、あらゆる植物をその中に包括します。その成長の特長は、枝や幹があるいは真っ直ぐあるいは曲がりながら、力をつくして上へ外へと広がり、そのことによってさらに多くの日光を獲得し、生存のためにより良い条件を得ようとします。その枝は柔軟で、曲がりやすくまた復元しやすい。それは強い生命力を具え、一定の条件さえあれば、たくましく生存し続けることができます。古人は「木」の特性を、「生成発展」「柔和」「曲直」「伸びやかな広がり」などに帰納させました。そして、それらの特性を人体の内臓に持つ存在が「肝」として捉えられたのです。

「火」の特性は、温熱であり光明であり、炎が立ち上ることで、空気の上昇、流動を引き起こすことにあります。それゆえ古人は、「火」の特性を「炎上」「陽熱」「上昇」などに帰納させ、その特性を人体に具えた内臓を「心《しん》」として捉えました。

「土」の特性は、万物をすでに受け入れていて、万物はみな土より生じます。このことは、大地の中に万物生長の必要素因が含まれていることを示しており、万物は土中に埋まり、よく腐爛し、しかもよく消失させ、かつ生じさせるのです。古人は「土」の特性を、「長養」「生化」「受納」「変化」「稼穡《かしょく》（収穫）」などに帰納し、それらの特性を具えた内臓を「脾」（消化系として）と捉えました。

「金」の特性。人類がもっとも早くに発見した金属は錫とされ、その後、銅、鉄と続きました。五行の「金」（金属）の色が白とされるのは錫を根拠にしたといわれます。「金」の特性は、熱伝導がよく人に清涼な感覚を与える、汚れにくく清潔である、比重が大きく人に重厚な感覚を与える、火の練磨を得て任意の形に変化させることができる等が挙げられます。古人はその特性を、「清涼」「清潔」「粛清」「従革」「収斂」などに帰納し、その特性を具えた内臓を「肺」と捉えました。

「水」の特性は、液体で下に向かって流れる、ものをよく湿らせ、潤沢にして乾燥させない、性が寒でよく火を消すなどです。古人はその「特性」を「潤下《じゅんか》」「寒湿」「滋潤」などに帰納し、その特性を具えた内臓を「腎」と捉えました。

（1）五行の「相生」「相克」の関係

相生《そうしょう》は一方から他方が生じる関係のことをいい、五行相生の図でいうと右回りの関係です。「木生火」（木の摩擦によって火が生じる）、「火生土」（火が燃えつきることによって土の成分である灰が生じる）、「土生金」（土の長年の堆積によって金属成分が結晶して金鉱が生じる）、「金生水」（金属の清涼の性質が土中の水分を露結させ水を生じる）、「水生木」（水分はよく樹木に吸収され、すなわち木を生じる）。

相克《そうこく》は一方が他方の過剰反応を抑制する関係で、五行相克の図でいうと対角線の関係になります。「木克土」（木が根を延ばして土の養分を奪ってしまう）、「土克水」（土はこれを盛ることによって水をよくせき止める）、「水克火」（水はよく火を消す）、「火克金」（火はよく金属を融かす）、「金克木」（斧などの金属でよく木を切り倒す）。

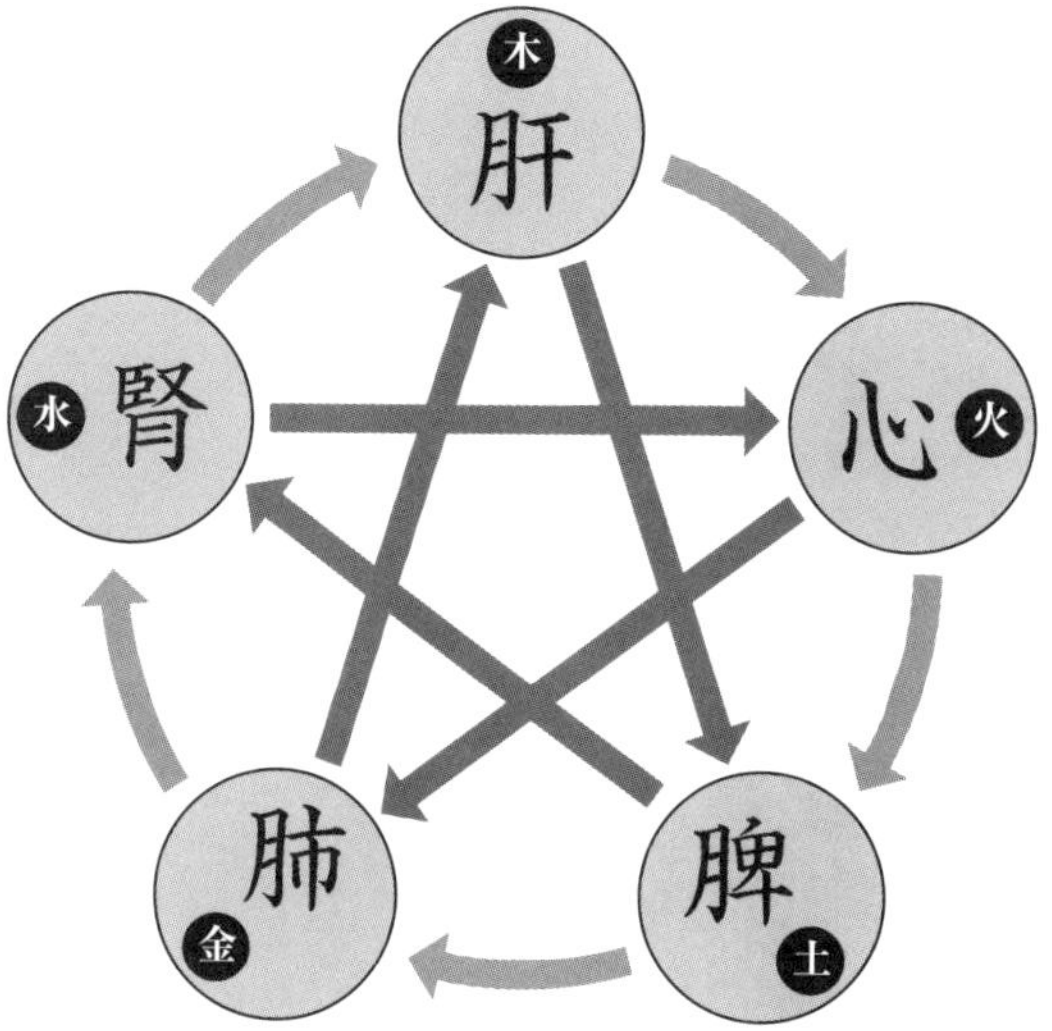

臓腑と相生相克関係

「相生」も「相克」も、共にバランスがとれていることが肝要で、人体の五臓も「肝」「心」「脾」「肺」「腎」が協調して相手を補いながら、かつ相手の暴走、過剰亢進をコントロールすることが健康の条件になるわけです。

この「相生」「相克」の捉え方は、現代医学の臓器を部品とみる傾向の対極にありますが、我われ気功実践家はよく学び、日常生活でも活用できるようにしていきたいものです。

(2) 五行関係の正常な状態

「五行相生」（図でいうと右回りの関係）は、事物の「発生」と「生長」の関係を表しています。どのようなものでも、他のものの助けを受けなければ生じることができないし、また成長もできないのです。

また「五行相克」（図でいうと対角線の関係）は、事物の相互制約の関係を表しています。相互の過大や過少の反応を互いが制約し合うことがなければ、バランスが崩れ異常な状態に陥ることになります。

「相生」の中に「相克」があり、「相克」の中に「相生」があることによって、ときに助け合いときに牽制し合いバランスを保つことによって物事の正常な働きが維持されるのです。物事は、バランスがとれている状態のもとで生長し発展するのであり、これが正常な状態です。

(3) 五行関係の異常な状態

五行の正常な制約関係が破壊されてしまった状態で、これには「乗《じょう》」と「侮《ぶ》」という二種類があります。

①「相乗」の状態

「相乗」とは、正常な相互制約関係において制約する側が強くなり過ぎること。例えば「木克土」の場合、「木」は「肝」に相当しますが、肝機能が怒りなどの感情によって亢進し過ぎると、「土」である消化系の「脾」の機能が傷害され、食欲不振や消化不良が引き起こされるという状態が生じます。

②「相侮」の状態

「相侮」とは、五行の中のどれであっても一つの「行」が強すぎて、本来それを「克」（制約）するはずの一方の「行」の制約が利かないで、逆に苛《いじ》められてしまう関係です。

例えば本来は「水克火」で、バケツ一杯の水とたき火程度の関係であれば「水」の方が「火」に克つのですが、バケツ一杯の水に対して家一軒燃える状態の勢いであれば「火」が強すぎて「水」による鎮火ができなくなってしまいます。そういう場合は、「水」が「火」に熱せられ、沸騰したり熱蒸気となって爆発的破壊力を生じることになり、かえって被害を大きくすることになります。

この関係を内臓に置き換えると、「水」すなわち「腎」は本来、「火」すなわち「心」の過剰亢進（心悸亢進《しんきこうしん》やイライラなど）を制約するのですが、過剰なストレスや運動などで心機能が亢進し過ぎると、もはや「水」（腎）による正常なコントロールが利かなくなり、これを放置しておくと最終的には心不全に陥ってしまうことがあるわけです。

このように五行の「相生・相克」の関係は、人体の生理・病理現象にも適用され、我われの生活に深くかかわっているのです。

二　気功法における五行学説の応用

五行にはすでに述べたように「生」「克」「乗」「悔」の相互関係があります。本来気功では、伝統的にこの関係を考えて練功の功法を選んだり、気功治療を行ってきました。中医学では現在でも、自然条件の変化、体の調子、五臓六腑の状態、情緒の状態など、その繋がりをすべて五行にまとめて、互いの関係を見ながら治療を行っています。即ち、気功治療でも、漢方薬治療でも、また鍼治療においても、すべて五行の考え方に基づいて行っているのです。この五行の考え方をまとめたのが、「五行の色体表（五臓のチェック表）」と言われるものです。

（1）五行色体表の見方

①「木」について

「肝」と「胆」は表裏の関係です。五官では「目」に関係しており「怒目傷肝《どもくしょうかん》」とされ怒りの感情は目に現われ、それが過剰になると肝を傷つけるのです。また肝の状態は爪や筋肉（日本では腱に相当）に反映します。

練功のとき、伝統的に肝の強化のためには東を向いて行いました。また春は「肝養」の季節で東を向いて練功するのがよいとされています。一方肝は「木」性なので風に傷害されやすく、肝の弱い人は風を避けた方がよいのです。

五臓の色体表（五臓のチェック表）

五臓	肝（肝臓）	心（心臓）	脾（脾臓）	肺（肺臓）	腎（腎臓）
	⇦	⇦	⇦	⇦	⇦
五腑	胆	小腸	胃	大腸	膀胱
	⇦	⇦	⇦	⇦	⇦
五行	木	火	土	金	水
	⇦	⇦	⇦	⇦	⇦
五根	目	舌	唇（口）	鼻	耳（尿道・肛門）
五支	爪	面色	乳（唇）	皮膚（息）	髪
五志	怒	喜	思	憂（慮）・悲	恐・驚
五液	泣	汗	涎（よだれ）	涕（はなじる）	唾（だ液）
五変	握（にぎる）	憂	噦（しゃっくり）	欬（せき）	慄（ふるえる）
五香	臊（あぶらくさい）	焦（こげくさい）	香（かんばしい）	腥（なまぐさい）	腐（くされくさい）
五味	酸	苦	甘	辛	鹹（しおからみ）
五色	青	赤	黄	白	黒
五役	色	臭	味	声	液
五声	呼（よびさけぶ）	笑（言）	歌（うたう）	哭（なく）	呻（うなる）
五音	角	徴	宮	商	羽
五季	春	夏	土用	秋	冬
五方	東	南	中央	西	北
五悪	風	熱（暑）	湿	燥	寒

中医の用語に「肝風内動」というのがありますが、これは肝臓の内風が病状を引き起こすという考え方で、例えば、けいれんを起こして風のように揺れるのがこれに相当します。

植物では「松」を練功の対象とするのがよく、無ければ青（緑）の草木などをイメージして練功してもよいでしょう。肝養によいとされる伝統的な功法に五禽戯の「鹿功」が有名です。

色体表の中で、馴染みのうすい項目について説明しておきましょう。五音の「角」は肝が発する音で音階は「ミ」です。その発音はカ行の「カキクケコ、ガギグゲゴ」で、犬歯に力が入る牙音です。肝が昂ぶってイライラしているときは、奥歯を噛みしめ、犬歯に力が入った発声となります。

生数《せいすう》と成数《じょうすう》について。『易経』によりますと、「生数」とは一から五までの事物の発生を象徴するもの、「成数」は六から十までの事物の形成を代表するもの、とあります。また生成数は五行を象徴し、陰陽が五行を生み、五

生数	成数	五兄弟	五位	五精	五畜	五穀	五菜	五果	五経絡(陰)	経絡(陽)
三	八	甲(陽) 乙(陰)	震	魂	鶏	麦	韮(にら)	李(すもも)	足の蕨陰 肝経絡	足の少陽 胆経絡
二	七	丙(陽) 丁(陰)	離	神	羊	黍(きび)	薤(らっきょう)	杏(あんず)	手の少陰 心経絡	手の太陽 小腸経絡
五	十	戊(陽) 己(陰)	坤	意智	牛	粟	葵(あおい)	棗(なつめ)	足の太陰 脾経絡	足の陽明 胃経絡
四	九	庚(陽) 辛(陰)	兌	魄	馬	稲	葱(ねぎ)	桃	手の太陰 肺経絡	手の陽明 大腸経絡
一	六	壬(陽) 癸(陰)	坎	精志	豕(ぶた)	豆	藿(豆苗)	栗	足の少陰 腎経絡	足の太陽 膀胱経絡

行から万物が生み出されるとされます。『尚書』に、「五行は、一に曰く水、二に曰く火、三に曰く木、四に曰く金、五に曰く土」とあります。即ち水は一で陰を代表し、陰は陽の根本なのです。そこで生数は一から始まる。火は二、陽を代表し、陰は陽がなければ生じない。そこで火は二となる。水は陰で火は陽、そして陰陽の交合気化によって万物が化生し、水火があって初めて木があり、そこで三は木となる。木があり初めて金が生じ、金は四となる。土は万物の母、土は万物のもとで生ずる所であり、土は生数の祖とされます。そこで「生数」と「成数」はともに五つあり、「土」は中心に位置し、したがって五行は万物の母であり、そこで成数は必ず五を加えた数になるのです。

「魂《こん》」は「肝」に宿るとされ、肉体活動を司り精神活動全体を主宰する「神《しん》」の下で、潜在意識として人の本性を支えています。つまり「魂」はその人の人格と深くかかわっているのです。また「魂」は陽性で浮遊しやすく、そのため「神」の支配が薄れた睡眠時、酩酊時、高熱時などに夢や非合理的な空想、幻覚、幻想としてあらわれます。

「五畜」「五穀」「五菜」「五果」は、それぞれに該当する内臓を養う食材です。

②「火」について

「心《しん》」と「火《か》」とは、中医学では「心火」として一体として使われることが多いです。「心」と小腸は表裏の関係にあり、

「心」の開竅《かいきょう》（孔）部は舌にあり、例えば心気が亢進し過ぎると異常に赤くなり、逆に心気が衰える（心不全など）と白っぽくなります。

感情の「喜び」が過ぎると心気が漏れ、「心」を傷害します。「心」の性が「火」であるため、夏の過重な暑さは「心」を傷めることになります。心臓病の患者は暑いところでは、病状が急に悪化することがあるし、またお風呂の熱過ぎるのもよくありません。

赤い色は心気を活発にするため、心臓病の患者は、赤を見たり赤をイメージしながら練功するとよいです。植物では桐（赤に近い）を前にして練功するとよいです。

五音の「徴」は「心」が発する音で、音階では「ソ」です。その発音は「タ行」の「タチツテト、ダヂヅデド」、「ラ行」の「ラリルレロ」の舌音です。主に舌の先端を使って発音されるこの声は、心に深く関係しています。ですから「心」に蔵される「神」（精神）に異常をきたすと、舌がもつれたり、強張《こわば》ったりしてろれつが回らなくなったりします。「五精」の「神」は「心」に宿っているもので、意識をはじめとしてすべての感覚・知覚・運動といった神経活動全般を統括しています。その本性は、いわゆる「こころ」であり、その人の「こころ」にゆとりがあるかどうかによって、「こころが広いか狭いか」が決まってくるのです。

③「土」について

「土」に相当するのは「脾」ですが、中医学における「脾」は消化系で、西洋医学の免疫系の脾臓とは全く異なりますので注意が必要です。「脾」と「胃」は表裏の関係にあり、ともに消化系ですが、その役割は「胃」が消化を担当し「脾」は運化（栄養を吸収し、霧状になった津液を肺に運ぶ）と固摂（血液や体液が漏れないようにする）を担当します。

「脾」は口（唇）に開竅しているので、脾胃の状態は口（唇）の色や口臭によって分かります。

「脾胃」を養生するのは、夏の終わり頃（旧暦でいうと六月頃）がよいとされます。また「脾」は「湿」に弱いので、練功は湿度の低いところで行うとよい。

脾胃には「黄色」の波長がよい効果を生み、樹木は「柳」がよく、脾胃を養う功法として「五禽戯」の「態」の動作がよいとされます。

五音の「宮音《きゅうおん》」は「脾」から発せられる音で、その音階は「ド」です。その発音は「ア行」の「アイウエオ」、「ヤ行」の「ヤユヨ」、「ワ行」の「ワイウエヲ」で、これは「土気」の作用で脾系の働きによって出される喉音です。五行では土（脾）はすべての臓腑の母ですから、声も母音になっているのです。ですから「脾」の働きが低下すると、母音の発音が悪くなるため、言語が聞き取りにくくなります。

五精の「意智」は「脾」に宿っているもので、「意」は物を取り込む力と、それを噛み砕いて理解する力を含んでいます。それも広義には食欲になります。噛み砕いて理解することができないと丸呑みしてしまいますが、これが丸暗記です。

一方「意」によって取り込み、噛み砕いて理解したことが「智（恵）」となります。「智」は思慮して最善の判断を下す「こころ」であり「知恵袋」です。この力が弱いと、いつまでも問題を解決できず思い悩むことになります。

④「金」について

「肺」と「大腸」は表裏の関係にあり、「肺」の開竅部は鼻ですが、また皮膚とも関係が深く、このことは我われが皮膚でも呼吸していることを考えれば理解しやすいでしょう。

「肺」の養生の季節は秋で、乾燥していない場所を選んで練功しましょう。方位は西向きです。植物は「楊《やなぎ》」（ヤナギ科の落葉低木で枝葉は垂れない。かわやなぎ、ねこやなぎの類）。

五音の「商音」は「肺」から発せられる音で、音階は「レ」です。その発音は「サ行」の「サシスセソ・ザジズゼゾ」で歯音。門歯の間から空気が抜けるような感じになります。

五精の「魄《はく》」は「肺」に宿っているもので、精神活動を主宰し、肉体と密接な関係を持つ陰性の深い「こころ」です。

いわゆる人の情欲であり、肉体から発せられる生理的欲求です。すべての感覚は快・不快の情動とかかわっており、それが感性であり本能です。乳のみ児の吸乳行為はまさに本能です。

⑤「水」について

「腎」と「膀胱」は表裏の関係にあり、腎気の開竅部は耳であり尿道、肛門です。「腎」は寒気に弱いので冬は特に腎の養生をつとめるようにしましょう。腎は腰部にあるので、曲げる、反る、捻る、回転などの脊椎運動を多く含む功法、例えば内養功などの練功は特によいです。腎によい波長の色は「黒」であり、練功のときの方位は北で、周りにあったらよい樹木は「栢《ひば》」（ひのき類の常緑樹で陽木。北京の天壇公園の周囲に多く林立している）です。五禽戯では「虎功」がよいとされます。

五音の「羽音《う》」は腎から発せられる音で、音階は「ラ」。その発音は「マ行」の「マミムメモ」、「ハ行」の「パピプペポ」の唇音です。唇の開け閉めする力は、尿道や肛門を開け閉めする力と通じており、「腎は二陰を主《つかさど》る」といって尿道と肛門は腎気が管理している部位なのです。

五音と別に五声という項目がありますが、これは五臓から発せられる声の感じで、「呼」「笑（言）」「歌」「哭《こく》」「呻《しん》」に分類されます。

「呼」とは人を呼びつけるような、また怒ったり命令したりするような口調です。「肝」に問題があると、イライラしてこうした発声が強く現われます。「笑」はほがらかな笑い声を含んだ口調であり「言」はぶつぶつとつぶやくような口調。「心」に問題があると、おかしくもないのに笑ったり、精神的な不安からぶつぶつと話すようになります。「歌」は歌うようなリズミカルな口調。脾に問題があるとテンポの悪い話し方になります。「哭」は泣くことで、泣くような悲しいような口調です。肺に問題があると、物事に対して前向き楽観的にはなれず、いつまでもくよくよしたりめそめそしたりします。「呻」はうめくことで、そのような口調になります。腎に問題があるとうめき声を発するようになります。

第３章　精・気・神学説と気功

中医学では「精・気・神」は人体を構成して、生命活動を維持する精微物質で、日・月・星辰の「天の三宝」に対して「人体の三宝」と称されます。「精・気・神」は気功鍛錬においても重要な位置を占めており、人体内部の気の鍛錬を重視するいわゆる内丹派では、気功鍛錬の過程を①練精化気（栄養物質である精を練って生命エネルギーである気に転換する）、②練気化神（気をさらに練って高度な精神作用に転換する）、③練神還虚（神をさらに練って生命の根源に還る、すなわち「天地人合一」の境涯をわがものとする）の三段階に分けています。

第一段階の「練精化気」は、飲食物の精（水穀の精）から気をつくり出す段階で、「築基」ともいい、代表的な道教系の功法である「小周天功」では「百日築基」といわれており、次の段階へレベルアップするために必要なプロセスとなっています。

第二段階では、物質的側面の強い「気」のエネルギーと作用を昇華して、純粋な精神エネルギーと作用に高めていく鍛錬です。気功の練功を長年続けている者でも、世間のしがらみや雑念にとらわれることがよくあるもので、集中を切らすことなく根気よく続けていくことが肝要です。

第三段階の「練神還虚」は最高の段階で、仏教流に表現すればいわゆる「悟」りに相当すると思われ、「天地とわれと同根、万物とわれと一体」という境涯に至ることではないでしょうか。気功では「得丹」と表現するようです。

一　精について

精の概念

「精」は人体のいっさいの精微物質の総称で、人体を組織構成するとともに生命活動を維持する物質的な基礎とみなされます。

精の分類

(1)「先天の精」(生殖の精)

古典に「精は、未だ生まれざる以前に父母より受け継いだものである」という表現がありますが、「先天の精」はまさに両親それぞれの精の合成ということであり、別名「元精」ともいわれます。狭義にとらえれば、現代医学でいう遺伝子を両親から受け継いでいる、ということになるでしょう。

古典にまた、「先天の精」には形はなく、「命門」の部位にあると記されており、この部位を「元精の穴」とも呼んでいます。ところで命門の部位ですが、幾つか説があって①腰部の左右一対の腎臓のうち右腎を命門とする(『難経』)、②両腎の間に存在する(『医貫』)、③両腎の総称、が代表的なものです。

現代人である我われが、中医学のいう「腎」を捉えるときは、腎臓そのものだけでなく（つまり、体内の水分や血圧やPH（ペーハー、体液の酸アルカリ度）の調節や赤血球の生成を指令するなど）、さまざまなストレスに対応するためのホルモン分泌や性ホルモンの生成に大きく関与する重要な器官、副腎を含めて考えた方がより納得がいくと思われます。

中医学では、根本的な生命エネルギーである「元気」も「元精」から生じるものと考えられており、命門には「元気」がたくわえられていると考えられています。命門の部位は、前述のように専門家の間でも分かれていますが、気功を実践する我われとしては、腎臓・副腎を含む部位である、というほどに捉えておいてはどうでしょうか（もちろん、経穴である命門穴は督脈中にあり、位置は腰椎2番と明確です。ここでは「元気」の宿る「命門」と経穴である「命門」とは分けて考えています）。

「先天の精」は、人体を構成する原始物質とみなされており、人体のすべての器官・組織は、「精」が分化したものであり、また「精」はヒトの生命活動のエネルギーの源泉であり、人の成長・発育の根本とも捉えられています。ですから、両親の「精」（イコール「元精」、現代医学的に捉えれば、遺伝子に相当すると考えられます）が弱ければ（遺伝子に欠陥があれば）、その子の生命力も弱い、ということになります。

腎は「先天の精」が貯えられる臓器なので「先天の元」と呼ばれます。

（2）「後天の精」（水穀の精）

「後天の精」は飲食物の精微物質が変化して生じたもので、水穀の精ともいわれます。「水穀」とは水分と穀物の意味で、大地の気を含みます。ヒトは生まれる前は母体からの栄養で、生後は食物からの「水穀の精」で生命を維持しますから、この精はヒトの生長・発育を成り立たせる物質的な基礎をなすわけです。

「後天の精」は、消化系である脾からとり込まれ、五臓六腑に送り込まれて臓腑を通して活動のエネルギーを提供するので「臓腑の精」とも呼ばれます。脾は「後天の精」をとり込み、血や気に転換（化生）する臓器なので「後天の元」といわれます。

（3）「先天の精」と「後天の精」の関係

両者は互いに依存と促進の関係にあって、「先天の精」は「後天の精」の物質的基礎をつくり、「後天の精」は不断に「先天の精」に栄養を補充しています。また、「先天の精」は出生前の形をつくるためのもので、「後天の精」は出生後の生命を維持するためのものといえます。

精の生理的機能

①生殖と成長発育

精は生殖のための基礎物質であり、また人体の生長と発育を促進するものでもあります。ヒトの成長・発育・老衰・死亡は、腎精の盛衰と密接に関係しており、したがって、精が体内に豊かに満たされ浪費が少なければ、青少年は成長・発育が早く、壮老年は老化・死亡を遅らせることができるわけです。

②外邪への抵抗

外邪とは、ヒトの生理的コントロールの範囲を越えた風・寒・暑・燥などの過剰な刺激、病原菌やウィルス、ストレスなど、疾病を引き起こすすべての要因を指します。

精は気のエネルギーや血液・体液の元となる基本物質ですから、精に富めば生命力は横溢し、外邪に対しての抵抗力があって、人体を疾病や外邪の侵入から守ってくれることになります。

③脳髄の生成

精はよく髄を生じ、髄は脳を生じ、脳は髄の海とされます。したがって脳髄の働きは、肢体や耳目、頭の働きや老化に深く関係してくるのです。また骨髄が充実していれば、筋骨はたくましく、耳目は鋭敏となります。

④造血機能

広義では、中医学は現代医学同様、精髄（骨髄）が血液の源であると認識しています。中医学では、精は髄を生み、髄は骨に蔵され、また骨髄は造血の主要な器官とみなしています。しかし、先天の精が強くても、不摂生によって先天の精を消耗・浪費してしまうと、長寿をまっとうすることはできません。したがって我われ気功実践家は、練功を通して後天の気を不断につくり、先天の気に補充していく必要があるのです。

二　気について

気の概念

中国古代哲学の根幹をなすのは「気の思想」であり、気は中医学においても最も重要な概念として用いられています。気については、古来からさまざまな解釈がなされてきましたが、現代では中医学や気功においても、気を基本物質として捉えるのが主流となっています。

この物質は、世界を構成するもっとも基本的な単位であり、宇宙に存在するすべての事物を自らの運動と変化によって創り出す基礎的な要素として捉えられています。現代科学の尺度であえて説明すれば、気には「物質的側面」と「機能的側面」があり、前者の尺度で捉えると、①質量をもった微粒子であり、また後者の尺度で捉えると、②

質量のないエネルギーであると同時に情報を携帯している、ということになります。

西洋医学では、主として人体の構成組織などの目に見えるものを研究対象としますが、中医学や気功では、人体の形のない不可視のエネルギーや情報（伝達）を研究対象とします。

また中医学では「気」は「精」よりもさらに微細な、人体を構成する基本物質としているだけでなく、「気の運動・変化」という視点から、人体の各種生理現象と病理的な変化を説明しています。

したがって気功家にとって、「気」は体得すべきもっとも基本的な内容であり、生命活動の中枢を担う存在であることを知らなければなりません。人体の「気」は強大な生命力を有し、人体の各所に分布し私たちの命を守っています。そして五臓六腑の気は、それぞれ異なってそれぞれの機能を発揮しています。そのため、臓腑の働きに異常が生じると、まずその臓腑の気が病変を生じます。結局、人の生命活動は「気の運動と変化」によるのです。したがって、中医学と気功では「すべての病気の治療は、気を調整することである」というのです。

気の分類

(1) 由来による分類

人体内部を巡環する気を「内気」と呼びますが、その内気は、①腎の精気、②水穀の気、③吸入された大気、に三分されます。

①腎の精気

両親から受け継いだもので、腎に蓄えられています。これは人体の遺伝特性にも関係しており「先天の気」とも呼ばれます。したがって腎の精気（先天の気）は、生命の起源であるとともに生命維持のための基本的なエネルギーでもあるのです。

②水穀の気

飲食物が胃・脾を経て水穀の精微物質となって、消化吸収されたものです。したがって水穀の気は、飲食した栄養物質が化生（変化して生じたもの）した気といえます。

水穀の気はまた「後天の気」とも呼ばれ、「先天の気」が両親から受け継がれたものに対し、生後自ら造り出し獲得した気です。この「後天の気」は(i)濁気と(ii)清気の二つに分けられます。

(i) 濁気（食気）

水穀の栄養物質が化生した気のうち、濃厚で濁った栄養分の多い部分で、血をつくり心臓から体全体に栄養を与えます。古典である『黄帝内経』の「素問・経脈別篇」に「食気は胃に入り、濁気は心臓から管脈に入り、体に精を潤す」と表現されていますが、まさに前述のことをいっています。

(ii) 清気

これは摂り入れた「水穀の気」のうち、軽く透明な部分で、上昇して肺に至り、そこから全身に輸送分布されていきます（中医学で皮膚の潤いと肺とは密接な関係があると捉えるのは、まさにこのことです）。

「霊枢・運輸編」では、「胃は五臓六腑の海であり、栄養を供給し他を養っている。そしてまた、清気は肺へ向かって流れていく」と表現されています。

(2) 吸入の大気（これもまた後天の気）

先に栄養物質の軽く透明な部分を清気という、と記しましたが、一方で「水穀の気」と「吸入の大気」とが肺で合流したものを「宗気《そうき》」と呼んでいます。

中医学では、ただたんに肺呼吸を通して気を摂り入れるだけでなく、皮膚（毛穴・経穴）や臍を通して自然界との気のやりとりをしているのだ、と捉えています。

つまり、人体は自然界とのエネルギーや情報を互いに交換し合って、うまく対応できれば病気になりにくい、と考えているのです。そして大切なことは、人体はリラックスした状態のときが気の流れ（エネルギーや情報）はスムーズであり、したがって自然界との交流もしやすい状態なわけです。

「先天の気」と「後天の気」との関係で大切なことは、「先天の気」は「後天の気」の補充によって機能を発揮することができる、ということです。

具体的にいえば、親が虚弱でその体質を子が生来受け継いだとしても、後天的に栄養や養生、ストレス管理を良好に十分維持していけば健康な状態を保たれるということであり、一方、どれほど「先天の気」に恵まれていても、暴飲暴食や不摂生、過度なストレスにさらされ続けると、健康を害し病気に陥ってしまうということになるわけです。

（3）気の性質と機能による分類

次の四種類に分けられます。

①元気（原気《げんき》、正気《せいき》、真気《しんき》とも呼ばれます）

「先天の気」である「元気」は、腎を源として生じますが、父母の「先天の気」（元精）が合わさって化生したもので、「元気」を長く強く保つためには、「後天の気」（栄養、呼吸、養生、練功、精神の安定などによって獲得）によって補充し続けていかなければなりません。

「霊枢・刺節真邪篇」によりますと、「正気」は先天的に得られたもので、穀気（後天の気）と並んで共に体内に満ちている、とされます。「元気」は主として、体内の三焦（口から排泄器官までの全体の流れで、体液の巡環に乗せて気の流れを司る）を通して体全体に分布して流れてゆきます。

そして「元気」は、三焦によって五臓六腑に到達し、「五臓六腑の気」に変化します。「難経・六十六難」では、「三焦は元気の別称である」と表現されており、気は五臓六腑の性質にしたがって、「心気・肺気・脾気・肝気・腎気」

の五臓の気と、「胃気・胆気・大腸気・小腸気・膀胱気・三焦気」の六腑になります。

たとえ病気になった場合でも、病状が軽く、機能的変化（障害）のあるうちに「気」を調節して正常化すれば、病気の治癒は早いのですが、しかし調節をしないでいると、機能的障害から器質的病変（障害）に変化して、治りにくくなるわけです。換言すれば、病変が見えないうちに治療すれば、治りは早いが、病変が眼に見えるようになってからでは、治りにくいということです。

②宗気

宗気は、皮膚や呼吸器から摂り入れた大気（中医学では清気《せいき》という）と、脾・胃で吸収運化した水穀の気とが結合してできたものです。宗気は胸部（膻中）に集まっており、膻中を「上気海」とも呼んでいます（下丹田は「下気海」と呼ぶ）。

「霊枢・邪客篇」によりますと、宗気の運行は、胸から喉《のど》を経て一方の流れは心臓からすべての血管へと循環させ、他の一方は肺へ流れ込み呼吸機能を司る、とされています。したがって宗気は、中医学的には大気中の自然界のエネルギーである気と栄養物質から摂り込む気を合体して全身を巡環させるとともに、現代医学の観点で捉えると、体外から酸素を摂り入れること（外呼吸）と、体内で血液の巡環を通して酸素を全身の細胞に供給（内呼吸）することに、関係しているといえます。

中医学では、「宗気不足」が進むと代表的な症状として、肺機能が低下して肺気腫を引き起こす、心機能が低下して無力感・不整脈などを引き起こすとしています。「霊枢・海論篇」によりますと、「膻中に気が余るほどの者は、胸に気が満ちており、膻中の気が不足していると、気も弱く口数も少ない」と記しています。

③営気

これは、栄養を含んだ気とされ、主に血管の中を循環しています。営気《えいき》は飲食物（水穀）を原料として脾胃でつくられ、中焦（腹部）から出発します。営気は止ることなく血管の中を巡っています。また営気は、前述の内容と照らし合わせると宗気の一部と捉えることもできます。ともに五臓六腑に入り、五臓六腑の気ともなるのです。また営気は、経絡すなわち十二正経、奇経八脈にも入り巡行しています。

営気はまた血をも生み出します。「霊枢・邪客篇」によりますと、「営気は、中焦でつくられた津液を血管に注ぎ込み、これを変化せしめて血と化し、四肢と五臓六腑に栄養を供給している」と記しています。

④衛気

衛《え》気《き》は、血管の外に存在して、筋肉や皮膚組織の間隙を縫うようにして循環しています。その機能は、体表面の浅いところで、外邪の体内への侵入を防いだり、毛穴を開閉して体温を一定に保つように調節したり、また、五臓六腑の代謝が順調にいくように温めたりしています。

（４）気の運動形態

気が体の中で循環するとき、「昇」、「降」、「出」、「入」の基本的に四種の運動形態があります。気功練功のときにさまざまな動作がありますが、これらの動作の基本は「昇」、「降」、「開」、「合」であり、これらの基本動作は人体内の四種の気の運動形態を摂り入れたものなのです。

内臓の一つひとつにもこの基本的な気の運動が行われていますが、五臓（肝・心・脾・肺・腎）は栄養を蓄える働きが強く、気の運動形態の中では主として「昇」と「入」が行われています。また六腑（胆・小腸・胃・大腸・膀胱・三焦）は飲食物の消化・吸収・排泄等の流通の働きが強く、主として「降」と「出」が行なわれているのです。

気功練功のときの気の運動形態を利用する功法の例として「小周天」を挙げますと、練功者は吸気のとき意念を用いて、督脈に沿って気を上昇させ（「昇」）、呼気のとき任脈に沿って気を下降（「降」）させます。また「採気法」など自然界の気を活用する功法では、動作、呼吸とともに意念を用いて清気を摂り入れ（「入」）たり、濁気を排出（「出」）したりします。

気の生理的機能

中医学や気功では、内臓の働きや血流は気によって推進されると捉えています。したがって、この気の作用が弱くなると、それにともなって体の各部の機能も弱体化することになります。

①推動作用

この機能が低下すると、五臓六腑の機能の低下、血液の循環が悪くなって瘀血が生じる、体内に水分が滞留し水腫（むくみ）が生じる、などの悪影響を及ぼすことになります。

②温煦《おんく》作用

中医学・気功では、体温は陽気（気も陰陽があって陽の気）によって保たれると捉えています。人体の陽気が衰えると、手足が冷えたり寒気がする、ということになります。一般的に、年令が若いと陽気は盛んですが、老令になるにしたがって陽気は衰えます。

現代医学では、体温は細胞内のミトコンドリアという発電装置でＡＴＰ（アデノシン3リン酸）が分解されてＡＤＰ（アデノシン2リン酸）に変換するときエネルギーの一部が熱となって発熱が生じ、これが体温の元になる、とされています。古代においては、このような微細なメカニズムは知るよしもありませんが、人体の生命活動を根底から支えるエネルギーを「気」として概念化したのではないでしょうか。

③防御作用

先に体表部分に衛気《えき》というものが存在し、これが体の浅いところからの邪気の侵入を防いでいると述べました。古典である『黄帝内経・素問』に、「正気が強ければ、邪気は侵入できない」、「体が邪気に負けるのは、正気が不足しているからである」等の記述がありますが、このように気には、邪気の侵入を防止したり、侵入した邪気を追い出す作用があるのです。

④固摂作用

気の作用が弱くなると、血液が血管の外に漏れ、体に滞留して瘀血を生じることがあり、また、胃・腎臓・腸・子宮などの内臓が正常な位置を保てず、下垂することになります。男性では、この作用が弱くなると、夢精や遺精が起こることもあるのです。

固摂作用では、気・精・神が乱れないように、体にとっては必要なものは体内に戻し、不要なものは体外に排泄する、という機能もあります。

⑤気化作用

これは気による一種の新陳代謝で、飲食物で摂り入れた精を気や血に変換する作用で、この作用が強い人は、生命力が旺盛になるといえるでしょう。また体内での気の運動、つまり「昇」「降」「出」「入」もスムーズで盛んに行われますので、立ち居振る舞いも活発で、運動能力も高くなるわけです。

気と血の関係

西洋医学では、空気中の酸素（O_2）は血液に入り、赤血球の蛋白質と結合して体全体（五臓六腑を含む）を巡り、酸素を放出してエネルギーを供給する。また逆に、体から二酸化炭素（CO_2）を受け取って、血液にのって心臓へと運び、さらに肺・皮膚・腸管から体外へと排出されると説明され、気という言葉も概念もまったく登場しません。

これに対し、中医学でも気功でも、気も血と同様、生命を維持するための栄養を提供する大切で本質的なものとして位置づけているのです。『黄帝内経・素問』では、「人は気と血をそなえており、気は陽に属し動力となって血を推し進めている。また血は陰に属し、気によって経絡と血管の中を流れる」と記しています。同じく「素問」にまた、「五臓は互いに経絡と血管によって結ばれており、気血が流れている。気血のバランスが悪くなると百病が生じる」とも説いています。

気と血の関係を示す古典に以下のような表現があります。法則として覚えておくと有益です。

①気為血之帥（気は血の指揮官）

古典に次のように記されています。「人の生命は気に依《よ》っているから、血が少なく弱くなって命の危険が生じても、気があれば徐々に血がつくられて回復できる。しかし、血が弱くならなくても、気が少なく弱くなると、今はなんでもなくとも死に至ることになる」。

中医学では、「血の病気は、まず気を治す」としています。つまり、血病の治療法としては、出血があれば血を止めて安定させる（寧血《ねいけつ》）、瘀血があれば血の流れを良くし（消瘀）、貧血の者は血を補うのですが、これらの治療は、「行気（気の流れを良くする）」「補気（気を補う）」という気の治療をまず施してから行うのが原則であるとしています。

②気能生血（気はよく血を生ず）

中医学では、血は胃と脾で消化吸収された栄養と肺の宗気からつくられる、としています（中医学の脾は消化系で栄養の吸収と運化を担当し、免疫系の一つである西洋医学の脾とはまったく異なるので注意が必要）。西洋医学の脾臓は、むしろリンパ節の一種で、侵入した病原体や異物から体を衛《まも》るためのリンパ球の駐留部位であり、また古くなった赤血球を壊しその成分を再利用するために肝臓へ送り込むなどの働きをしています。そのような西洋医学が江戸時代にもたらされたとき、臓器の横文字を日本語に訳した際に既に用いられていた脾という漢字を当てはめてしまったところに、現在の一部の混乱があると思われます。

中医学では、大きく次の二つの機能があります。

(i) 飲食物が胃と腸で消化され精微物質になったものを、吸収して気の生成部位である肺へ運ぶ作用（「運化作用」）

(ii)血や栄養分が血管や経絡から漏れないように保持・運搬する作用（「統血作用」）。胃・腎・子宮などの内臓が正常な位置を保つようにする作用（「固摂作用」、統血の機能を含める場合もある）

③気能摂血（**気は血液を正規のルートに保つ**）

気は血が血管内を流れ、外に漏れないようにします。もし血が血管外に漏れると、滞留して瘀血となります。気の力が弱くなると、このコントロール機能が低下し、体液のバランスが乱れ、さまざまな出血性疾患が引き起こされます。

④大脳是気血之調節中心（**大脳は気血コントロールの中心**）

大脳（心の働き）は、体の気と血を調節する中枢です。気の大きな特長として、意識によってその流れがコントロールできることが挙げられます。

中医学の立場で病気を捉える場合、基本となる考え方は「気滞血瘀（気の滞りによって瘀血がもたらされる）」が中心となります。すなわち、どのような病気も、気の生理機能に障害が起きることによって気の流れが悪くなり、血が滞ることが問題であると、捉えるのです。

したがって、治療の原則は、「まず気を調整してから、次に血の流れを活発にして、滞りを治す（『活血化瘀』）ことにあります。

①気虚の場合

気が「虚（少ない、弱い）」ときは、血の推動作用も低下し、瘀血の原因となります。また、気の「摂血」作用が弱まれば、血は血管外に漏れて瘀血の原因となります。

②気実の場合

気が多すぎたり、停滞したりすると、血行が乱れ、やはり瘀血となります。気が余るほど多いと、気は陽の性質を持ちますから容易に「火」となります。例えば、肝の気が多すぎると「肝火」となって熱邪が血を煎じるようにして血液の粘性を増したり、あるいは、血管を破って血液を血管外に漏らして瘀血となるのです。

なお、瘀血の主な原因として、次のことが挙げられます。

(i)血流が悪くなる。
(ii)血管から血液が漏れる。
(iii)慢性的な病気によって、血管や経絡に障害が起こる。
(iv)血液が老廃物質などによって汚れる。

三　神について

神の概念

中医学でいう「神《しん》」は、西洋医学でいう脳神経活動の「神」と類似した概念として捉えることができると考えられます。中医学では、「神」はヒトの精神活動全体の総称として用いられるのです。

体の機能には、対外からのさまざまな刺激に対して体が反応する場合と、体内での各種の生命活動を維持するために反応する場合とがあり、「神」はこれらの働きを総称する一種の機能的概念といってよいでしょう。

大脳の中枢神経とのかかわりにおいては、脳神経は、①外部からの刺激に反応する「感覚神経」と、②それに対応して、表情をつくったり四肢を動かす「運動神経」の二系統を統括しているわけですが、中医学でいう「神」は、このような脳神経の仕組み全体を表しているといえましょう。したがって、西洋医学でいう神経・運動の考え方と、中医学の「神」の考え方とは類似しています。

中医学では、その人の「神」すなわち精神活動が弱いことを「没有神《メイヨウシン》」と表現しますが、人の「神」は強くも弱くもなるので、我われ気功実践家は練功によって「神」の働きを強化していかなければなりません。伝統的な気功修練法とりわけ道教系の「周天功」では、気功修練の基礎を築く段階の「練精化気（栄養物質の精を練って気に変える）」から、次のステップの「練気化神（生命エネルギーである気を練って高次の精神作用に転化する）」を大事にするのです。

また「神」は五官や四肢の働きを支配するだけでなく、五臓六腑の機能にも大きな影響力を及ぼします。

神の分類

（1）元神《げんしん》（両親から引き継いだ生命維持のための先天性の神作用）

生まれつきのものであり、例えば、胎児は体内では世の中に対する認識がないのに、ある反応を示すことがありますが、中医学ではこの反応は「神」の作用であり、「霊動」ともいわれています。つまり、体外刺激に反応して体内の生理的恒常性を自動的にコントロールするのが「元神」なわけです。

（2）識神《しきしん》（後天的に獲得した精神作用）

ヒトの欲望の側面も現わしており、「欲神」とも「用神」ともいわれます。ヒトの生後、学習や体験、感覚刺激などによって、体外のさまざまな出来事やモノに反応したりして、次第に発達していきます。ただし「欲神」、「用神」は、過度の疲労によって弱くなることがあります。

元神と識神との関係

中医学では、ストレスによるノイローゼやその他の精神疾患を治療する場合、この「元神」と「識神」の関係を重視します。つまり欲望や感情にもとづいて、あまりに大脳を使いすぎる、つまり「用神」が過ぎると、本来の生命活動を維持するための「元神」が消耗疲弊してしまうわけです。このことを中医学では「元神退位」といっています。

中医学では、この「元神」の衰えていく段階を三つに分けて区分しています。

①労神（耗元神）

「元神」が疲労する段階ですが、しかしこの状態であれば練功によって回復することが可能です。疲労感はあっても、大脳や神経に器質的な変化は見られません。

②偏神

この段階になるとある種の症状、目まい・動悸・歩行時の疲労感・全身倦怠感などが現れます。しかしこの段階でも、練功などによって回復の可能性があります。

③亡神

中医学では治療が困難であるとされています。「元神」はその人の生命力とかかわりがあり体全体をコントロールしているので、亡神の段階になると、体全体の生命力がかなり低下しているため、治療が困難になるのです。

この「元神」を消耗してしまう主な原因として、中医学ではすでに紀元前から「七情過度」による偏神が挙げられています。七情とは七種の感情の過度あるいは長期に及ぶ興奮で、それぞれの感情に相応した内臓が傷つけられることを体験的にまとめたもので、現代でいう「精神神経免疫学」の先駆けということができます。

過度の感情と傷つけられる内臓の関係は、それぞれ「怒り」が肝、「喜び」が心、「憂い」と「悲しみ」が肺、「驚き」と「恐れ」が腎となっています。また、ストレスや悩みなどで大脳を使いすぎると不眠症になりますが、このようなケースも、「識神」を使いすぎたため「元神」を傷つけてしまったと考えることができます。

神と精・気との関係

精神作用のエネルギーである神は、両親から受け継いだ「先天の精」から生まれ、生後、栄養物質や呼吸・気功の練功などによって養われる「後天の精」によって補われ、扶助されています。そのため、「先天の精」が弱ければこの「神」も弱い可能性が高いのですが、個人の努力や養生によって「後天の精」を補充して強めることができるのです。「神」は身体全体をコントロールするため、「神」が強ければ「精」や「気」の働きも良くなります。

中医学で体調や病状を診断するときは、五官による観察や質問等によって情報を集めて判断しますが、その方法は四診《ししん》と言われ、①望診（視覚による観察で、顔色、舌の色、舌苔などから判断する）、②聞診（聴覚と嗅覚による観察で、声の張りや勢い、体臭、大小便の臭いなどから判断する）、③切診（触覚による観察で、脈をみたり腹圧などから判断する）、④問診（質問することによって、体調・病勢などを判断する）の方法を用いますが、この「神」の状況も次のような「望神」によって判断します。

①眼神（いわゆる目の光、勢い）

中医学では眼は体全体の状態を表わすので眼に力が感じられる（有眼神）のは健康であり、逆に眼に力がない（没有眼神）のは、病気と診断します。

②顔色（気色）

顔色がほの赤く、艶があるのは、「神」が充実しており、逆に、蒼白で艶がないのは「神」が衰えていると診断します。

神の生理的機能

①「元神」の生理的機能

五臓六腑の生理的機能をコントロールして維持し、また、身体が外部環境に対応して生体内の体温やペーハー、電解質濃度、ホルモンバランスなどを自動的に適正に調整します。したがって、このような働きを司る部位は、現代医学的に捉えれば、血液循環や呼吸を司る脳幹であり、自律神経中枢の位置する間脳に相当するといえましょう。

②「識神」の生理的機能

生後、体験や学習などによって後天的に獲得した、いわば判断・分析・計画などの知的能力や、音感・空間・図形認識などの感性で、やはり現代医学的に捉えると、大脳皮質の機能に相当すると思われます。

③「元神」と「識神」のバランスが重要

現代人は、社会の仕組みが極めて複雑になっており、情報の過多、多様な価値観、人間関係によるストレス、働き過ぎ等によって、大脳皮質が慢性的な過剰興奮状態におかれる状況にありがちです。そのため、基底部にある、いわば生命脳ともいうべき間脳（自律神経中枢）や脳幹（血液循環と呼吸を主宰）――つまりこの二者が元神の実態――が慢性的に抑圧された状態におかれがちなので、このような状態を放置すると「未病」になり、さらには現実の「病気」になってしまいます。

気功の練功では、「意守丹田」や「良性意念」を用いて、雑念とりわけ悪感情を取り除くことによって大脳皮質（「識神」）の興奮を抑えリラックス状態に導くので、その基底部に位置する生命脳（脳幹・「元神」）が活き活きとその本来の機能を回復させるわけです。

五臓の神

西洋医学や科学的知識の影響を大きく受けてきた我われ現代人は、「神」すなわち精神作用というと、すぐにその働きは大脳にあると考えますが、しかし中医学では、五臓それぞれに固有の「神」が存在すると捉えています。

(1) 心の「神」―「神」

中医学では心の「神《しん》」は「心《しん》」(心臓の「心」)に宿っているとされ、意識をはじめとしてすべての感覚、知覚、運動といった神経活動全般を統括していると捉えられています。西洋医学的には、これらの働きは脳が関与しているわけですが、しかし脳がこれらの機能を滞りなく遂行するためには、「心」(臓)からの血液というエネルギー源が絶えることなく供給されなければなりませんから、ヒトの意識活動が順調に行われるためには「心」の機能が健全でなければなりません。

中医学では、ヒトの意識状態が低下するのは「心気不足」と捉えられており、また、夏の暑さのために意識が朦朧とするのは、「心」が暑さによって傷めつけられるためとされます。なぜなら「心」は五行の「火」に相当し、本来「火」の性質をもつ「心」が、夏の暑さによってさらにその火性が上乗せされ過剰となって傷害されるとみるのです。

また例えば、意識障害のある患者に対して、あるいは高血圧が原因で脳溢血を引き起こした患者に対しては、東洋医学では脳の障害除去とともに心臓への適切な処方が施されることになるのです。弱った心臓に対して、「気」を補充することを「補心気」といい、練功や外気治療や漢方処方が用いられることになります。

(2) 肝の「神」―「魂」

「魂《こん》」は「肝」に宿るとされ、肉体活動と精神活動全体を司る「神」のもとで、潜在意識として人の本性を支えていると捉えられています。ですから「魂」は、そのヒトの人格と深くかかわっているといえましょう。また「魂」は陽性であるため浮遊しやすく、そのため、「神」の支配が薄れた睡眠時、酩酊時、高熱時などに夢や非合理的な幻想、幻覚、空想などとして現れることになります。

ヒトは「魂」の協力が得られないと、「心神」の状態は悪くなくとも意識を失うことがあり、その状態を「失魂」といっています。中医学ではこの状態を、肝臓の血が不足して「魂」の栄養が足りなくなり、「心の神」に協力できなくなったため、と捉えます。逆に、例えば高血圧のように、「肝陽」が上がりすぎると「魂」は不安定となって、その結果表に浮上してきて、情緒面で怒りっぽくなり、不眠症になったりするのです。このような症状の患者には、よく外気療法を用いますが、その際に、患者の頭の上から下へ向けて気を降ろして落ち着かせるように施療することになります。臨床的には、高血圧症の患者の多くにこのような症状がみられます。

ヒトは「魂」の協力が得られないと、「心神」の状態は悪くなくとも意識を失うことがあり、その状態を「失魂」といっています。

(3) 肺の「神」―「魄」

「魄《はく》」は肉体と密接な関係をもつ、陰性の精神作用であり、ヒトの情欲、肉体から発せられる生理的欲求です。すべての感覚は快・不快の情動とかかわっており、それが感性であり本能ということになります。

また「魄」は、ヒトの意志と粘り強さとを表すとされ、この「魄」が強ければ、物事の決断は速く、また長続きします。ヒトは失意のときには精神は萎縮して振るわず、何をしても心配で考え込んでしまいますが、このような精神状態を「落魄」といいます。このような状態の患者に対しては、「補肺気」という治療を施しますが、気功治療では施術者は外気を用いて自分の「肺気」を患者に注入して、肺気を補うのです。

(4) 脾の「神」―「意」と「智」

前述したように中医学でいう脾は消化器系に相当しますが、脾に宿る「意」は物を取り込む力と、それを噛み砕いて理解する力を含みます。また広義には食欲となって機能します。

また「意」は意念（イメージ力）や記憶力にも関係しており、記憶力が歳とともに弱まるのは、脾が弱くなって消化力も落ちるためと考えられています。脾の機能が低下すると、思考力や分析力も弱まります。

一方「意」によって取り込み、噛み砕いて理解したことが「智」になります。「智」は思慮して最善の判断を下す「こころ」であり、この力が弱いと、いつまでも問題を解決できず思い悩むことになります。

(5) 腎の「神」―「志」

前述しましたように「精」は腎に宿っているもので、ヒトの生命力を支えている根源的なエネルギーです。その「精」の働きは、いわゆるスタミナとして発揮されるのです。

「志」もまた「精」とともに腎に宿っています。「志」は「こころざし」で、目標を成し遂げようとする信念となって働きます。信念を貫くためには、あらゆる障害を乗り越え挫けそうになる感情をコントロールしていかなければなりません。

「志《し》」がどっかりと確立していれば、物事に対して冷静沈着に対処することができ、マイナス感情はコントロールされます。「志」が弱まれば些細なことにも動揺し、感情的になってしまいがちになります。

我われは一般的に西洋医学の影響を大きく受けてきているため、意識作用はすべて脳にあってあたかも中央のコンピュータが全身をコントロールしていると捉えがちですが、中医学では意識作用を五臓に分散させているのが独特の捉え方です。

つまり、五臓のうちのどれかの機能が強くなると、その臓が主宰する意識作用が突出して現れがちとなり、逆に五臓のどれかが機能低下すると、その担当する精神作用が衰えてくるのです。例えば「将軍の官」と形容される「肝」の機能が強いと言動が勇猛果敢となり、逆に弱いと萎縮するといった具合です。

四　精・気・神と気功の作用

長い気功の歴史の中で、どの流派においても「精」「気」「神」の鍛錬に重心が置かれて修行が行われてきました。気功を鍛錬することを練功といいますが、気功では伝統的に次の三つの段階に分けて練功が行われてきました。

①第一段階—練精化気

「精」のレベルは、栄養や酸素などの物質ということになり、エネルギーとしてはもっとも粗雑な位置を占めています。この段階では、「調身」(リラクセーション)、「調息」(深くゆったりした呼吸)、「調心」(雑念の排除、精神集中)という方法も用いて、体内の「精」という低位のレベルの生命エネルギーを「昇華」して、「気」という一段ハイレベルの生命エネルギーに練り上げていくのです。この段階は、気功の基礎を築く段階でもあるため「百日築基」ともいわれています。

②第二段階—練気化神

生命エネルギーである「気」を、さらにハイレベルの練功によって、高度な精神作用である「神」に昇華していくのです。この場合の「神」は後天的に獲得された「識神」ではなく、生命活動全体を司る「元神」を指しています。現代的に捉え直せば、「練気化神」の段階では、体全体を巡る「気」をさらに練り上げて、「知」を司る大脳皮質のみならず、「情意」を司り自律神経を司る間脳の機能を高め、またヒトの生命活動を根底から支えている生命脳ともいうべき「脳幹」をも鍛え上げるということになるでしょう。

③第三段階―練神還虚

「虚」は道教のことばで宇宙の本源で万物発生以前の生命の本体、これを仏教的にいうと「空」に相当し「無自性清浄心」と意訳されています。つまり生命の根源はそれ自体いかなる個性をも有せず、したがって一点の曇りのないものですが、因縁（直接および間接の原因）によって森羅万象となって自らを顕現することができる、霊妙な実体とされています。

この段階の練功では、生命の本体と直結する「元神」の働きをさらに純粋な状態に練り上げて、宇宙自然と一体となっていく修行を行っていきます。この段階の練功は主として静功を用い、「神」を下丹田に集中させ（意守下丹田）、呼吸があたかも臍で行うがごとき「胎息」になるように綿々と行っていくとされます。

また中医学でも、「元神」（生命脳である間脳や脳幹）の活力が集まれば、「元気」も強くなり、その結果「元精」も生まれてくると捉えています。

第4章　臓腑学説

中医学でいう臓腑は、いわゆる内臓の総称で、次のように分類されています。

①五臓――肝・心・脾・肺・腎

五臓の「臓」とは、本来は「蔵」すなわち物を貯める所の意味ですが、しかし中医学でいう五臓は、例えば心臓はたんに血液循環のポンプの役割をする部位だけでなく、顔色や舌の色も含んでいるため「心臓」といわず「心《しん》」と称しているのです。

②六腑――胆・小腸・胃・大腸・膀胱・三焦

「腑」とは本来は「府」すなわち「町」の意で、人々が集まっては散っていく所をさしています。

③心包絡

「心包《しんぽう》」の概念は西洋医学にはありませんが、あえて類似性をみつけるとすると心膜に相当するでしょう。一般的には「五臓」ですが、この心包を含めて「六臓」という場合もあります。

④奇恒の腑

脳・髄・骨・脈・女子包（子宮）・胆の六種を指しますが、「奇恒《きこう》の腑」は「臓」でも「腑」でもなく、その両方の役割を果たすところから、そのように呼ばれているのです。

「奇恒」とは「正常でない」という意味を含んでいて、例えば「胆」は胆汁が通過する所という点では「腑」なのですが、胆汁はまた重要な役割を担っており、それを貯えておく所という点からは「臓」でもあり、それゆえ「奇恒の腑」と呼ばれているわけです。換言すると「奇恒の腑」は、形は腑に似ているが、働きは臓に似ているのです。

中医学では、五臓（六臓）六腑も肢体すなわち皮膚・肌肉《きにく》・血管・筋膜・骨格・五官および前後陰部（尿道と肛門）のすべては、「精」「気」「血」「津液（体液）」の貯蔵や活用そして循環によって順調に機能される、と捉えます。

五臓（六臓）六腑の機能は、異なっているところもありますが、共通点もあります。そして、それぞれの機能を保ちながら互いに助け合っており、また体の他の各部位と関連しています。

この働きを「整体性（全体のバランスを整える働き）」と呼んでおり、中医学では病気は常に体全体との関係性から対処していくのです。

一　五臓について

心

中国最古の医書『黄帝内経』の「素門・六節臓象論」によりますと、「心《しん》は生命の本《もと》であり、意識作用にもかかわっている。心の働きの善し悪しは、顔色に現れ、また心の機能が充実しているかどうかは、脈に現れる」とされ、また「心は血液を循環させせて各組織・器官に栄養を送り、神明すなわち精神の意識作用や思惟活動を司る」と述べられています。この記述から分かるように、「心」は解剖学的な心臓だけでなく、精神作用——現代的に捉えれば脳の一部の働き——も含めて捉えられているのです。

（1）心は血脈を司り、その状態は顔色に反映し、舌に繋がっている

血管は血液の流れる通路であり、血液は心の力によって送られます。そして心の機能の良し悪しは顔色となって現れるのです。また、脈の状態（拍動や強弱など）や舌の状態（色や舌苔の様子）によっても、心の調子をみることができます。したがって、心の状態は、顔色・舌・脈を判断することによって把握することができるのです。具体的にいえば、心の正常な状態では、顔色は艶があって赤みがあり、舌はピンクよりやや赤みを帯びていて、脈は速すぎず、遅すぎず、柔らかく、力がある、という所見が示されるわけです。

（2）心は神明を司る

心は先に述べたように意識作用に関係があります。中医学では、「心は意識の宿である」と捉えており、意識のさまざまな状態を表す言葉に、例えば、次のような表現があります。

「心情叙暢《しんじょうじょよう》」——伸び伸びとした精神状態
「操心《そうしん》」——悩みが多く心が疲れる
「担心《たんしん》」——心配する
「細心」——細やかな心遣いをする
「耐心」——我慢する
「病心」——心を痛める

（３）汗は心の液である

中医学では、異常に汗をかくのは、心の機能が良くないことを現わしていると診断します。例えば次のような状態がみられます。

①心陽が虚の者は自汗する

心陽が虚しているとき（心機能低下）は、起きているときにちょっとした動作でも大汗をかきますが、これを「自汗」といいます。つまり、体表をおおっている衛気《えき》（陽）が十分であれば、汗がみだりに外に出ていくことを防ぐことができるのですが、陽が不足すると、容易に漏れてしまうわけです。

②心陰が虚の者は盗汗する

心陰が虚しているとき（心血や体液不足）は、寝汗をよくかきます。つまり陰液が少なすぎて、内部に止まることができず、浮き出て漏れてしまう、ということになります。

つまり本来、陽は陰の外に在って陰を守り、陰は内に在って陽に栄養を提供していますが、これがアンバランスになると「自汗」や「盗汗」を引き起こすわけです。

症状としては、心陽虚者には不整脈・不眠症・多汗がよくみられ、心陰虚者には、貧血・不眠症・多夢がよくみられます。その他共通してみられる症状として、健忘、呼吸が浅い、胸痛があり重症化すると、うわごと、意識障害、精神の錯乱が引き起こされることがあります。

中医学では「心」とは別に、「心包」という存在を設定していますが、「心包」はいわば現代医学でいう「心膜」に似た心臓のいわば外衛組織と捉えればよいでしょう。したがって、邪気が侵入するときは、まず「心包」を侵すことになります。心包が侵されたときの症状として、うわごとや牙関緊急《がかんきんきゅう》（歯を食いしばった状態）などが現れます。

肝

肝は血液を貯蔵する主要器官であり、血液の量を調節する機能をもっています。また疲労したときこれに耐え、邪気に対抗する力ももっています。したがって肝は「将軍の官」とも称されます。

(1) 肝は血液を貯蔵し、疲労によく耐える

肝は精神的・肉体的ストレスに耐える機能をもっています。これは、肝臓が血液を貯蔵して、全身の血液の量を調節していることを指しています。西洋医学的にも、安静時でも心臓から拍出される血液総量の二八％が肝臓に流入することが分かっています。

①肝は蔵血を司る

(i) 全身が活動的になっているときには、肝臓から血液が全身に流れてゆき、貯蔵した血液を必要な部位に供給します。

(ii) 体が休息しているとき、あるいは睡眠時は、余剰な部位の血液は肝臓に戻ってくるのです。『黄帝内経』には、「人は横臥すると、血液は肝臓に戻ってくる」と記されています。とりわけ、目・筋・爪・子宮は肝血を受けてよく働くとされています。したがって肝臓病の人は、横になって休むことで、肝臓に血液が集まってくるので、回復のためによいのです。

②肝は疲労に耐える本である

肝臓は心身が疲労したとき、これに耐えて回復させる働きがあります。この機能は、肝臓の血量調節機能と関係があります。つまり、肝臓が送り込む血液によって各器官は栄養を補給され、疲労が回復するのです。古典には、「足は血を受けて歩くことができ、手は血を受けて握ることができ、指は血を受けて摑むことができる」と記されてい

ます。

肝の調節機能が正常でないときには、疲労感や体のだるさを覚えます。肝臓病の人は、あまり労働をしなくても非常に疲れやすいのです。

(2) 肝は筋を司り、その華は爪にあり、目に開竅する

①肝は筋腱を司る

肝臓の機能は体の筋腱に反映され、その徴候は爪に現れ、目に繋がっています。肝臓の働きが正常であれば、骨に付いた筋腱は緩みすぎず固すぎることもありません。筋腱を正常に機能させるために、栄養物質が肝臓から提供されるのです。

②肝の状態の徴候は爪に現れる

爪は「筋腱の外候《がいこう》（外部への現れ）」といわれます。爪は固く赤みを帯びて艶があり、割れ目のないのが正常です。反対に、割れたり、青くて艶のないのは異常といえます。また中医学では、「爪は筋腱の余りである」といいます。

③目に開竅《かいきょう》する

竅は孔または穴と同義で、目は肝気の出入りする部位という意味。前述したように、目は肝の血を受けて見ることができるので、目は肝の「外候」と呼ばれるわけです。したがって、眼の状態があまりよくない人は、肝機能を改善する治療を受けた方がよいのです。

肝の血液調節機能が正常であれば、眼はモノをハッキリと見ることができ、目まいや目の前が暗くなることもありません。

中医学では、「涙は肝の液」といって、肝が正常であれば涙の量も適量となります。反対に肝機能に異常があると、乾き目になったり充血が起きたりするのです。

（3）肝は疏泄条達を司る

疏泄《そせつ》はスムーズに流したり排泄することで、条達は木の枝がスーと伸びていることですから、肝は気を何ものにも拘束されず、伸び伸びと流すのが本来の働きであること。肝の機能は、精神状態や感情にも関係しています。肝が正常でないと、興奮しやすく、すぐに怒りやすく、また疲労を感じやすく、精神の集中力もなくなります。また肝は、脾（栄養物質の吸収と運化を司る）と胃（飲食物の消化を司る）の機能を助け、栄養を全身にスムーズに送るのを補助するのです。

肝はまた解毒機能ももっており、腎・肺・皮膚などから、無毒化された不要物質が排泄されますが、このことの認識は西洋医学と同じです。肝機能の低下によって生じる主な症状には、視力障害、手足のしびれ、けいれん、目まい、怒りによる吐血、生理不順などがあります。

脾

中医学でいう脾とは基本的に消化系のことであり、西洋医学でいう免疫系の脾臓とは根本的に異なります。このことは、特に留意しておかなければなりません。

中医学のいう脾の主な機能は、胃腸を助けて食物を消化し、栄養物を吸収して体の各部へ運搬する（運化）ことであり、営気（エネルギー）と血液を造る本となっています。

五行のところで述べましたが、脾は「土」に属しており、体の真中にあって五臓六腑を平等に養っています。内臓や体の各部の栄養物質も、脾によって運ばれ変化したもの（運化）であり、このため脾は「後天の本」とも呼ばれます。

（1）脾は運化を司る

①脾は、胃腸で消化された食物のなかの栄養のあるもの（精微物質）を吸収して心肺に運び（昇清《しょうせい》）、ここから全身に送り届けます（宣発《せんぱつ》）。脾の運化作用が衰えると、食欲不振、下痢、腹部膨満、むくみ、痰、脱肛、精神疲労など、各種症状が現れます。

②水分を運びながら変化させて、体内の水分の代謝を調節し、胃腸にとり込まれた水分のうち栄養のある精微物質を上昇させて（昇清）肺に運び、ここから全身に送ります。

このように精微物質を下から上へ運ぶのが脾の役割であり、この機能を「昇清」といっています。脾はまた「喜燥悪湿（乾燥を好み湿気を嫌う）」の性質があるので、脾が弱くなる（脾虚）と運化機能が低下してきます。そうなると「湿」が溜まって次第に「熱」に変り「湿熱」という蒸し暑い状態になります。この状態が進むと、各種の皮膚病の原因となるのです。

脾の運化機能が正常であれば、精神状態は充実して肌肉もついていて元気で力があり、精力も旺盛で大便の通じも正常です。正常でないとき、脾の働きが弱ければ体内に「湿」を生じてさらに脾を弱らせ、脾の機能を低下させます。中医学では脾と関連の深い精神作用は「思（考）」ですので、脾の機能が低下するとヒトは精神的に集中力がなくなり無気力となります。また脾の「昇清」の機能が衰えると、脾気が上昇できず栄養の精微物質も下ってしまい、下痢泄瀉（水様の便）を引き起こすことになります。また脾には、内臓をあるべき正常の位置に保つ働き（固摂《こせつ》作用）がありますが、機能が低下すると胃下垂などの内臓下垂を引き起こします。

（2）脾は肌肉、四肢を司り、その華は唇にあって口に開竅する

胴体の肌肉（いわゆる肉付き）、手足の肉付き、唇、口は脾の状態が外部に現れたものです。脾の運化機能が正常であれば人の体は肉付きがよく（脂肪ではない）弾力があります。四肢の動きも素早くできて反応もよく、唇も赤

く艶があって食欲もあります。

正常ではないと、唇は蒼白となり食欲はなく、お腹が張って大便の回数が多くなり、精神は集中力を欠いて動きは鈍く、肉付きもぶよぶよで力も出ません。

中医学では「涎《ぜん》（よだれ）は脾の液」と捉えています。唾液《だえき》の稀薄なものがよだれで、口腔粘膜を保護し口の中を潤し、物を食べるときには分泌量が増えて嚥下《えんげ》と消化を助けます。また殺菌作用もあって、口内を雑菌から守ります。脾が正常な状態では、涎液は口に上行しますが口外に溢れることはありません。しかし脾（吸収）と胃（消化）のバランスが崩れると、涎液の分泌が急激に増加して多量に湧き出してくることが多くみられるため、「涎は脾液であり」といわれるのです。

（3）脾は統血を司る

脾は血液の作用をコントロールします。すなわち、血液が血管の中を正常に運行するようにし、血管の外に血液が漏れないようにします。ですから脾は血管の壁の弾力性や丈夫さ透過性などと関係が深いのです。脾の機能が低下すると、血液を正常にコントロールできず、血管が脆くなって各種の出血性の病気（血尿、血便など）、紫斑病、生理不順による出血過多、子宮機能性の出血などが引き起こされます。

肺

肺の主な働きは、気を司っており、体内外の気を交換し、また肺には全身からの血管が集まっているので、心臓を助けて血液の循環を正常に維持しています。

一方西洋医学の見解にはありませんが、中医学では肺には皮膚をはじめ全身に体液を散布して潤し（宣発《せんぱつ》）、下げる（粛降《しゅくこう》）働きがあると捉えており、体内の水分の通りを調節して、脾、腎臓、三焦（後述）と協力して体液を代謝するという生理的機能をもっているのです。

（1）肺は気と呼吸を司り、全身の血管が集まる

ヒトの気はすべて肺を中心にして巡っています。中医学では肺の気は人体の生命活動を維持するための重要な物質と捉えています。この肺の気は次の二つの要素で構成されています。

①水穀の精気

胃と脾の消化吸収作用によって、飲食物のうちの精微物質から生じたもの。

②吸入した新鮮な空気

この二つの気が肺の中で合体して「宗気《そうき》」となります。「宗気」は人体の機能を維持し、活動を促進する動力となります。

「宗気」は、次の二つの機能をもっています。

(i) 肺の呼吸機能を維持し、新陳代謝を促進し、体内外のガス交換を正常に行う。

(ii) 宗気は肺から心臓に入って血液の循環をおし進め、体全体に輸送します。そのことによって、すべての内臓や四肢の機能活動が維持できるのです。

中医学では、心臓は血液の運行を司っているが、これは、肺の気の補助があるからで、肺の気は、全身の血管が肺に集中していることから、血管中にあって血液の正常な運行を保持して、全身の各部位に血液を運んでいると捉えています。

（2）肺は粛降を司り、水道を通す

粛降は、潤しながらゆっくり降ろすこと。肺は胸部の最上位にあり、中医学では「五臓の蓋」と呼ばれています。

五臓の気は上昇して肺に昇り、肺から下降します。肺のこの粛降の働きがあるため、人体の正常な生理機能を維持することができるのです。

肺による水液代謝には次の二つの作用があります。

①脾によって水液となって運ばれてきた精微物質が、肺の気の全身への「宣発」作用の過程で津液となり、またこの津液が皮膚に運ばれ温め潤すことになります。老年になると皮膚がカサカサと乾いてくるのは、肺の気が衰えることによるのです。

肺の気の調節が正常であれば、皮膚や皮毛は潤いと輝きがあり、また嗅覚は鋭敏で声音も伸びやかです。しかし正常でなくなり衰えたりすると、鼻水は多くなり、あるいは乾燥して嗅覚は鈍くなり、声音もかすれぎみとなります。

②肺はまた咽喉に通じており、咽喉は声の出入口でもあります。中医学では、「涕《はなじる》は肺の液である」とか「肺は声音を司る」とか表現します。

肺の機能が衰えてくると、呼吸異常、倦怠感、せき、自汗（ちょっとした動きで汗をかく）、悪寒、発熱、盗汗（寝汗）、鼻づまり、鼻汁、などの症状が現れます。

腎

中医学では、腎は命の元であり「先天の本」とも呼ばれます。腎には次の三つの機能があります。

①人体の生長と発育を促進する作用と、その動力源（エネルギー）の部位は「命門」と呼ばれ、腎がその役割を担っています。それはまた、「腎陽」「元陽」「命門の火」とも呼ばれます。

②中医学では腎は遺伝物質（遺伝子）と生殖のための「精」とを蓄える働きがあり、この基本物質を「腎精」「腎陰」「元陰」などと呼んでいます。

③腎は水液を司り、人体内の体液の代謝やバランスを調節する重要な役割を担っています。

（1）腎は「精」を蓄え、生殖と発育を司る

「精」は人体の生命活動の基礎である。

①腎は「後天の精」を蓄える

「後天の精」は、五臓六腑で作られた（化生した）精気であり、臓腑や肢体、五官などの体の各部位の組織に栄養を与えている精微な物質で、「精」「血」「津液」と呼ばれています。これらの精気は、飲食物のエキスから作られエネルギーに富んでおり、人の生命を維持し生長発育を促進する基本物質とみなされています。

また「後天の精」は、深くゆったりした呼吸や気功の練功、自然界からの「採気（意念で気を体内に摂り込むこと）」などの方法を用いることによっても、作り出すことができます。

②腎は「先天の精」を蓄える

「先天の精」は、次の二つの機能に分けられます。

（i）人体の生長発育に関する遺伝物質（遺伝子を含む）をコントロールする。

（ii）人体の生殖の精（種族保存のエネルギー）をコントロールする。

これら二種の精の貯蔵・扶養・排泄はすべて、腎の気によってコントロールされていると中医学では捉えています。

そしてまた、「先天の精」と「後天の精」とは、互いに相補い合う関係にあって、「先天の精」は絶えず「後天の精」からの栄養補給を必要とし、それによって本来の機能を発揮して人体の生命力を維持するのです。

一方「後天の精」は、「先天の精」の動力源（蒸化作用）を必要とし、それによって人体に栄養を与え続ける機能を発揮することができます。

二　六腑について

肝・心・脾・肺・腎の五臓に対して（心包を入れて六臓とする場合もある）、胆・小腸・胃・大腸・膀胱・三焦を六腑と呼びます。三焦の考え方は西洋医学にはみられない捉え方なので、後述します。六腑の機能を簡単にいうと、飲食物を摂取して納め消化し、栄養物のエッセンス（精微物質）を全身に送り込んで、不要物と老廃物、無毒化された有害物質を体外へ排出したり、水分を吸収したり水液（体液）の通りを調節したりするもので、飲食物の消化面での新陳代謝に関係しています。

胆

胆には次の二種類の機能があります。

①胆汁を貯蔵して分泌する

胆は肝臓でつくられた胆汁を貯え、飲食物の摂取のとき必要に応じて消化を助けるもので、主として脂肪の消化を担当しています。

②決断を司る

前にも述べたように、西洋医学のように精神作用を脳や神経系統の働きで一元的に捉えるのではなく、中医学では各々の臓腑の機能の強弱によってそのヒト特有の精神作用の傾向が現れると捉えます。

胆の特長的精神作用は、精神・思想・意識の面で物事を判断し、決定する能力が顕著で、「中正の官」と呼ばれています。あたかも名裁きをした大岡越前守のような存在です。

胆はいちおう六腑の一つに属していますが、外界とは直接つながってはおらず、胃や腸が飲食物を出し入れして通過するだけで溜まることがないのに、胆汁は消化を助ける酵素液として貯えられます。そのため胆は、形は腑に似ている（中空の袋）が、働きは胆汁を貯える働きがあるので、「奇恒《きこう》の腑」（特殊な存在の腑）とも呼ばれています。

胆のうの病理的特長として、西洋医学的にはコレステロールやカルシウムなどが結晶化して結石とする症状が著名ですが、中医学特有の捉え方として、熱を生じやすいということが挙げられます。また胆の機能が衰えると、食欲減退、脇下部が腫れて痛い、腹部膨満、黄疸、口苦などの症状が現れます。

胃

胃の主な機能は、飲食物を摂取して基本的な消化（腐熟《ふじゅく》という）をほどこすことです。消化のあとの小腸での栄養物のエッセンス（精微物質）の吸収は、胃での消化だけでは不充分で、その後、胆汁やすい液の力を借りて腸壁から吸収されるのに十分に細かくされてから吸収されるわけです。

胃は栄養物の代表である「水穀（水分と穀物）」を消化してドロドロの液状にするので、「胃は水穀の海」ともいわれますが、一方、収穫した農作物を一時的に貯えておく倉庫にもたとえられ「倉廩《そうりん》の官」とも呼ばれています。

胃の機能を「胃気」といいますが、胃は消化した食物を下部の小腸まで運びます。胃気の特長は、飲食物を下へ下へと流し降ろしていく（降濁《こうだく》）です。その逆に上の方に逆流するのは病的状態で、げっぷ、嘔吐、悪心《おしん》（吐き気）として症状が現れます。

胃の機能が衰えると、消化不良、食欲減退、便秘、胃痛、歯茎がはれる、などの症状も現れます。

小腸

小腸の主な機能は、消化とその結果生じた飲食物の「清」（栄養のある部分）と「濁」（栄養のあまりない部分）に分けることです。胃を経由して小腸まで下ってきた一定程度消化された（腐熟）飲食物は、ここでさらに消化が進められ、その中で「清」の部分、つまり栄養のある部分は吸収されて脾に送られ（中医学の脾は消化系であることに注意）、脾から全身の組織に運ばれます。

これに対して「濁」の部分、つまりあまり栄養がなく大部分排泄される内容物は、下に降りて大腸に到り、大小便となって体外に出ていくわけです。

小腸の役割は、例えていうとさまざまなご馳走を皿に盛って賓客をもてなす宴会担当の役職にあたり、中医学では「受盛の官」と称しています。小腸の機能が衰えると、食欲減退、下痢、胃痛、嘔吐、腹部膨満などの症状が現れます。

大腸

大腸の主な機能は、小腸から下がってきた飲食物の主に「濁」の部分を受けとって、その中の水分と栄養分を吸収し、残りを糞便の形に変えて肛門から体外に排出します。そのため大腸は、糟粕（濁のカスの部分）の通り道であるため「伝導の官」と呼ばれています。

大腸の機能が衰えると、便秘、下痢、血便などの症状が現れます。

膀胱

膀胱の主な機能は、腎臓でろ過された血液中の不要な水分や、ナトリウムなどの余剰な電解質、老廃物を尿として貯えることです。中医学的にいうと、腎でろ過された水分のうち、「濁中の清（大まかにろ過された水分のうち有用な体液）」は腎陽（いわゆる命門の火）の作用を受けて再び気と化して肺に上昇し全身に散布されます。一方腎でろ過された水液のうち「濁中の濁（ろ過された水液のうち最終的に不要となった分）」は、膀胱に注いで尿となり、膀胱の気化作用で体外に排出されるわけです。

膀胱の機能が衰えると、排尿困難、頻尿、残尿感、失禁、むくみなどの症状が現れます。膀胱はあたかも地方長官の役を担っているので「州都の官」と称されます。

三焦

この考え方は西洋医学にはなく、中医学特有の概念です。「焦」の字の上の部分「隹」は部位を表わしており、下の部分「灬」は火を表わします。したがって「三焦」とは、ヒトの体軀の三つの部位、すなわち「上焦」「中焦」「下焦」を表わしています。「上焦」は口から横隔膜までを表わし、代表する臓器は「心」と「肺」すなわち循環器と呼吸器です。「中焦」は横隔膜から臍までを表わし、代表する臓器は「脾」「胃」「肝」「胆」の消化器系です。また「下焦」は、臍から肛門（尿道）までを表わし、代表する臓器は「腎」「膀胱」の泌尿器と大・小「腸」「子宮」「生殖器」です。

「上焦」の主な機能は、胸中でつくられた「宗気」を発散させて全身へ送り届け、各器官・組織が順調に活動できるよう栄養を供給することにあります。「上焦の気」は、霧のように上昇発散するため、中医学では「上焦は霧のようである」と述べています。

「中焦」の主な機能は、消化された飲食物の中の栄養のあるエッセンスを運ぶことです。「小腸」で吸収された栄養ある精微物質は、「脾」によって吸収され「肺」に上げられ、そこで吸収によって取り込まれた「清気」と合体して「宗気」になります。この「宗気」が「肺」の作用によって全身に配られることになります（宣発作用）。「中焦」は主に「脾・胃」の働きによって、飲食物を発酵させるようにして栄養ある精微物質をつくり吸収したり、また「営気」と呼ばれるエネルギー源をつくって全身に散布するのです。中医学では「中焦は漬け物のようである」と称しています。

「下焦」の主な機能は、消化された飲食物を「清（栄養ある精微物質や液体）」と「濁（栄養にならない糟粕）」に分け、「濁」の部分を大腸を経由して外に排出します。また「清（液体）」の部分で不要となったものは、腎と膀胱の気化作用によって、体外に排出されます。「下焦」の作用は、あたかも下水道の管を体内の糟粕や代謝後の水液が通過しているようだとして、中医学では「下焦は溝《みぞ》のようである」と称しています。

「三焦」は、全体としてみると、体内にとり込んだ飲食物を消化吸収し、運びながら気血に変化させて全身に栄養を与え、かつ不要な代謝物質を大小便として排泄するという、総合的な機能を営んでいるのです。

一方「三焦」は「水道」である、ともいわれます。この場合の「水道」とは、人体内の「水液の通り道」という意味で、「三焦」は人体全体の水路を形成しているのです。私たちの体は重量比でほぼ六割が水分であり、皮膚や体腔内、臓器の組織はもちろん、ミクロには細胞と細胞の間の間質液、細胞内部の細胞内液等など、全身くまなく水液は循環しているわけです。

体重の六割を占める水液の質、すなわちＰＨ（ペーハー）やナトリウム、カリウムなどの電解質のバランス、代謝後の老廃物の量などが生理的に不適切な状態となって、それが持続されることになれば体調は不良となり、ひいては病気を引き起こすことは問違いないでしょう。したがって、この「三焦」という捉え方は私たち現代人にとっても、健康問題にとり組む際に十分考慮するべき概念だと思います。

「上焦」の機能が衰えますと、いわゆる「寒証」が現れ、精神不安、発声障害などを引き起こします。また「上焦」の部位での水液が滞る「実証」では、口渇、自汗（ちょっとした動作で汗が出る）、むくみ、舌が乾く、などの症状が現れます。

「中焦」の機能が衰える「虚証」では、下痢、腹鳴（お腹がゴロゴロいう）、などの症状が現れます。一方「実証」では、腹部膨張、吐かず下らず、などの症状が現れます。

「下焦」の機能が衰える「虚証」では、水様下痢、遺尿（残尿感がある）などの症状が現れ、「実証」では、便秘、血便などの症状が現れます。

三　五臓と六腑の関係

ヒトの生命活動は、五臓（肝・心（心包）・脾・肺・腎）と六腑（胆・小腸・胃・大腸・膀胱・三焦）との綿密な連係プレーによって成立しています。五臓六腑はそれぞれ特有の生理機能をもっていますが、一方で、互いに連係して、依存し合ったり制約し合ったりして、バランスをとりながらそれぞれの機能を促進しています。

臓と臓の関係

心と肺

心と肺の関係とは、血と気の関係であると言い換えることができます。なぜなら、心は血を司り、肺は気を司るからです。心から送り出される血液が循環するのは、肺の気の推動する力によるものであり、また、肺の気は血脈（血管や経絡）の中にあって全身に到達することができるのです。ですから、心と肺は互いに助け合いながら、ヒトの全身に血と気を供給する関係にあるといえます。

古典には、「気は動くものであり（陽）、血は潤すものである（陰）」「気は血の循環の指揮官であり、血は気を生む母である」「気行けば血行き、気滞れば血も滞る」等の記述があり、気（肺）と血（心）の密接な関係を表現しています。

心と肝

中医学では心は主として血液の循環を司り、肝は主として血液の保存や人体各部での必要とされる血液量の調節を司ると捉えています。

①両者の関係から、心の血量が不足すると、肝の血量調節作用に影響し、不眠や多夢、目まい、などの症状が現れます。

②肝の気が不足すると、心の機能に影響して、心悸（心拍数が増える）が現れたり、また意識にも影響を及ぼし不安な気持ちに陥ったりします。

［注］心悸には、①驚悸《きょうき》と、②怔中《せいちゅう》がある。①は悩み、怒り、恐れ、驚きなど情緒の乱れによって誘発されるが、全身症状は比較的良好で症状は軽い。②は主な外因がないのに動悸が突然現れる。臨床では、心臓病、貧血、ノイローゼ、甲状腺機能亢進によるものが多く、全身症状は不良で、症状は重い。

③高熱のある病人が、意識が希薄になって体全体がけいれんすることがあります。これは中医学のいう「中風《ちゅうふう》」という症状です。中医学ではこのような症状を、心が弱くなって熱が高くなり、陽気が上昇していわゆる「肝陽上亢」を引き起こし、「内風」によってけいれんが生じたとみるのです。

④心は精神、意識作用を司り、肝は情緒、感情の流れを司ります。「五行説」で学んだように、肝は「木」に属し心は「火」に属します。「火」は「木」から容易に生じるので、本来両者は相性がよい関係です。しかし、「木」すなわち肝の司る情緒、感情が乱れると、「火」すなわち心の主宰する精神、意識作用は濁り純度が低下するというわけです。一方、意識作用や認識力が弱くなれば、判断を誤りやすく、その分悪感情も生じやすくなるでしょう。

心と脾

(1) 脾の運化機能

脾の運化機能は人体の水液代謝と深くかかわっていて、もし脾の機能が低下して（脾虚）体内の余剰の水分が処理できなければ、痰を生じたり体表に溢れてむくみとなったり、腸にながれて下痢になったりします。

また、脾は小腸から吸収した栄養の精微物質を、肺に送ってさらに心肺の作用によってこの精微物質を気血に変化生成して、全身に栄養を供給します。

したがって、脾の運化機能は「心陽（気のエネルギー）」の協力が必要です。一方心血の生成には脾の運化機能による栄養の提供が必要です。

また、心陽（心のエネルギー）が不足しますと、息が切れたり、心臓が異常に動悸したりするなどの心臓症の症状が現れます。そのため脾も影響されて、食欲がなくなり、お腹が腫れ上がったり、むくみが生じ、また栄養不良のため貧血も起こしやすくなります。

このように心と脾の関係は、一方が悪化すると、他方も影響を受け、さらに元のほうへも悪い影響を及ぼすという悪循環が生じます。

(2) 脾の統血作用

脾にはまた、血液が血管の中を運行して血管の外に溢れ出ないようにコントロールする機能があります。もし脾の機能が低下して統血機能が失われると、内出血など各種の出血症状が現れます。心は血液の循環を司り、脾は統血を司っていますので、血の正常な運行を管理するには心と脾の協力関係が不可欠です。

心と腎

(1) 心は「火」に属し「陽」、腎は「水」に属し「陰」

心と腎の関係は「五行説」から、「火」と「水」に対応し「陽」と「陰」に分けられます。心は「上焦」の部位にあって、その性質は「動」であり、「陽」のエネルギーをもっています。一方、腎は「下焦」の部位にあって、その性質は「静」であり、栄養の「精」を溜めて漏らさないように守っており「陰」の物質性で満たされています。

ヒトが健康な状態であれば、「心陽」は下降してきて「腎陰」を温めており、また「腎陰」は上昇してきて「心陽」を潤します。このように、上下はあい交わって動静が結合し、矛盾しながらもバランスのとれた統一体を維持することができます。このような良好な状態を「心火交腎水」あるいは「互済」と呼んでいます。しかし両者が交わらないと、「火」は「火」で上へ上がりっ放し、「水」は「水」で下へ下がりっ放しとなって、手足や体の芯は冷えているが、頭部はのぼせているというような、いわゆる「冷えのぼせ」の症状が起こります。この悪い状態を中医学では、「心腎不交」あるいは「未済」と呼んでおり、まさに「不幸」な状態といわなければなりません。

(2)「精」と「神」の関係

「腎」と「心」の関係は、「精」と「神」の関係に置き換えて捉えることができます。中医学では、「心は神を宿し、腎は精を貯蔵する」と考えていますが、このことは「心は意識活動や認識作用を司り、腎は栄養物質のエキスである精を貯えている」ことを意味します。つまり、意識や認識活動の物質的な基礎となっているのは栄養物質の精であり、神は精の外部への現れである、ということになります。私たち日本人は「精神」という文字や言葉から、純粋に意識活動や認識作用を想起しますが、この文字に含まれているように、栄養物質としての「精」と意識や認識作用としての「神」が含まれているのです。

既に学んだように、腎に貯えられる両親から受け継いだ「先天の精」は、意識・認識活動である「神」の基礎であって、また脾・胃を通して得られる「後天の精」は「神」を補って養うものなのです。

精気（スタミナ）が充実していることは、正常な精神活動を展開していくための条件であり、また精神活動が旺盛であることは、精気を再生し充実させるための条件ということになります。ですから、言葉の正しい意味で「精神状態が良い」ということは、意識・認識活動もスタミナも充実しており健康状態が良いということを意味しているわけです。

(3) 心と腎の病理関係

①心の陽気（エネルギー）が不足すると、腎で処理されるべき水気（水分）は気に変わることができなくなり（気化）、この水気が逆上して心の方へ向かい心臓の異常な動悸を引き起こします。中医学ではこの症状を「水《すい》気《き》凌《りょう》心《しん》（水気が心臓をいじめている）」と捉えます。

②一方腎水が不足すると、上昇して「心火」を抑えることができなくなり、「心火」が過剰に強くなります。そうすると、不眠症、健忘症、多夢、遺精などの症状が現れます。中医学ではこのような状態を、「心腎不交（心と腎が助け合わない）」と呼んでいます。

肝と肺

肺は全身の気を管理・調節しています。肝は全身の血液の量を調節しています。この肝が全身に血液を輸送するためには、肺の気の推動作用の助けが必要なのです。

①肺の機能が低下すると、肝による血量調節機能と疏泄機能（スムーズに通すことと排泄すること）に影響を及ぼします。

②肝の気の流れが停滞すると、もともと「木」の性質をもつため容易に熱くなって火となり、そのため上に炎が上がって肺が影響されます。肺の性質は「金」なので、「火」に弱いのです。このような状態になると、肺の本来もっている気の調節作用である体液を下へ降ろす作用（粛降作用）が弱められ、せきや痰、咽の痛みが現れたり、せきによって肺の毛細血管が破裂して出血したりします。中医学ではこのような状態を、「木火刑金」あるいは「肝火犯肺」と呼んでいます。

肝と脾

肝は疏泄（スムーズに流すことと排泄）を司り、脾は運化（栄養物質を運びながら、血や気や津液に変えること）を司っています。この脾の運化機能は、肝の疏泄機能に助けてもらわなければ十分な遂行ができません。

①肝の気が滞ると、疏泄機能が異常となって、その結果脾の運化機能に悪影響を及ぼし、胃酸があふれて胸やけを起こしたり（呑酸《どんさん》）、脇腹が痛んだり、食欲不振、腹部膨満などの症状が生じます。「五行説」では、肝は「木」に属し脾は「土」に属しますから、中医学ではこのような悪い症状を、「木郁克土《もくいくこくど》（木が盛んになり過ぎて土をいじめる）」と呼んでいます。

②脾が弱くなって運化機能が低下すると、肝の疏泄機能も影響を受けます。このとき、腹部膨満、脇胸の痛み、黄疸などの症状が引き起こされます。「五行説」では、脾は「土」に属し、肝は「木」に属しますから、中医学ではこのような状態を「土壅木郁《どようもくいく》（土がふさがって木が盛んになり過ぎる）」と呼んでいます。

肝と腎

①肝は気をスムーズに流したり不要なものを排泄したりする働き（疏泄条達）と、血液量の調節機能を司っています（疏泄には解毒機能も含まれると捉えられます）。この肝の機能を健全に遂行するためには、腎に貯えられている

栄養物質（精）の補給が必要です（中医学ではこの精を腎陰と呼んでいます）。

腎陰が不足すると、肝血による全身への栄養作用が失調して、そのため「肝陽」が過剰に亢進して、目まい、頭痛、頭が脹る、イライラする、怒りやすくなる、などの症状が現れます。「五行説」では、腎は「水」に属し肝は「木」に属しますから、このような悪い状態を中医学では「水不涵木《すいふかんもく》（水が木を養えない状態）」と呼んでいます。

また肝火が盛んになり過ぎると、腎陰（腎精）を侵して、ふらつき、耳鳴り、足腰がだるく力が入らない、などの症状が現れます。

②腎に貯えられる栄養のエッセンス「精」を再生するための物質は、肝の疏泄作用によって他から運び込まれることが必要です。腎は精を蔵し、肝は血を蔵しますが、腎精も肝血もいずれも飲食物から得られた栄養のエッセンス（水穀の気）が変化したものです。したがって肝と腎は密接な関係があり、「肝腎同源」といわれています。

脾と肺

脾は栄養物質を運びながら、気や血や津液に変化させ（運化）、肺は気を司るという関係にあります。

①脾は飲食物のエッセンスである精気（水穀の気ともいう）を輸送して肺に上げ、肺では外部から吸入した大気（清気ともいう）と結合して「宗気《そうき》」がつくられます。ここには、脾が肺を助けて気を増すという関係があります。

②脾はその運化機能によって、体内の水分を調節しています。西洋医学では水分の調節は、ほとんど腎臓で行っているとみますが、中医学では腎の外にこの脾や、他に肺、三焦も分担して行っていると捉えています。

③脾の気が弱くなると運化機能も低下し、さらにはその影響下にある肺気の不足を招きます。そのため、息切れや、ぜん息、むくみなどの症状が引き起こされます。「五行説」では脾は「土」に属し肺は「金」に属しますから、中医学ではこのような悪い状態を「土不生金《どふしょうきん》」と呼んでいます。

脾と腎

中医学では、ヒトは受精卵から母親の胎内で育っているうちは、両親から受け継いだ精（遺伝子と栄養の精微物質）を自らの腎に貯えていると捉えており、したがって腎を「先天の本」と呼んでいます。またヒトは、体質的に両親から何がしかの影響を受けているとはいえ、生長とともに自ら栄養物質を消化系である脾から摂り入れ、新しい体質も獲得していきます。中医学では脾を「後天の本」と呼んでいます。

①脾の運化機能（栄養の精微物質を吸収し、全身に運びながら、気や血や体液に変化させること）は、腎の陽気である「命門の火」の温煦《おんく》作用（温める）によって助けられています。

②一方「命門の火」は、脾から後天の精微な栄養物質をもらって、その機能を発揮しています。

③「命門の火」の機能が弱くなり「火」が衰えると、脾の運化機能も影響を受け、食欲が減退したり、腹部が脹ったり、たびたび下痢をして治らない、等という症状が現れます。

④脾の働きが弱くなり運化機能が失調すると、水分が体内に滞溜し、腎にも影響します。そうなると、全身あるいは局部に水腫（むくみ）の症状が現れます。「五行説」では、脾は「土」に属し、腎は「水」に属しますから、中医学ではこのような悪い状態を「土不制水《どふせいすい》（土が水を抑えることができない）」、と呼んでいます。

肺と腎

西洋医学では、体内の水分の調節はほとんど腎臓で行われているとみていますが、前述したように、中医学では腎を主役として、それを補佐する役割として、肺・脾・三焦も担当すると捉えています。

①水液の代謝

(i) 肺は体内の水液（水分・体液）の流れを調節しており、中医学では、肺は五臓の最上部にあるため「水の上源」

と呼んでいます。

(ii)腎は全身の水分を司っており、開合を担当しています。つまり、腎は膀胱を開いて水分を排出したり、また閉じて漏れないようにもコントロールしています。

②肺・腎と呼吸の関係

中医学では、肺は呼吸を司り、腎は呼吸によって得られた気を納めると捉えます。したがって、肺の呼吸機能は腎の納気によって助けられており、腎の気を貯える機能は肺の呼吸によって助けられているのです。

③肺と腎の病理

腎の機能が弱くなると、前述の関係から呼吸が浅くなり、ぜん息、息切れなどの症状が現れることになります。ですから中医学や気功を用いたぜん息の治療では、直接肺を対象として施療するだけでなく、腎への手当ても行うことになるわけです。

その他

五臓はそれぞれ「気」「血」「陰」「陽」を具えていますが、その機能は異なっており、各々が固有の特長を発揮しています。

①肺は既述のように気を司っています。陰陽の捉え方はあくまで相対的なもので、五臓全体は陰に属するのですが、横隔膜を基準にとると、これより上にある臓器は陽で下にある臓器は陰とみなします。横隔膜より上にある臓器は肺と心ですが、この二者も陰陽に分かれます。肺は「金」に属し、心は「火」に属するので、肺は陰で心は陽ということになります。このように陰陽は基準のとり方によって相対的に変化するのです。

肺はその性質のため（五臓として陰ですが、心との相対的な関係では、心が陽で肺は陰となる）、温かいことを好み、寒さを嫌います。そのため、寒くなってくると風邪をひきやすくなるのです。肺はまた、潤いを好み、乾燥を嫌います。

②一方、心は陽であって血液循環を司っています。その性質は熱を好み、柔軟さ、つまり血液の循環がスムーズであることが大切です。ただし、心が熱を好むといっても、夏の猛暑などでは、かえって心にとって過剰な負担となります。心は本来が「火」に属するのですが、猛暑では「火」に「火」をくべることになり負担が大きくなり過ぎて、かえって健康に害になるのです。

③五臓は大分類ではすべて陰に属するのですが、横隔膜を基準にとると、それより上にある心・肺は陰中の陽となり、それより下にある脾・肝・腎は陰中の陰となるわけです。その中で、横隔膜より下に位置する脾は、相対的に陽に属し気を上昇させる働きがあります。また脾は乾燥を好み湿気を嫌います。日常生活の中でも、暑くて湿度が高いと私たちは食欲が減退します。脾は栄養の吸収と運化を司っていますから、湿度が高くなりすぎると食べられなくなるわけです。

④肝は血液を貯えることを司っています。臓器そのものは陰ですが、その働きは陽性を示します。特に肝は怒りなどの情緒の乱れなどによって容易に「火」となって上亢し、結果として肝を傷つけることになりかねません。肝の本性は、柔軟さを喜び硬直を嫌います。肝は胃・腸などの消化系と同様、ストレスに敏感に反応するのです。

⑤腎は主にヒトの水液を司りますから、臓器としては陰中の陰となります。また腎は、両親から受け継いだ「先天の精」と脾から摂り入れた「後天の精」を貯えるところでもあります。一方機能としての命門は陽を司っており、ヒトの体温や活動のエネルギーの元となっています。

臓と腑の関係

既に学んだように、五臓は摂り入れた栄養物質の精気を貯蔵することを主な役割としており、一方六腑は栄養物質を消化しながら伝導していくことを主な役割としています。

以下に示すように、一つの臓に一つの腑が対応していて、臓は陰に属し裏（相対的に内側であり深部）を司っており、腑は陽に属し表（相対的に外側であり浅部）を司っています。臓腑の表裏は相互に対応しており、主要な経絡《けいらく》によって繋がっています。

肺と大腸

大腸の主な機能は、摂り入れた飲食物を伝導することですが、この伝導作用は、肺気による下へ降ろす機能（粛降作用）に頼っています。肺気は下へ降りるのが順調です。

①肺の気を摂り入れる機能が充実していれば、大腸による飲食物の伝導機能もスムーズにいきます。

②肺気の粛降作用が失われると、大腸の伝導機能にも影響が出て、排便に異常が現れ便秘になったりします。便秘は特に老人に多くみられます。

③大腸の伝導作用がスムーズにいかないと、肺気の粛降作用にも影響が現れ、肺気が逆に上がってしまうという状態を引き起こします。このような状態になると、せきやぜん息などの症状が現れます。

心と小腸

①心気（心陽）が小腸を温めて、飲食物の受け入れ（受盛）と清濁の選別（栄養の精微物質と糟粕の選別）を助けています。

②働きすぎやストレスによる抑圧などで、心機能が亢進し過ぎると（心火熾盛）、舌先が異常に赤くなったり、ビランしますが、このような状態では、心火が小腸にふりかかり清濁の選別機能を失調させることになります。そうすると熱邪が膀胱に注入されるために、尿が濃い、排尿痛、排尿困難などの症状が現れます。

③小腸の邪熱が経絡を通じて心に上亢して、意識障害、舌質が紅くなるなどの症状を呈することがあります。

脾と胃

①脾は運化（栄養物質を運輸しながら、気や血や津液に変化させる）を司り、胃は受納（飲食物の受け入れ）と腐熟（消化作用）を司っています。
②脾は昇清（栄養の清微物質を上昇させる）を司り、胃は降濁（飲食物の糟粕を下降させる）を司っています。
③健康な状態では、脾は燥を好み湿を悪《にく》み、逆に胃は湿を好み燥を悪《にく》みます。このように両者の機能は対立しつつ統一されていて、飲食物の消化吸収と精微物質の運輸を行っています。
④胃が消化した栄養物質と有用な水液は、脾が吸収して胃に代わって運輸するので、「脾は胃のためにその津液を行《めぐ》らす」と中医学では表現しています。
⑤脾の機能が低下して、栄養の精微物質を上げられなくなると、胃も影響を受け飲食物の受け入れ（受納）ができなくなり、さらには飲食物のスムーズな下降（和降）も失調して、食欲不振、悪心（吐き気がする）、嘔吐、腹が脹る、などのいわゆる胃気上逆の症状が現れます。
⑥胃の腐熟（消化機能）と和降の働きが低下すると、脾は栄養の精微物質を吸収して昇清することができず、腹が脹る、泥状あるいは水様便などの症状が現れます。

腎と膀胱

膀胱は津液（体液）の貯蔵と尿の排泄を司っており、膀胱の開閉は腎の気化作用に依存していると中医学では捉えます。腎気が充分に足りていて、気化作用（温めたり推進する働き）が正常であれば、膀胱の開閉が調節されて有用な水液は気化作用によって再利用され、尿液は適切に排泄されます。

しかし腎気が不足して気化作用が低下すると、膀胱の開閉機能も衰えて、小便不利（尿の出が悪い）、尿失禁、頻尿、遺尿（残尿感がある）などの症状が起こります。つまり両者が協力して、体内の水液の代謝をスムーズに運行させるのです。

心包と三焦

古典に、「心包は心の使いであり、三焦は元気の使いである」と示されていますが、これは心包は心を外から包んで外邪から防衛しており、三焦は津液（体液）の流れに沿って、元気を全身に運ぶ機能を担っていることを示しています。

心包の経絡は三焦をまとっており、また三焦の経絡は心包をまとって、互いに表裏の関係をなしているのです。心包は心の陽気（君火《くんか》という）肝・胆の陽熱（相火《そうか》という）を、三焦と経絡を通じて全身に運ぶ役割をしており、一方衛気（体を防衛する陽気）と水液の通路である三焦は、君火や相火を得て温めながらスムーズに流すことができるのです。

肝と胆

①脂肪を分解する胆汁は肝で合成され、胆のうへの分泌と十二指腸への排泄も、肝の疏泄機能（スムーズに通す働き）に依存しています。

②肝の疏泄機能が衰えると、胆汁の分泌と排泄に影響が及び、胸脇部の張った痛み、腹が脹る、悪心、嘔吐、黄疸、消化不良などの症状が現れます。

③逆に胆気が滞ると、肝の疏泄機能が低下します。

④両者はまた精神作用にも影響を及ぼしており、肝機能の強い人は謀慮（思考力・考慮）に秀れ、胆機能の強い人は決断力・判断力に優れるとされ、相補の関係にあります。

第5章　経絡・経穴

前章までは、中医学の骨格を形成する、第1章「陰陽学説」、第2章「五行学説」、第3章「精・気・神学説」、第4章「臓腑学説」について、各々の概要を述べてきましたが、いよいよ第5章から中医学の中でもっとも実用性の高い「経絡《けいらく》・経穴学説」について体系的に解説していきます。

経絡・経穴学説は、人体の臓腑、感覚器官、四肢、皮膚、筋肉、靭帯などの各部位が、健康なとき、あるいは疾病にかかったときに、人体に引き起こされる現象（症状）の法則をまとめあげたものといえましょう。

そのため、中医学の臨床部門である鍼灸技法では、選穴（適切なツボを選ぶ）、取穴（ツボの位置を正確に取る）、針の刺し方、症状の変化の判定などに重要な役割を果たしています。

我われ気功実践家も、経絡・経穴理論と応用方法を一定程度身につければ、たとえ鍼や灸を用いなくとも、点穴法（指先や手掌を用いて患者のツボに触れて気を注入）や外気法（患者の体に触れずに相手の体に気を注入）を用いて、鍼灸技法と同様な効果をあげることも可能です。

一　経絡とは

経絡《けいらく》という用語は、経脈（人体の上下方向に走行する気の通路）と絡脈（人体の左右方向に走行する通路）の略称で、あえていえば経脈は樹の幹の部分に相当し、絡脈は枝の部分にあたるでしょう。経絡は、人体内部では臓腑を貫通し、外部では体表（皮膚）に分布していて、全身にくまなく網の目のようにいきわたっているのです。

ヒトの生命活動の根源的なエネルギーである「気」を運行させているのが経絡ですから、この「気」、そして「気」にしたがって巡る「血」の循環に滞りのない状態が健康であり、一方臓腑に変調が生じたり、体表に外邪が侵襲したりすると、気血の循環が滞り、臓腑の変調が体表に「しこり」や「感覚異常」などとして反映されたり、逆に体表の乱れや異常が経絡を通して臓腑に影響を及ぼすことになります。

気功実践家にとっての「練功」の意義は、「経絡・経穴理論」の観点から捉えるならば、リラクセーション（調身）を基本として、呼吸を正しく調えながら（調息）、雑念やマイナス感情を除いて（調心）、気功の動作を通して経絡と経穴を適切に刺激して、気血の循環を促進する、ということになるでしょう。

経絡には主なものに、十二経脈（十二正経ともいう）と奇経八脈がありますが、ここでは特によく用いられる十二経脈と奇経八脈の中の任脈（体の前面正中線を走る）と督脈（体の後面正中線を走る）について説明します。

十二経脈

十二経脈はまた十二正経とも呼ばれ、図のように、「手太陰肺経」「手陽明大腸経」「足陽明胃経」「足太陰脾経」「手

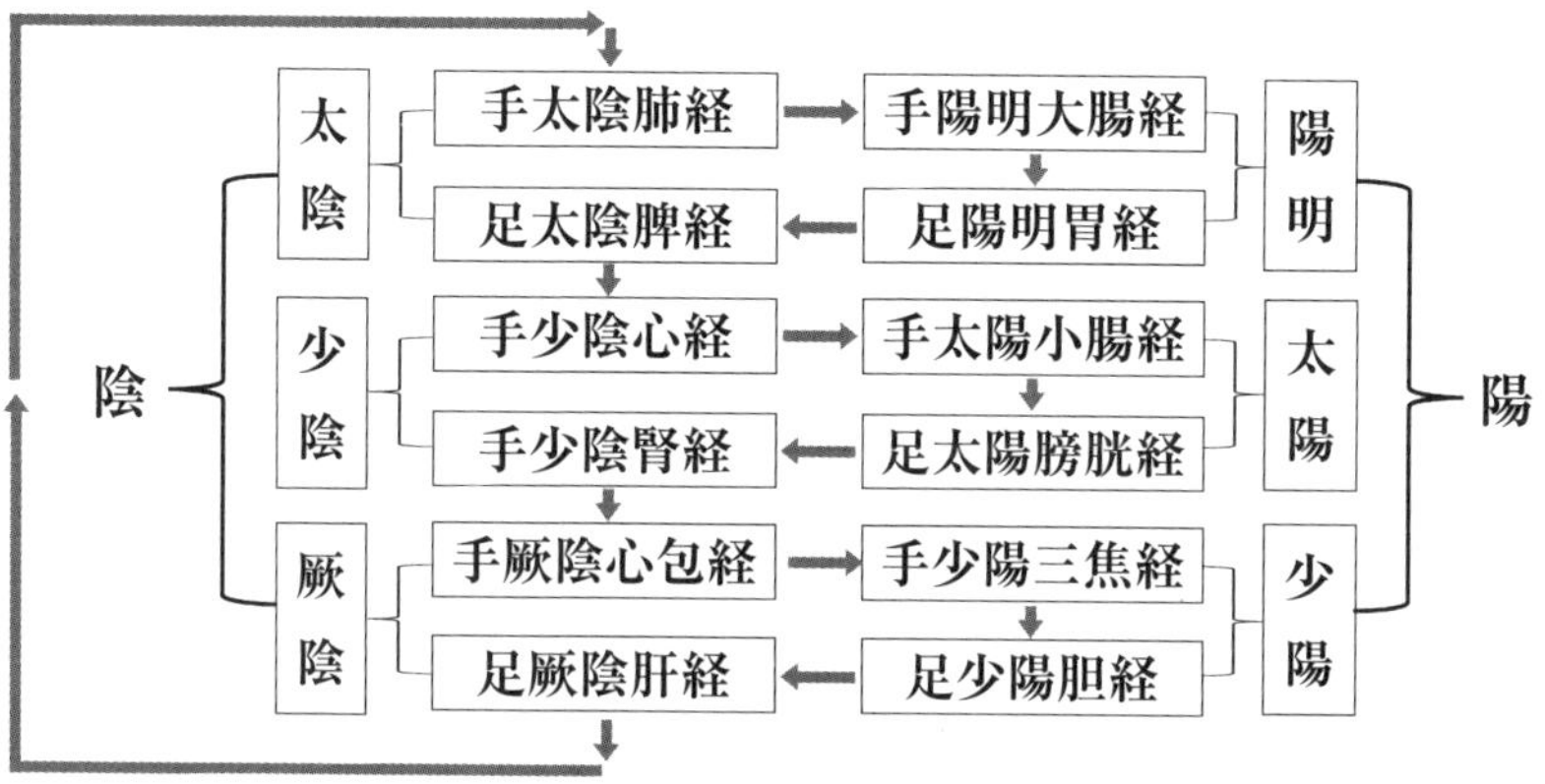

十二経脈の陽経と陰経

少陰心経」「手太陽小腸経」「足太陽膀胱経」「足少陰腎経」「手厥陰心包経」「手少陽三焦経」「足少陽胆経」「足厥陰肝経」の十二の系統に分割されています。

図に示されているように、内臓と手・足を結ぶ陽経絡が六本（手側に三本、足側に三本）、同じく陰経絡が六本それぞれ走行しており、端のない環のようにつながっています。ここで陽経絡とは、体の背側、外側、手足の外側を通る経絡であり、陰経絡とは、体の腹側と手足の内側を通る経絡を指しています。

これらの経絡は流れる方向が決まっていて、「陰経は上がり」「陽経は下がる」という原則にしたがっています。つまり図示したように、直立して両手を挙げた姿勢のときに「陰経は下から上へ、陽経は上から下へ流れる」と覚えればよいわけです。また経脈の循環は「臓腑の表裏関係（臓は陰に属し、腑は陽に属する）」とも密接に関連しており、例えば、「手太陰肺経」は肺に所属すると同時に大腸とも連絡しており、「手陽明大腸経」は大腸に所属するとともに肺にも連絡する、といった具合いです。

経絡の名称に冠せられているように経絡には三陰三陽があります。陰・陽の性質は、本来、陰が大地と月、陽が天と太陽の属性（性質）から生れたように、これらの経絡につけられた三陰・三陽も、太陽と月の運行に例えられたものです。即ち、「少陽は日の出」「陽明は正午」

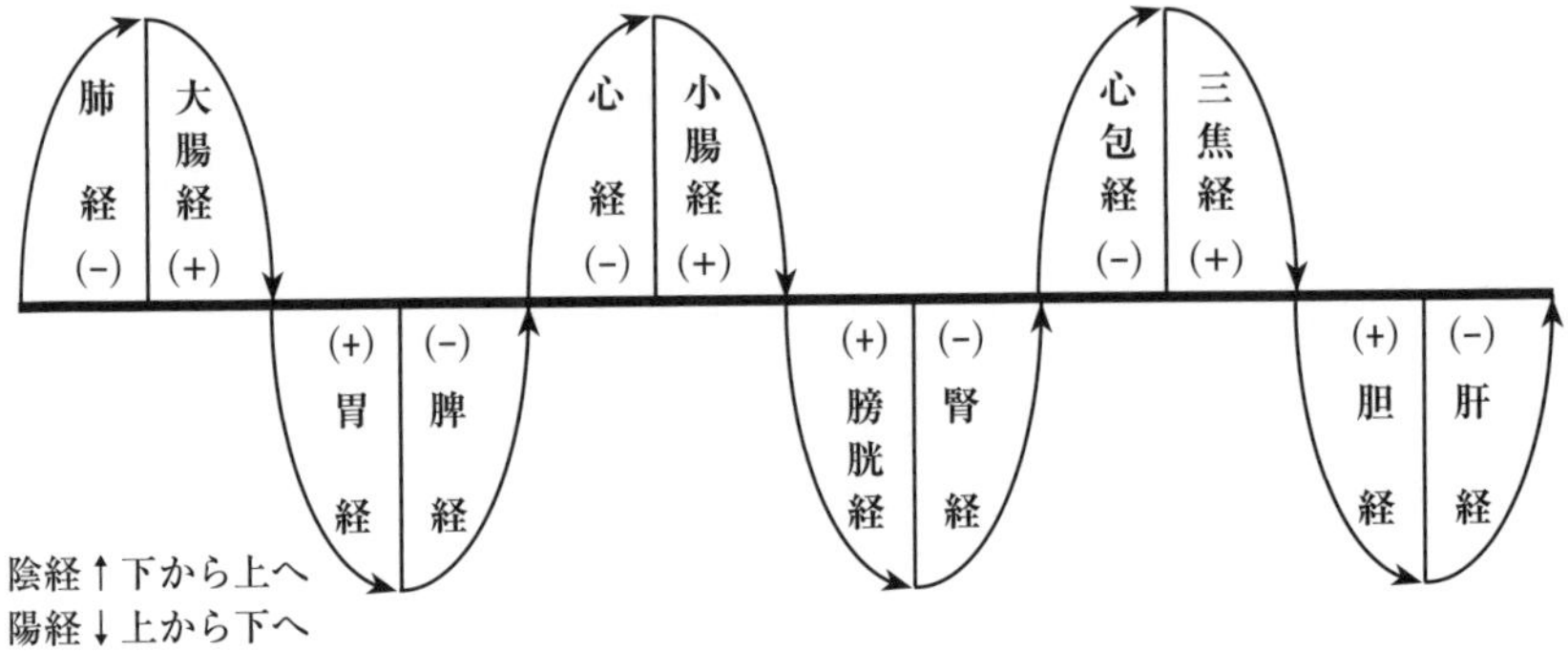

十二経脈の気の順路と流れ

「太陽は午後」「少陰は夕方」「太陰は真夜中」「厥陰は明け方」とみなし、日月の運行と同様に、経絡における気血の運行を示したのです。

十二経脈の変調による病変

十二経脈が変調をきたすと、いろいろな病変が生じますが、経脈の名称の中に含まれる臓腑が病変の部位を示すものではありません。例えば「肺経異常」は、肺の病気を意味するものではないのです。すでに学んだように中医学では、「天の気（陽気）」を体内に摂り入れ、それを体の各部位へ運搬する器官である鼻・咽喉・気管支などの総称を「肺」としており、この「天の気」の循環や量などに乱れが生じたとき、はじめて肺機能に異常が発生したと捉えます。そしてその症状は、経絡を伝わって体表部に現れてくるのです。

例えば肺の異常は皮膚に症状となって生じ、さらに異常が亢進すると肩や背中に痛みが起こり、せきや口渇などが現われます。各経絡ごとの走行路線や経絡に異常が現れたときの症状の特徴などは順次解説していきます。

奇経八脈

奇経八脈とは、十二経脈を「正経」というのに対して平常でない奇異な経脈という意味で、「奇経」と称したものです。また「奇」には単独という意味もあり、奇経八脈の間には、「正経」のように一定の陰陽、表裏の関係がないので「奇経」と呼ばれています。

奇経八脈には、「督《とく》脈」「任《にん》脈」「衝《しょう》脈」「帯《たい》脈」「陰蹻《いんきょう》脈」「陽蹻《ようきょう》脈」「陰維《いんい》脈」「陽維《ようい》脈」の八脈がありますが、その中で気功練功や臨床治療でよく用いられるのは「督脈」と「任脈」であり、その経脈上には多くの「経穴（ツボ）」が分布しており、その適切な刺激によって健身治病の効果がもたらされます。この講座では「奇経八脈」については、「督脈」と「任脈」を重点的に解説いたします。

奇経八脈はまた、十二経脈（正経）の間を縦横に走行したり交差していて、各経絡の間の連係をさらに密接にするとともに、十二経脈を流れる気血を調整する役割りも担っています。つまり、十二経脈中の気血が旺盛になると奇経に流れ込んで蓄えられ、不足すれば奇経から補足されるという関係にあるのです。

そのため、十二経脈は「大河」に、奇経は「湖」や「ダム」にたとえられています。

督脈の変調による病変

督脈は会陰部から起こり、背骨に沿って後頭部に上り、さらに頭内に入って脳に所属します。また督脈の表面を行くものは、後頭部から頭頂部に上がり、さらに下向して額から鼻柱を通過して上唇の中に入り込みます。そして督脈の支脈は腎に連絡しています。

督脈が変調をきたすと、脊柱の強直、角弓反張（首と背がそり返って、弓を引いたような状態）などが起こります。また下腹部から心部に突き上げるような痛み、尿が出にくい（尿閉）、便秘、痔疾、遺尿（残尿感）、口渇などの症状が現れます。

任脈の変調による病変

任脈は内生殖器（精巣や子宮）から起こり、下って会陰部に至り、さらに下腹部から上腹部、胸部の正中線を上

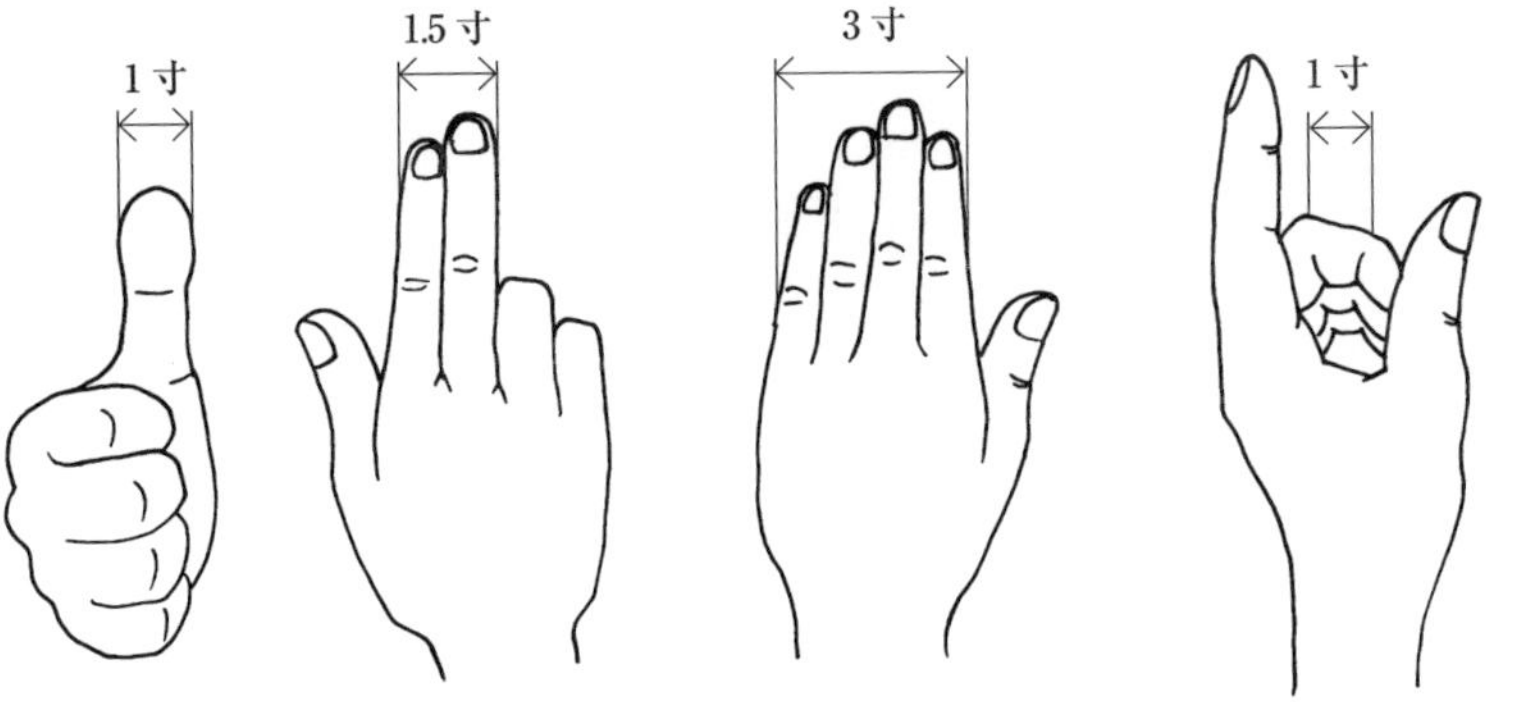

横指同身寸法　　中指同身寸法

行して咽喉頭に到達し、下顎の中央を経て唇の周りを巡って、ここで左右二枝に分かれて眼の中に注ぎます。

任脈に変調をきたすと、男性では主に下腹部のしこりと痛み（疝症）や、心部に及ぶ疼痛、精巣に達する痛み、睾丸腫大、腰痛などが起こります。女性では、月経不順、無月経、帯下、性器腫瘍、下腹部膨満、流産、不妊、腰部の冷えなどが生じます。

二　経穴とは

経穴（ツボ）とはもともと走行している経絡の中途にある空隙のことです。経絡路線は一般の解説書などには単純な線として示されていますが、実際はそう単純ではなく、単一な同じ形に止らず、太くなったり、あるいは細くなったり、また凹凸しながら走行しているものです。このように一定の「ゆらぎ」を保ちながら走行している路線上の特定のある部分（内臓・四肢・五官などの反応点）が経穴であり、俗にツボと呼ばれているものです。

本来、経絡は人体内部の臓腑と体表を結ぶ路線とでもいうべき存在で、その経絡上に分布している経穴は、いわば経絡が外界に通ずる「出入口（門戸）」といえるでしょう。つまり、臓腑の異常は経絡を通して経穴上に「しこり」「陥下（へこみ）」「斑点」「丘疹（ゴマ粒大の盛り上り）」「水腫（むくみ）」「知覚異常」「温感異常」「温度異常」などとして現われ、逆に体表を外邪（寒冷や病原菌など病気原因）が襲ったときは、この経穴を通して経絡中の「気・血」の循行を停滞させたり、乱れさせたりすることになります。したがって、この経穴を適切に刺激することによって、その変調を調整することができるわけです。ですからこの経穴は、経絡の診察部位でもあり、また治療点にもなっているのです。

この章では、十二経脈（正経）と奇経八脈中の督脈・任脈に分布する主要な経穴についての用い方を解説していきます。

経穴の部位の特定――取穴の基準

もっとも一般的に用いられている方法は、手指同身定位法と呼ばれているもので、患者自身の手指の寸法を基準として測る方法で、四肢と背部に分布する経穴の取穴によく使われていますが、その意味は、尺貫法で使われる一律な長さとしての「寸」ではなく、患者自身は大人であったり小児であったりするわけですから、その人の指の寸法で取穴するということです。よく用いられる同身寸の基準寸法を図示しましたので、活用して下さい。

注：一寸は拇指の第1関節の幅あるいは中指内側の第1関節と第2関節間の幅、一・五寸は示指と中指を合わせて直立した第2関節間の幅、三寸は示指、中指、薬指を合わせて直立した第2関節間の幅。

三　十二経脈中に分布する経穴

十二経脈の系統路線は「陰陽」がセットになっており、「肺経（陰）」と「大腸経（陽）」、「脾経（陰）」と「胃経

（陽）」、「心経（陰）」と「小腸経（陽）」、「腎経（陰）」と「膀胱経（陽）」、「心包経（陰）」と「三焦経（陽）」、「肝経（陰）」と「胆経（陽）」が、内臓（陰）と腑（陽）の表裏関係と密接に関係しながら走行しています。例えば、「手太陰肺経」は肺に所属すると同時に大腸とも連絡し、また「手陽明大腸経」は大腸に所属するとともに肺とも連絡する、といった具合です。

ここからは、「十二経脈」中の陰陽のセット六組の路線上に分布する経穴の部位やその刺激によってもたらされる効果などについて紹介していきます。

手太陰肺経（十一穴）――多気少血

走行路線

胃・脾の部位に相当する中焦から始まって、下がって大腸に連絡し、胃をめぐって横隔膜上に出て肺に入ります。肺から出てさらに喉《のど》の部位をめぐって、横に出て腋《わき》の下に至ります。さらに上腕の内側を経て肘の部位を下って、橈骨《とうこつ》側から拇指を経てその先端に出ます。

病症

この経脈に障害（気の過不足や冷熱・詰まりなど）が起こると次のような症状が現れます。

息切れ、せき、鎖骨上《じょう》窩《か》の痛み、視力障害、ぜん息、口渇、動悸、胸部膨満、上肢の肺経の経路の痛み、手掌熱感など。また気が過剰になる。

実証のときは、肩や背の痛み、発汗、頻尿が起こり、気が不足する虚証のときは、肩背の痛みと寒気、呼吸困難、尿の色の変化などが現れます。

いよいよ具体的な経穴（ツボ）の紹介に入りますが、気功実践家が経路や経穴を活用する場合は、気功動作の中で経絡全体を刺激するよう体を動かしたり意念（イメージ）を用いる。あるいは経穴を指や拳で点穴（軽

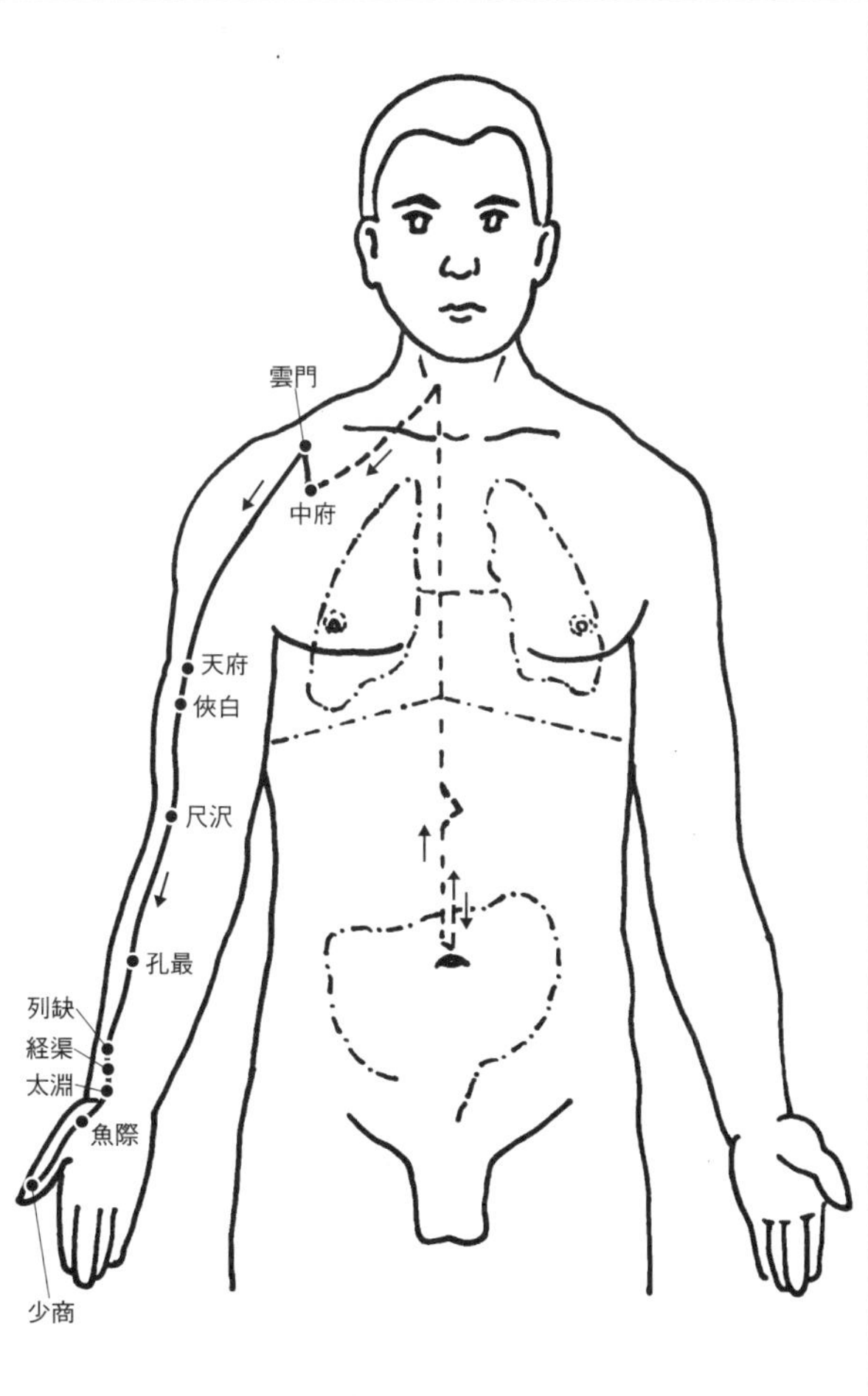

手太陰肺経

く触れて気を注入）の方法を用いて刺激して気の流れを促進させて下さい。

また治療に用いる場合は、経絡の流れに沿ったマッサージ、あるいは点穴、外気（相手の体に触れず施術者の指や掌から気を注入）などの方法によって活用したらよいでしょう。

①中府《ちゅうふ》

〔取穴方法〕

鎖骨の下端に沿って、一方の示指でなでながら、指が行きつく所まで行って止まる部位が雲門《うんもん》。

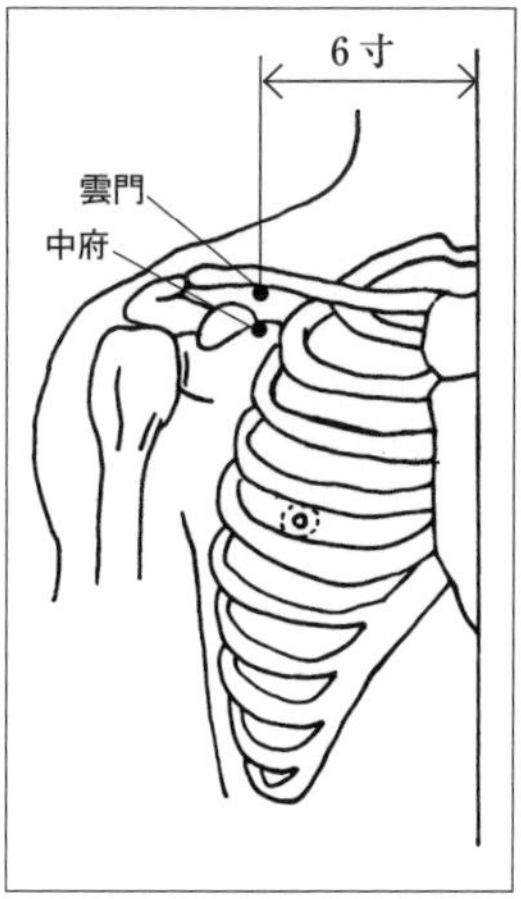

その真下一寸の部位が中府。最初に定位した雲門から一寸の幅空けて中指尖端の当たるところ。

〔主治〕

(i) 顔面部・五官の病症

鼻づまり、鼻水、嗅覚障害、喉のはれと痛み

(ii) 呼吸器系の病症

せき、ぜん息、胸痛、喀血

(iii) 消化器系の病症

嘔吐、食欲不振、腹脹、手足の腫れ

② 雲門《うんもん》

〔取穴方法〕

前出。

〔主治〕

(i) 走行部の病症

肩部痛のため腕の挙上不能、脇痛の背部への放散、四肢の冷え

(ii) 呼吸器系の病症

せき、ぜん息、胸痛、胸満、胸中の煩熱

(iii) その他の病症

寒気に当たったための四肢の熱、急激な心腹熱

③ 天府《てんぷ》

〔取穴方法〕

肘関節の横紋（しわ）から六寸上で、上腕2頭筋のいちばん高くなっているところの外側縁にとる。

〔主治〕

(i) 走行部の病症

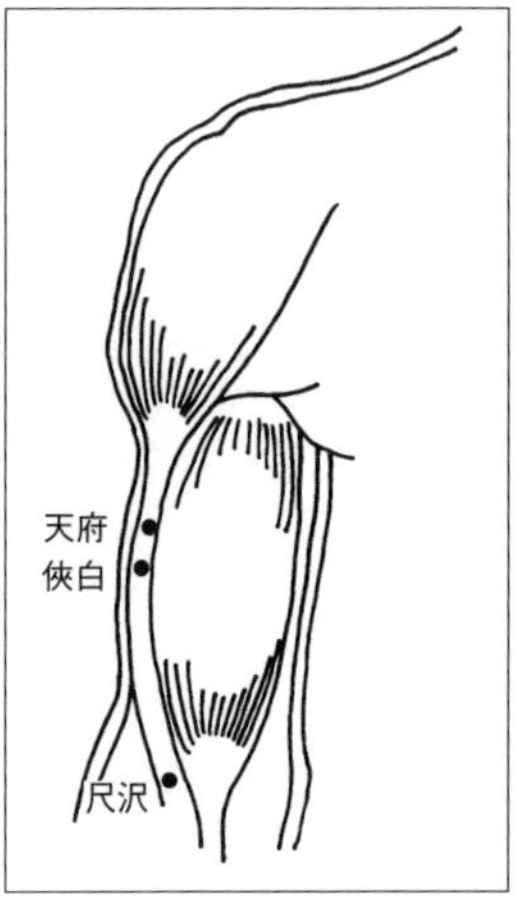

肩・上腕の痛み

(ii)頭顔面部の病症

鼻血、目まい、近視

(iii)呼吸器系の病症

ぜん息

(iv)その他の病症

物忘れの激しいもの、悲しみ慟哭するもの、身体の腫脹、身体の重だるさ

④侠白《きょうはく》

〔取穴方法〕

肘関節横紋（しわ）の上五寸の部位。

〔主治〕

(i)走行部の病症

上肢内側の痛み、肩内側の痛み、あせも

(ii)呼吸器系の病症

せき、ぜん息、息切れ

(iii)消化器系の病症

胃痛、はき気

⑤尺沢《しゃくたく》

〔取穴方法〕

掌を上にして肘をやや曲げ、肘横紋（しわ）の上で、上腕2頭筋腱の橈側陥凹部にとる。

〔主治〕

(i)走行部の病症

肘・腕のけいれん・痛み、肩の内側痛、四肢のはれ、手の伸展不利、上肢のマヒ

(ii)頭顔面部の病症

喉のはれ痛み

(iii)呼吸器系の病症

せき、ぜん息、喀血、潮熱（毎日一定間隔をおいて出る熱）、胸脇苦満

(iv)消化器系の病症

急性の嘔吐、下痢、舌の乾き、吐血

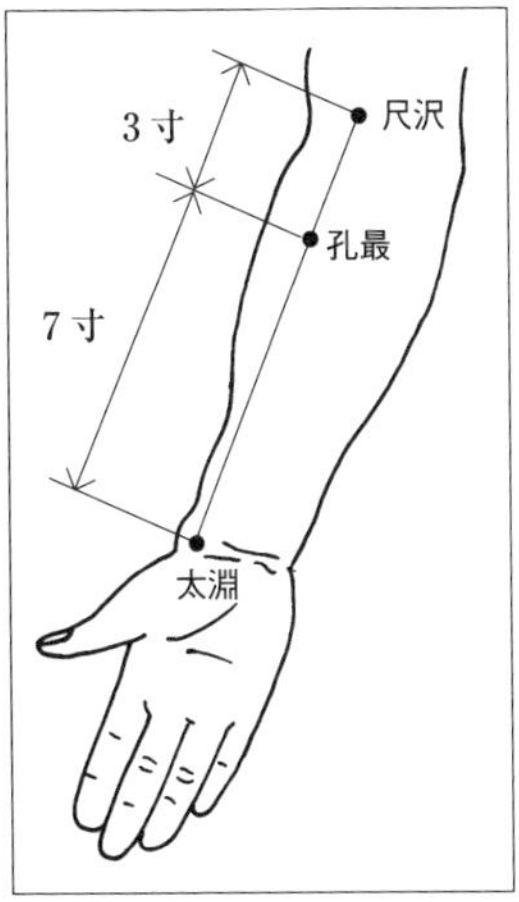

(v) 泌尿生殖器系の病症
尿失禁、閉経、疝気（腹部の激痛やひきつり痛むこと）、積聚《しゃくじゅ》（上腹部にできた塊り）
(vi) その他の病症
悲愴感が強いもの、筋肉のひきつり、てんかん、腰脊部のこわばり痛み、膝のはれ痛み

⑥孔最《こうさい》
〔取穴方法〕
尺沢から拇指下の脈の触れる部位へ向って三寸下にとる。
〔主治〕
(i) 走行部の病症
肩部痛み、肘・腕の痛み、片マヒ
(ii) 頭顔面部の病症
喉の腫れ・痛み
(iii) 呼吸器系の病症
せき、喀血、ぜん息、熱病で汗が出ないもの

⑦列缺《れっけつ》
〔取穴方法〕
前腕の橈骨上にあって、手関節横紋（しわ）の上一・五寸のところ。
〔主治〕
(i) 走行部の病症
肩・上腕の痛み、手指のしびれ、片マヒ
(ii) 頭顔面部・五官の病症
偏頭痛、顔面神経マヒ、三叉神経痛、喉の腫れ・痛み、歯痛
(iii) 呼吸器系の病症
せき、ぜん息、感冒、発熱悪寒
(iv) 消化器系の病症
腹痛、下痢、吐血
(v) 循環器系の病症
心胸部の痛み、高血圧
(vi) 泌尿器系の病症
血尿、尿が熱いもの、尿が出しぶるもの、排尿痛、排尿困難

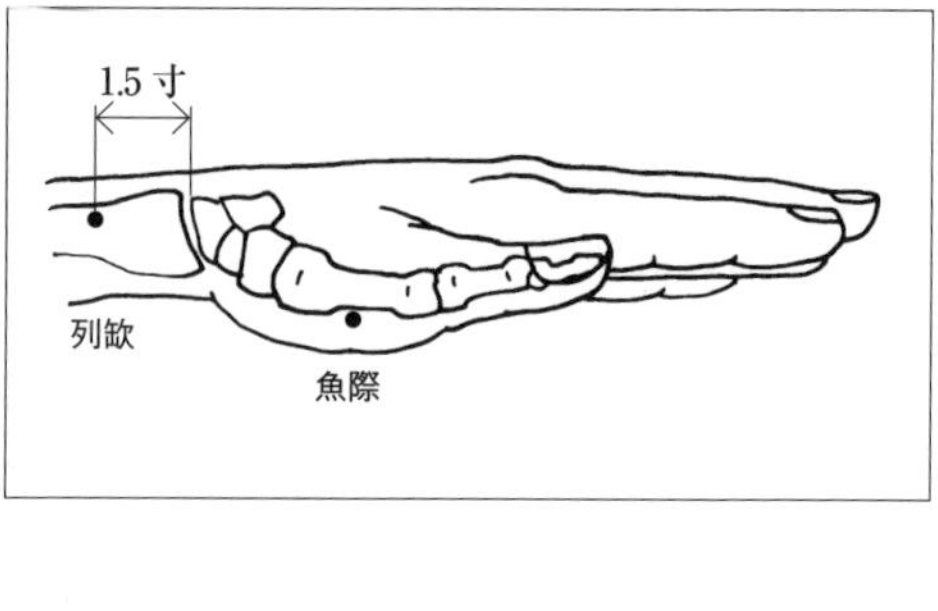

⑧経渠《けいきょ》

〔取穴方法〕
手を伸ばし、母指と掌を上に向ける。手関節横紋（しわ）の上一寸で、橈骨動脈拍動部にとる。

〔主治〕
(i) 走行部の病症
肩内側・前腕内側の痛み、手首の腫れ痛み
(ii) 頭顔面部の病症
喉の腫れ痛み
(iii) 消化器系の病症
胃痛、嘔吐
(iv) その他の病症
食道けいれん、横隔膜けいれん

⑨ 太淵《たいえん》

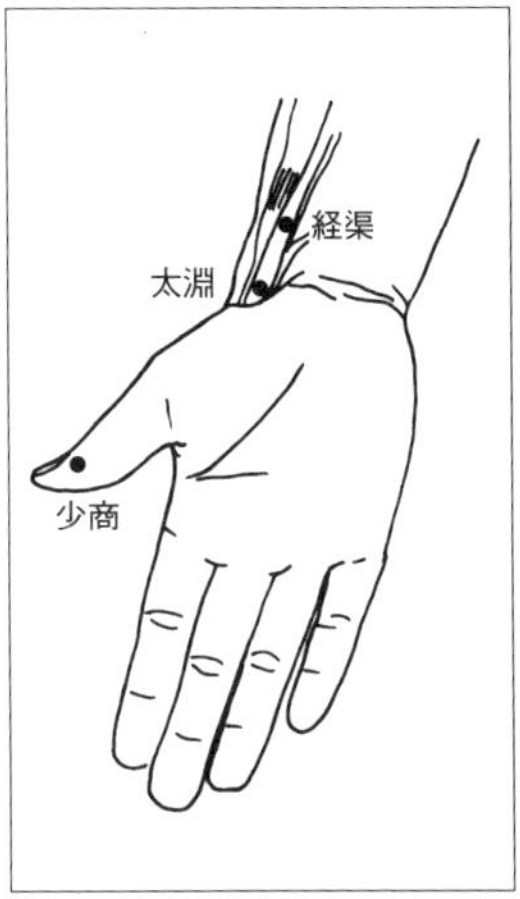

〔取穴方法〕
掌を上に向け、手関節横紋（しわ）の上で、橈骨動脈拍動部にとる。

〔主治〕
(i) 走行部の病症
肘・腕の痛み、片マヒ、手首橈骨側およびその周囲の組織損傷
(ii) 頭顔面部の病症
喉の乾燥、喉のマヒ
(iii) 呼吸器系の病症
せき、ぜん息
(iv) 消化器系の病症
腹脹、曖気《あいき》（げっぷ）、嘔吐
(v) 循環器系の病症
心痛、無脈症
(ii) その他
閉経、月経痛、肋間神経痛

⑩ 魚際《ぎょさい》

〔取穴方法〕
軽く掌を握り、母指丘の赤白肉際、第１中手骨

中点にとる。

〔主治〕

(i)走行部の病症

肩部痛、肘のけいれん、指のしびれ

(ii)頭顔面部の病症

頭痛、喉の乾燥、喉のマヒ

(iii)呼吸器系の病症

せき、ぜん息、胸と背部の痛み、感冒

(iv)消化器系の病症

腹痛、嘔吐

(v)神志の病症

よく悲しみよく恐れるもの、精神異常

(vi)その他の病症

不整脈

⑪少商《しょうしょう》

〔取穴方法〕

手の母指の爪甲橈側、爪甲の角から一分離れたところ。

〔主治〕

(i)走行部の病症

指末端のしびれ・痛み

(ii)頭顔面部の病症

喉の腫れ痛み、鼻血、流行性耳下腺炎、歯痛、耳鳴り

(iii)呼吸器系の病症

せき、ぜん息

(iv)神志の病症

精神的な混乱、牙関緊急（歯を食いしばる）、てんかん

(v)その他の病症

熱中症、中風（突然卒倒して、人事不省となる）

手陽明大腸経（二十穴）――多気多血

走行路線

示指の先端から起こり、示指と母指の間を経て、上がって前腕の橈側から肘の外側を通って肩に上がり、肩関節外端に行って第1胸椎に至り、第7頸椎下の凹みの大椎穴で他の陽経絡と交わります。さらに下がって鎖骨上窩から肺に連絡し、横隔膜を下がって大腸に

入ります。

その支脈は、鎖骨上窩から別れて頸部を走り、下顎部を経て下歯に入り、口角を回って上唇の人中で左右が交差し、鼻翼の外側に至ります。

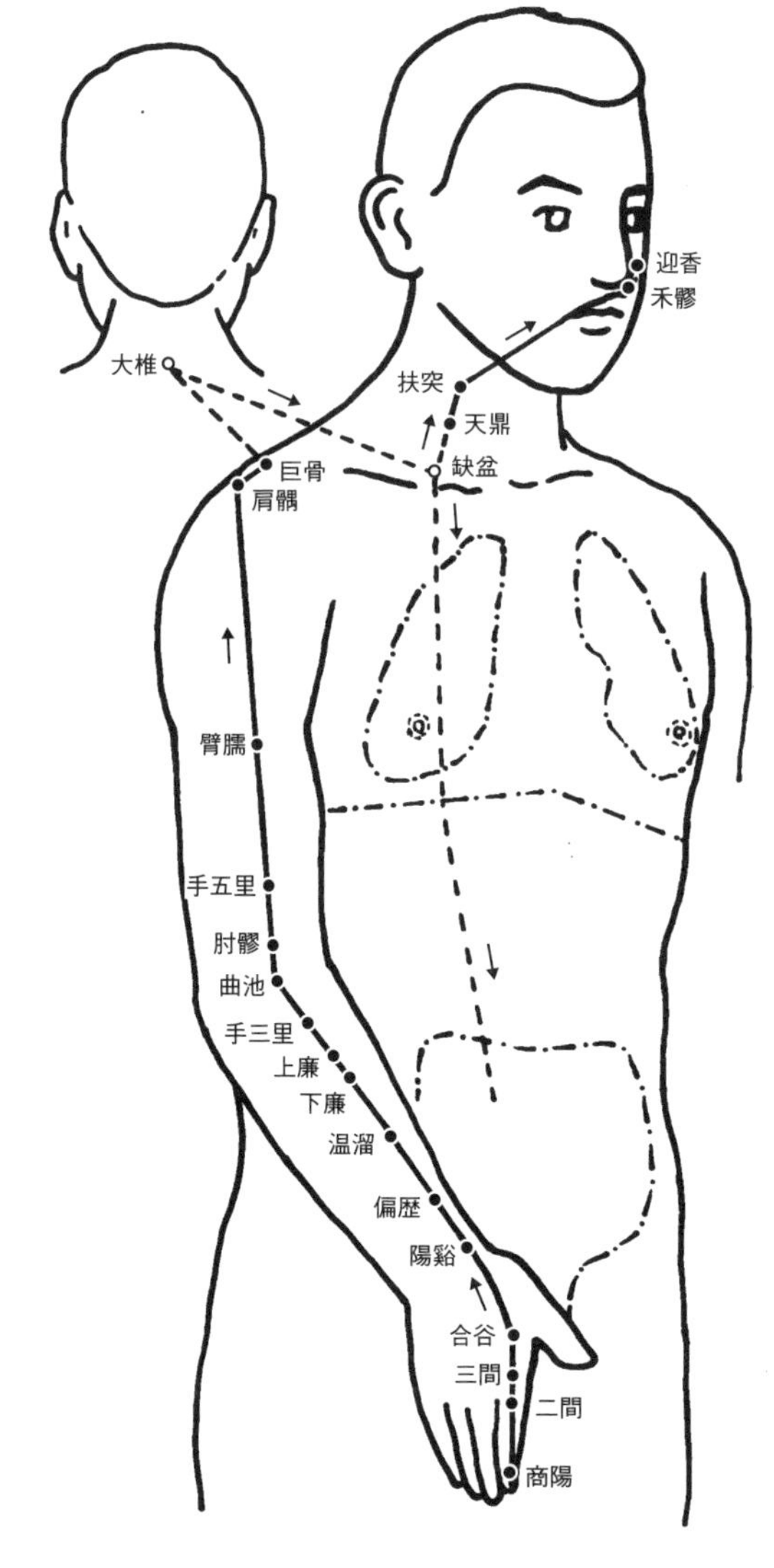

手陽明大腸経

病症

歯痛や頸部の腫れが起こります。また、目が黄色になり、口渇や鼻出血が起こり喉が腫れて痛みます。またこの経絡が走る上腕が痛んだり、手の示指にも痛みが生じ、動かなくなります。

この経絡の気が充実し過ぎる実証では、その通路に沿って発熱と腫れが生じ、気が不足する虚証では、悪寒が現れます。

① 商陽《しょうよう》

〔取穴方法〕

手の示指末節の橈側、爪甲の角から一分離れたところ。

〔主治〕

(i) 走行部の病症

肩から缺盆《けつぼん》（鎖骨上部中央の凹み）にかけての痛み、指末端のしびれ

(ii) 頭顔面部の病症

喉の腫れ痛み、下歯痛、耳鳴り

(iii) 呼吸器系の病症

せき、ぜん息

(iv) 消化器系

急性の下痢

(v) その他

昏迷、高熱、中風、熱中症

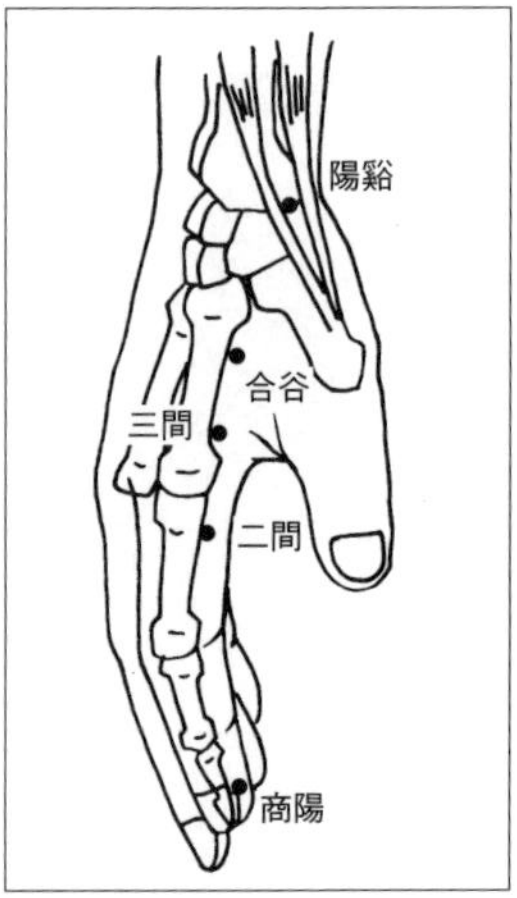

② 二間《じかん》

〔取穴方法〕

手の第2中手指節関節の下で、橈側の陥凹部で赤白間際のところ。

〔主治〕

(i) 走行部の病症

肩・腕の痛み、指のしびれ、指の腫れ痛み

(ii) 頭顔面部の病症

頭痛、下顎の腫れ、鼻血、目黄、歯痛

(iii) 消化器系

腸疾患、血便で膿が混じるもの

(iv) その他

腰痛、身熱、口乾

③三間《さんかん》

〔取穴方法〕

手の第2中手指節関節の上で、橈側の陥凹部で赤白間際のところにとる。

〔主治〕

(i) 走行部の病症

肩・腕の痛み、指のしびれ、発赤をともなう指の腫れ

(ii) 頭顔面部の病症

急性の目痛、歯痛、喉の腫れ痛み、鼻血、口乾

(iii) 呼吸器系の病症

せき、胸痛

(iv) 消化器系

胸痛、腹鳴、下痢、便秘

(v) その他

身熱、嗜眠（いつも眠くて仕方がない）

④合谷《ごうこく》

〔取穴方法〕

手の母指と示指をそろえて、筋肉がいちばん高くなるところ。

〔主治〕

(i) 走行部の病症

肩・腕・肘・手関節の痛み、指先のしびれ、片マヒ、五十肩

(ii) 頭顔面部の病症

頭痛、目まい、目の充血・腫れ痛み、夜盲症、鼻血、歯痛、流行性耳下腺炎、顔面の腫れ、面疔、耳鳴り、喉の腫れ痛み

(iii) 呼吸器系の病症

感冒、せき、発熱悪寒、無汗、多汗

(iv) 消化器系の病症

胃痛、嘔吐、腹痛、下痢、便秘

(v) 婦人科系の病症

月経痛、胞衣不下、乳汁不足

(vi) その他

むくみ、尿閉、中風、筋肉のけいれん、脊柱の強張り

⑤陽谿《ようけい》

〔取穴方法〕

手関節背部の橈側で母指を伸ばしてできる両筋

の間、橈骨手根関節のところ。

〔主治〕

(i) 走行部の病症

肩・腕の痛み、片マヒ、手・手関節部の痛み、無力感、五指のけいれん、手掌の熱感

(ii) 頭顔面部の病症

頭痛、耳鳴り、難聴、舌の強ばり、喉の腫れ痛み、歯痛、目の充血・痛み

(iii) 消化器系の病症

下痢、消化不良

(iv) その他

筋肉のひきつり、身熱

⑥偏歴《へんれき》

〔取穴方法〕

陽谿《ようけい》と肘を曲げたときにできるシワの先端（曲池穴）とを結ぶ線上で、手関節横紋（しわ）の上三寸のところ。

〔主治〕

(i) 走行部の病症

胃・肘・前腕の痛み

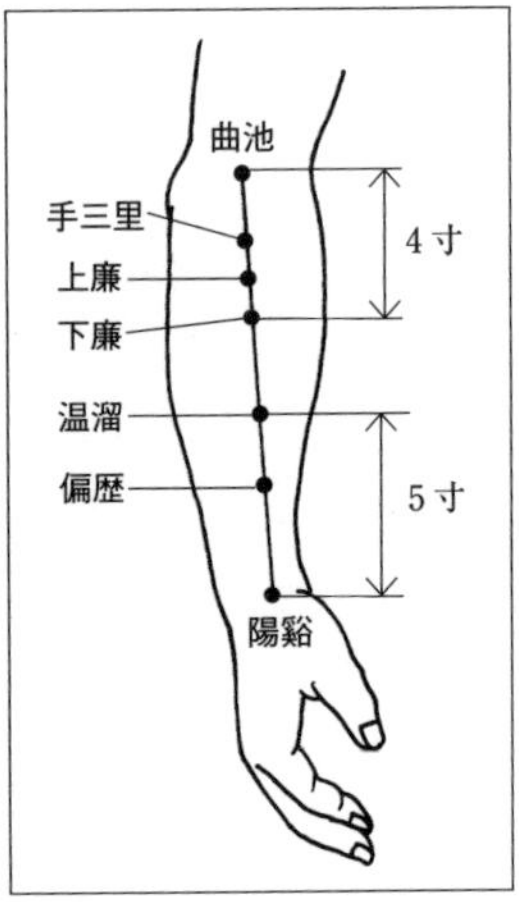

(ii) 頭顔面部の病症

頭痛、鼻血、目の充血、視力低下、耳鳴り、歯痛、頬《ほほ》の腫れ

(iii) 泌尿器系の病症

小便不利、むくみ

⑦温溜《おんる》

〔取穴方法〕

陽谿と曲池を結ぶ線上で、手関節横紋（しわ）の上五寸のところ。

〔主治〕

(i) 走行部の病症

肩・腕の痛みや挙上不能、首の強ばりの痛み

(ii) 頭顔面部の病症

頭痛、目まい、目痛、唇の乾き、流涎《りゅうぜん》（よだれ）、歯痛、目の充血・腫れ・痛み

(iii) 呼吸器系の病症

ぜん息

(iv) 消化器系の病症

腹痛、腹脹、腹鳴

⑧下廉《げれん》

〔取穴方法〕

陽谿と曲池を結ぶ線上で、肘関節横紋（しわ）の下四寸のところ。

〔主治〕

(i) 走行部の病症

肘・腕の痛み、片マヒ

(ii) 頭顔面部の病症

頭痛、目まい、目痛、唇の乾き、流涎

(iii) 消化器系の病症

腹痛（刀で刺されるように耐え難く、さらに脇部まで痛みがあり臍をはさんで痛むもの）、腹脹、消化不良、下痢

⑨上廉《じょうれん》

〔取穴方法〕

陽谿と曲池を結ぶ線上で、肘関節横紋（しわ）の下三寸のところ。

〔主治〕

(i) 走行部の病症

片マヒ、手・腕・肩の痛み

(ii) 頭顔面部の病症

頭痛

(iii) 消化器系の病症

腹痛、腹鳴、下痢をし臍をはさんで痛むもの

(iv) 呼吸器系の病症

肺疾患、胸痛、ぜん息

(v) 泌尿器系の病症

排尿困難、赤黄尿

⑩手三里《てさんり》

〔取穴方法〕

陽谿と曲池を結ぶ線上で、肘関節横紋（しわ）の下二寸のところ。

〔主治〕

(i) 走行部の病症

肩・腕の痛み、上肢のしびれ、片マヒ

(ii) 頭顔面部の病症

歯痛、頬《ほほ》の腫れ、目の諸疾患、舌痛

(iii) 消化器系の病症

腹脹、吐瀉、胃痛、胃脹

(iv) その他

感冒、腰痛

⑪ 曲池《きょくち》

〔取穴方法〕

肘を直角に曲げ、肘窩横紋（しわ）の頭にとる。

〔主治〕

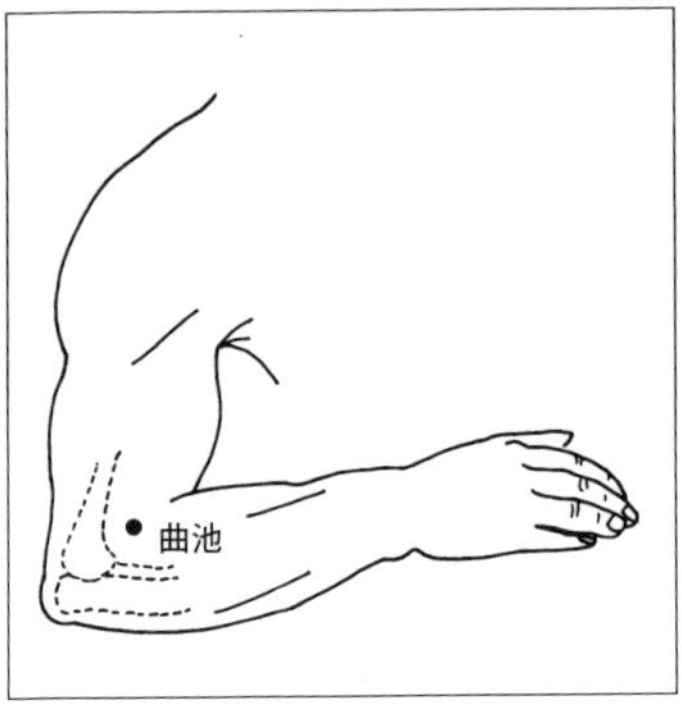

(i) 走行部の病症

片マヒ、肩周囲の痛み、腕が細くなり無力なもの、肘・腕のけいれんまたは弛緩、肘の痛みによる屈伸障害、手指・腕が赤く腫れる、腰・背部の痛み

(ii) 頭顔面部の病症

頭痛、目まい、耳鳴り、耳の前部の痛み、目が赤く痛むもの、視力低下、歯痛、首の腫れ、喉の腫れと痛み

(iii) 呼吸器系の病症

せき、ぜん息

(iv) その他

湿疹、じんま疹、皮膚乾燥、高血圧、熱病、感冒、むくみ

⑫ 肘髎《ちゅうりょう》

〔取穴方法〕

曲池の外側上方一寸で、上腕骨外側上顆の上縁にとる。

〔主治〕

(i) 走行部の病症

腕・肘の痛みによる挙上不能、肘のけいれん・しびれ・痛み、上肢のマヒ

(ii) その他

嗜眠《しみん》（いつでも常に眠たがる）

⑬ 手五里《てごり》

〔取穴方法〕

曲池の上側三寸で、上腕3頭筋外縁にとる。

〔主治〕

(i) 走行部の病症

肘・腕のけいれん、痛みによる挙上不能

(ii) 呼吸器系の病症

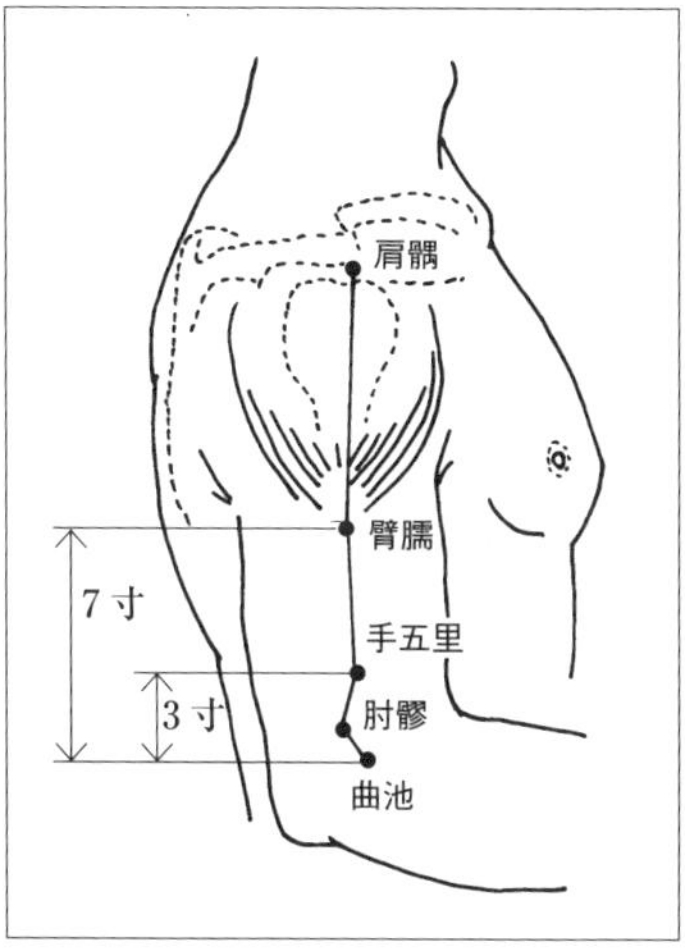

せき、咳血

(iii) 消化器系の病症

驚き恐れる、嗜眠

⑭ 臂臑《ひじゅ》

〔取穴方法〕

曲池の上方七寸のところ、三角筋の前側にとる。

〔主治〕

(i) 走行部の病症

首の強ばり痛み、上肢のマヒ

(ii) 頭顔面部の病症

頭痛、目の充血・腫れ・痛み、風にあたると液を流すもの

⑮ 肩髃《けんぐう》

〔取穴方法〕

上腕を水平に持ち上げると、肩関節に二つの陥凹があ

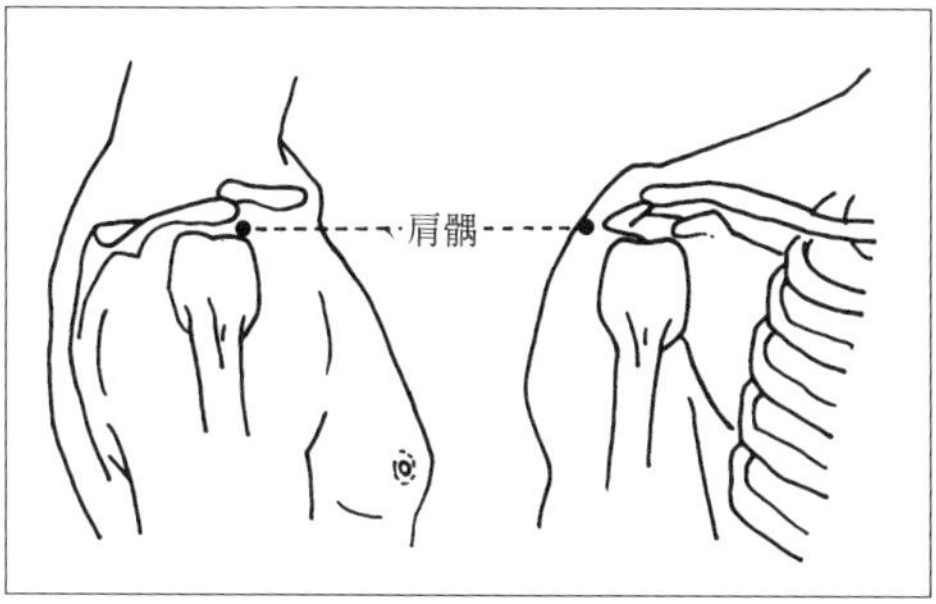

らわれる。その前の陥凹がこのツボ。

〔主治〕

(i) 走行部の病症

片マヒ、手・腕のけいれん、腕が細くて無力なもの、背部・肩・腕の腫れ痛み、挙上不能、振りかえることができないもの

⑯巨骨《ここつ》

〔取穴方法〕

肩上部で、鎖骨肩峰端（鎖骨の肩でもっとも高いところ）と肩甲棘（肩骨骨上部を走る）との際の陥凹部。

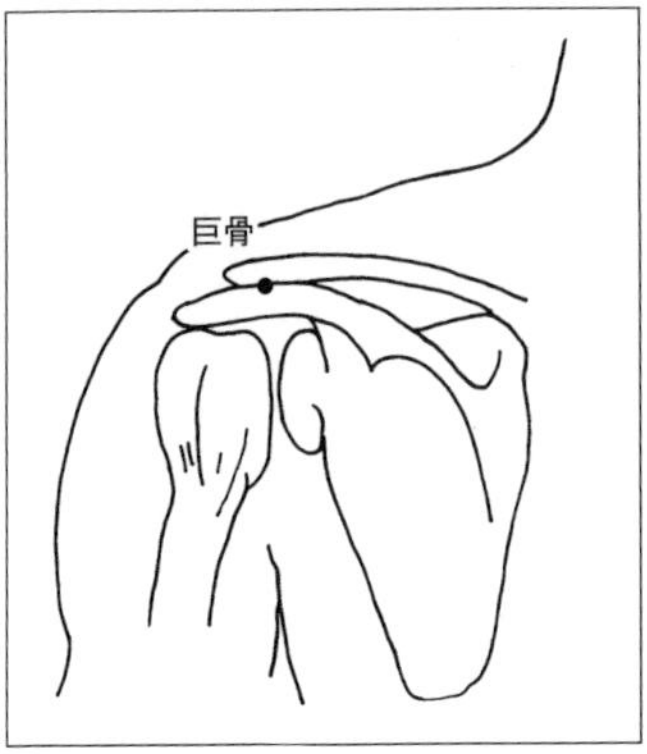

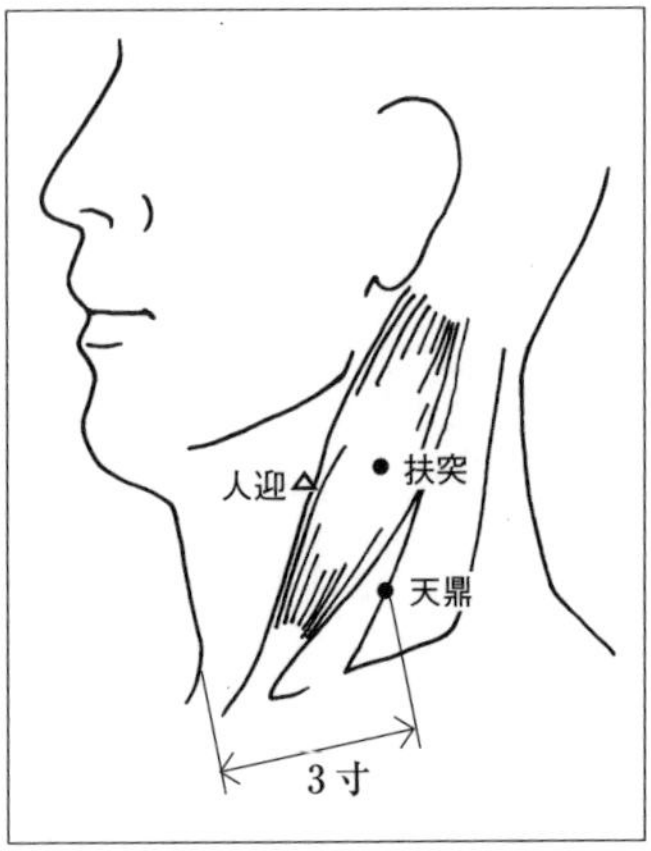

〔主治〕

(i) 走行部の病症

肩背痛、手指・腕の痛み・屈伸困難、片マヒ

(ii) その他

吐血

⑰天鼎《てんてい》

〔取穴方法〕

頭をやや横に傾け、まず喉頭隆起（喉ぼとけ）の外側三寸のところと胸鎖乳突筋の交わるところを定めるとそこが扶突である。その直下一寸で胸鎖乳突筋の後縁にとる。

〔主治〕

（i）頭顔面部の病症

喉の腫れ痛み、嚥下困難

⑱扶突《ふとつ》

〔取穴方法〕

胸鎖乳突筋の筋中で、喉頭隆起（喉ぼとけ）外側三寸のところ。

〔主治〕

（i）頭顔面部の病症

喉の腫れ痛み、嚥下困難、舌根部の出血

（ii）呼吸器系の病症

ぜん息、せき、喘鳴（ぜえぜえ音がある）

⑲禾髎《かりょう》

〔取穴方法〕

まず唇の人中の溝の上から三分の一に水溝をとる。この水溝から外へ〇・五寸離れたところ。

〔主治〕

（i）頭顔面部の病症

鼻ポリープ、嗅覚障害、鼻づまり、水様の鼻汁、口のゆがみ

（ii）その他

口禁不開（口が固く閉じて開かない）

⑳迎香《げいこう》

〔取穴方法〕

鼻の下のラインと鼻唇溝（鼻翼から唇へ下りる溝）の交わるところ。鼻唇溝の中にとる。

〔主治〕

（i）頭顔面部の病症

鼻づまり、鼻血、口のゆがみ、顔の痛み、顔面のむくみ、鼻ポリープ、頭痛

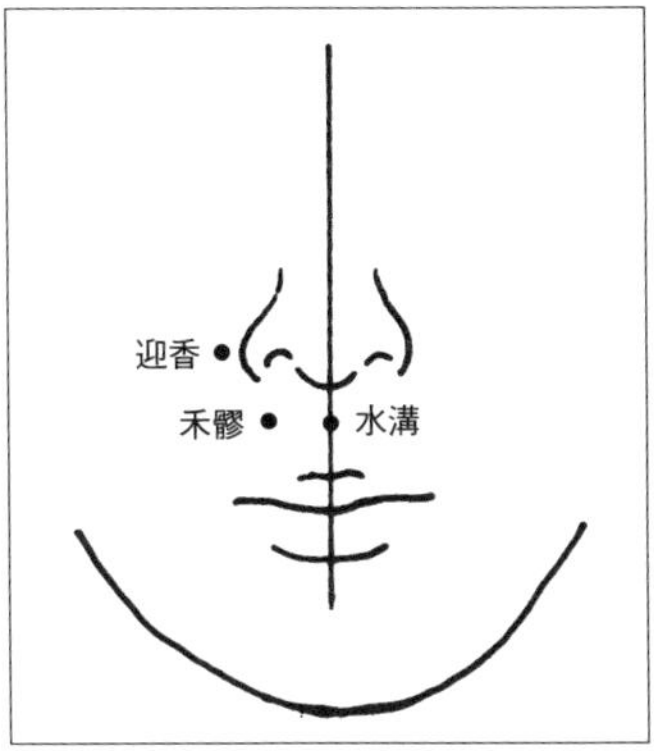

足陽明胃経（四十五穴）——多気多血

走行路線

鼻翼の側の陥凹部から起こり、上にあがって鼻根部に至り、足太陽膀胱経と目頭部で交わります。その後下へ向かい、鼻翼の外側に沿って口唇を回って下の承漿穴と交わります。

もう一本の支脈は、アゴの大迎穴から下がって鎖骨の上の中央部凹みの缺盆《けつぼん》穴に進入し、下へ向かって胃に入り脾と連絡します。

直行する脈は缺盆から下がって、胸腹部を通過し、鼠径部の気衝穴に入ります。

胃下口部の支脈は、胃から下がって胸腹部を通過し気衝穴に至って本脈と合流します。さらにここから下行して膝を通過し、脛骨外側前縁に沿って足の第2趾と第3趾の間に至ります。足背部の支脈は足背から分かれ出て、第1趾の母趾内側の隠白穴に入り、足の太陰脾経と連絡します。

病証

この経脈が障害されると、からだが冷水を浴びせられたような寒気《さむけ》がして震えが起こります。腰を伸ばして足をつっぱり、しばしばあくびをし、額が黒くなることがあります。また、人と火を見るのを恐れ、木の葉の風にこすれる音を聞いても驚き、精神は不安定で窓を閉じて室内にひとりで居たがります。ひどくなると、高い所に登って歌を歌い、衣服を脱いで跳び走ることがあります。腹が鳴って、腹鳴が雷のようになります。

一方高熱が出て、精神が混迷する、自然に発汗が起こり、鼻汁や鼻血が出ることがあります。また口角がマヒし、口唇に発疹が出る、首や喉が腫れて痛み、胸、腹部から鼠径部、大腿部、足背など、この経脈の足走部に沿って傷みが生じ、足の第3趾がマヒします。

この経脈が実証になってつまると、胸腹部に発熱が起こり、食欲が亢進して、尿が黄色に変化します。逆に気が不足して虚証になると、胸腹部に悪寒を感じ、胃の中も冷えて、腹部の膨満感をおぼえます。

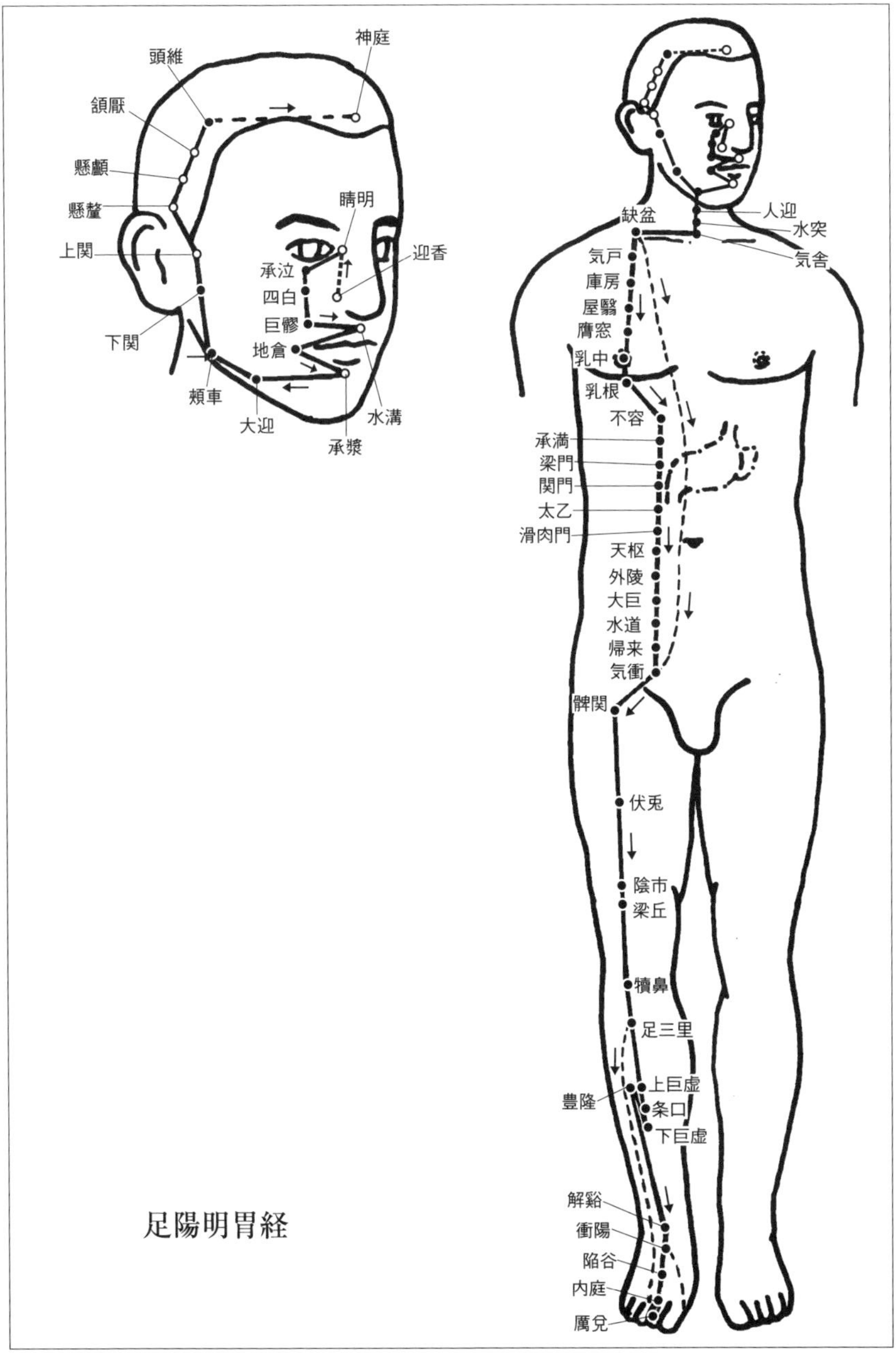
神庭
頭維
頷厭
懸顱
懸釐
上関
睛明
迎香
承泣
四白
巨髎
地倉
下関
頬車
大迎
承漿
水溝
人迎
缺盆
水突
気舎
気戸
庫房
屋翳
膺窓
乳中
乳根
不容
承満
梁門
関門
太乙
滑肉門
天枢
外陵
大巨
水道
帰来
気衝
髀関
伏兎
陰市
梁丘
犢鼻
足三里
上巨虚
豊隆
条口
下巨虚
解谿
衝陽
陥谷
内庭
厲兌

足陽明胃経

①承泣《しょうきゅう》

〔取穴方法〕

まっすぐ前を見たときの瞳孔の直下で、眼球の下方、眼窩下縁にとる。

〔主治〕

(i)頭顔面部の病症

まぶたのけいれん、目の充血・腫れ痛み、風にあたると涙を流す、夜盲症、近視、緑内障、耳鳴り

(ii)その他の病症

しゃっくり、急性のギックリ腰、尿崩症

②四白《しはく》

〔取穴方法〕

まっすぐ前を見たときの瞳孔の直下で、眼球下縁の下一寸のところ。

〔主治〕

(i)頭顔面部の病症

目の充血・腫れ痛み、まぶたのけいれん、風にあたると涙を流す、夜盲症、目まい、口眼歪斜（口と目がゆがむ）、三叉神経痛

(ii)消化系の病症

胆道回虫症

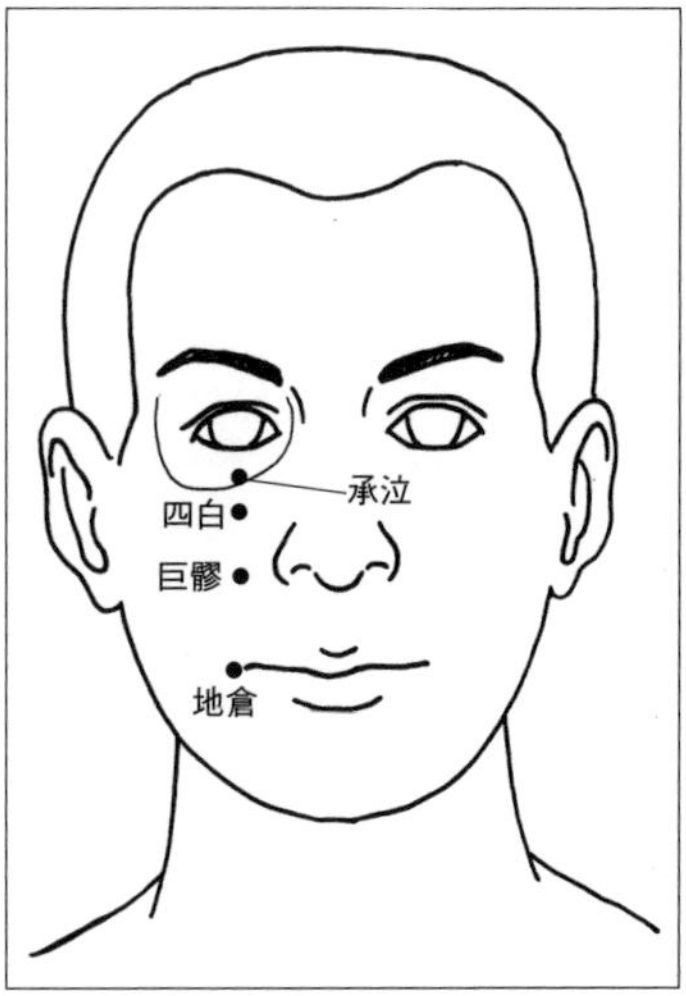

③巨髎《こりょう》

〔取穴方法〕

まっすぐ前を見たとき瞳孔から垂直に線を下ろし、これと鼻翼の下縁の水平線の交点にとる。

〔主治〕

(i)頭顔面部の病症

顔面痛、口眼歪斜、まぶたのけいれん、目の充血と痛み、緑内障、鼻づまり、鼻血、歯痛、唇

や頬の腫れ、アゴの腫れ

④地倉《ちそう》

〔取穴方法〕

まっすぐ前を見たとき瞳孔からの垂直な線と、口角から水平に横に伸ばした線との交点にとる。

〔主治〕

(i)頭顔面部の病症

唇がゆるんで閉じない、まぶたのけいれん、口眼歪斜、歯痛、頬の腫れ、よだれが流れる

⑤大迎《だいげい》

〔取穴方法〕

口を閉じてふくらませたとき、下アゴの骨の辺縁にできる溝の形をした動脈拍動部にとる。

〔主治〕

(i)頭顔面部の病症

歯をくいしばって開かない、唇のけいれん、唇がゆるんで閉じない、頬の腫れ、顔のむくみ、首の痛み、舌の強ばりによる言語障害、アゴ関節脱臼、咀しゃく障害

(ii)その他の病症

発熱、悪寒、中風

⑥頬車《きょうしゃ》

〔取穴方法〕

下アゴの角の前上方1横指（中指）のところで、咀しゃくするとき筋肉の盛り上がるところ、押すと陥凹するところにある。

〔主治〕

(i)頭顔面部の病症

歯痛、口眼歪斜、中風による歯のくいしばり、歯ぐきの痛みによる咀しゃく障害、首の腫れ痛

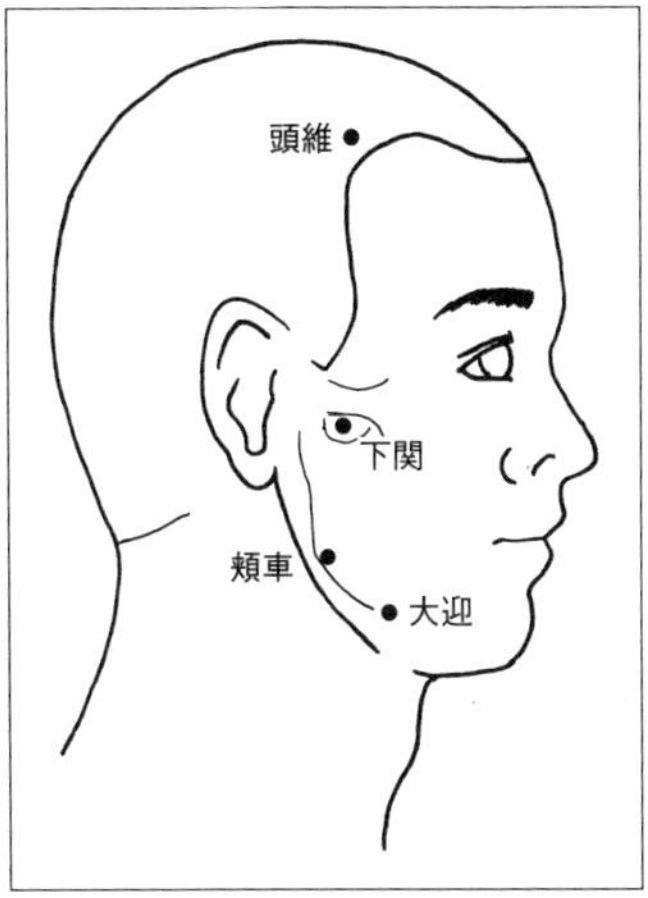

み、流行性耳下腺炎（おたふく風邪）

⑦下関《げかん》

〔取穴方法〕

口を閉じ、耳珠（耳の穴の前の壁）の前方で1横指（中指の幅）のところ、頬骨弓の下の凹みにとる。

〔主治〕

(i)頭顔面部の病症

顔面痛、歯痛、歯肉の腫れ痛み、アゴ関節の開閉困難、口眼歪斜、耳鳴り、耳痛、耳だれ、頸部の腫れ、目まい

⑧頭維《ずい》

〔取穴方法〕

額の角で生え際の上〇・五寸。正中を離れること四・五寸のところ。

〔主治〕

(i)頭顔面部の病症

偏頭痛、目まい、眼痛、風にあたると涙が出る、まぶたのけいれん

⑨人迎《じんげい》

〔取穴方法〕

喉頭隆起（喉ぼとけ）の傍らで、胸鎖乳突筋の前縁。総頸動脈拍動部にとる。

〔主治〕

(i)頭顔面部の病症

頭痛、目まい、喉の腫れ痛み

(ii)呼吸器系の病症

胸のぼう満感、ぜん息

(iii)消化器系の病症

嘔吐、嚥下困難

(iv)循環器系の病症

高血圧症

⑩水突《すいとつ》

〔取穴方法〕

まず人迎穴をとり、次に天突穴（鎖骨と胸骨の交わるところの上の凹み）をとる。天突穴の傍ら一・五寸のところに気舎穴をとる、人迎穴と気舎穴を結ぶ線の中点が水突穴。

〔主治〕

(i)呼吸器系の病症

ぜん息、息切れして横になれない

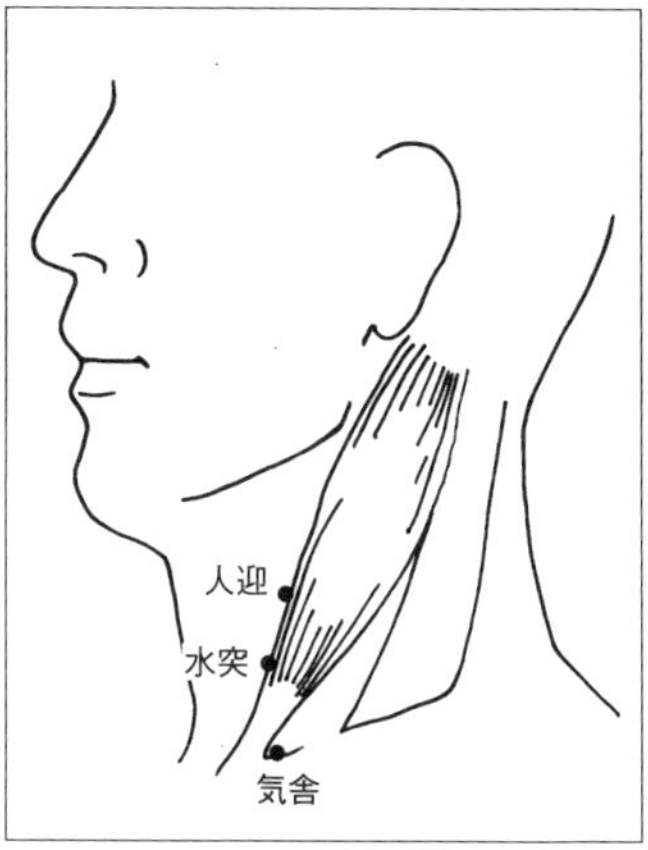

(ii) 消化器系の病症

しゃっくり

(iii) その他の病症

頸部リンパ節の腫れ、肩部の腫れ

⑪気舎《きしゃ》

〔取穴方法〕

前記天突穴の傍ら一・五寸にとる。

〔主治〕

(i) 呼吸器系の病症

ぜん息、喉の腫れ痛み

(ii) その他の病症

肩部の腫れ、頸部の強ばり・痛み

⑫缺盆《けつぼん》

〔取穴方法〕

鎖骨上部の凹みの中央、前正中線から離れること四寸のところ。

〔主治〕

(i) 呼吸器系の病症

せき、気喘（ぜえぜえあえぐ）、喉の腫れ痛み、胸部のぼう満感

⑬気戸《きこ》

〔取穴方法〕

鎖骨の下縁の中点で、胸骨の前正中線から四寸離れたところ乳頭線上にとる。

〔主治〕

(i) 呼吸器系の病症

気喘（ぜえぜえあえぐ）、胸脇脹満、喉の腫れ痛み

(ii) 消化器系の病症

しゃっくり、吐血

⑭庫房《こぼう》

〔取穴方法〕

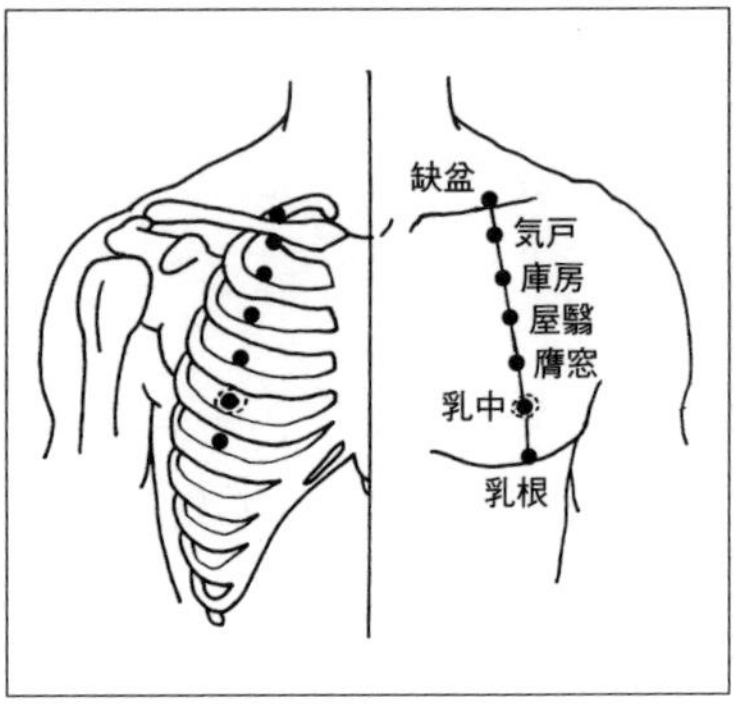

乳頭線上で、第1肋骨と第2肋骨の間にあって前正中線から四寸離れたところ。

〔主治〕

(i) 呼吸器系の病症

せきであえぐ、せきがあって膿血を吐く、胸脇脹満

⑮屋翳《おくえい》

〔取穴方法〕

胸部第2肋骨と第3肋骨の間にあって前正中線から四寸離れたところ

〔主治〕

(i) 呼吸器系の病症

せきであえぐ、胸脇脹満、息切れ

(ii) 消化器系の病症

腹鳴、下痢

(iii) その他

唇の腫れ

⑯膺窓《ようそう》

〔取穴方法〕

第3・第4肋骨間隙にあり、前正中線から離れること四寸のところにとる。

〔主治〕

(i) 呼吸器系の病症

せき、ぜえぜえあえぐ、息切れ、胸脇脹満

(ii) 消化器系の病症

腹鳴、下痢

(iii) その他

唇の腫れ

⑰乳中《にゅうちゅう》

〔取穴方法〕

胸部第4肋骨と第5肋骨の間にあって、前正中線から離れること四寸のところ。

〔主治〕

てんかん発作

⑱乳根《にゅうこん》

〔取穴方法〕

乳頭の直下で、第5肋骨と第6肋骨の間の凹みにとる。

〔主治〕

(i)呼吸器系の病症

せき、膿血を吐く、胸部の腫れ痛み、息が苦しく胸へ突き上げる

(ii)消化器系の病症

胃がけいれんし食物を吐く、腹脹、腹部のひきつり

⑲不容《ふよう》

〔取穴方法〕

上腹部で臍上六寸、前正中線から離れること二寸のところにとる。

〔主治〕

(i)呼吸器系の病症

せき、ぜえぜえあえぐ、喀血

(ii)消化器系の病症

胃痛、嘔吐、腹脹、腹鳴、吐血、口乾、食欲不振

(iii)循環器系の病症

心痛、胸背部痛、脇下痛

(iv)その他の病症

下腹部痛、夜盲

⑳承満《しょうまん》

〔取穴方法〕

臍の上五寸の高さで、正中線から二寸離れたところ。

〔主治〕

(i)呼吸器系の病症

せきであえぐ、脇下部痛

(ii)消化器系の病症

胃痛、嘔吐、吐血、腹脹、下痢、食欲不振

(iii)その他の病症

痰がある、身体の腫れ、皮膚の痛みで衣服が着

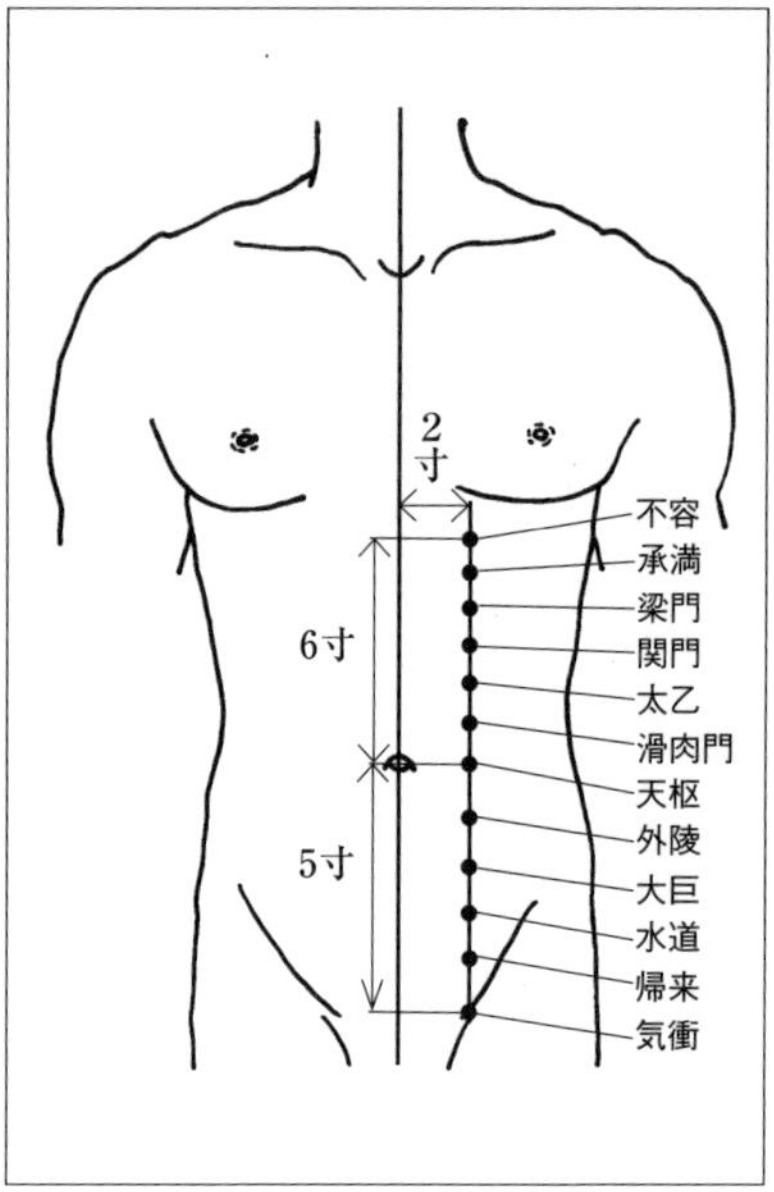

れない

㉑梁門《りょうもん》

〔取穴方法〕

臍の上四寸の高さで、前正中線から二寸離れたところ。

〔主治〕

(i) 消化器系の病症

胃痛、嘔吐、食欲不振、脇腹脹満

(ii) その他の病症

脱肛

㉒関門《かんもん》

〔取穴方法〕

臍の上三寸の高さで、前正中線から離れること二寸のところ。

〔主治〕

(i) 消化器系の病症

腹痛、腹脹、腹鳴、下痢、食欲不振

(ii) 泌尿器系の病症

腹水、身体のむくみ

㉓太乙《たいいつ》

〔取穴方法〕

臍の上二寸の高さで、前正中線から離れること二寸のところ。

〔主治〕

(i) 消化器系の病症

胃痛、消化不良

(ii) その他の病症

脚気、遺尿（尿のあとも残尿感がある）

㉔滑肉門《かつにくもん》

〔取穴方法〕

臍の上一寸の高さで、正中線から離れること二寸のところ。

〔主治〕

(i)消化器系の病症

胃痛、嘔吐、吐血、脱肛、腹水

(ii)神志の病症

吐舌（舌が口の外へ出る）、舌の強ばり

㉕天枢《てんすう》

〔取穴方法〕

臍の傍ら二寸のところ。

〔主治〕

(i)消化器系の病症

下痢、腹脹、腹鳴、胃痛、嘔吐、黄疸

(ii)泌尿器系の病症

小便不利（尿が出にくい）、むくみ

(iii)婦人科系の病症

月経不順、月経過多、月経痛、こしけ、産後腹痛、不妊

(iv)その他の病症

臍の周りの痛み、熱がひどくうわ言をいう、腰痛、目まい

㉖外陵《がいりょう》

〔取穴方法〕

臍の下一寸で、前正中線から離れること二寸のところ。

〔主治〕

(i)婦人科系の病症

月経痛

(ii)その他の病症

下腹部痛（疝気）

㉗大巨《だいこ》

〔取穴方法〕

臍の下二寸で、前正中線から離れること二寸のところ。

〔主治〕

(i)泌尿生殖器系の病症

下腹部の膨満感、小便不利、遺精、インポテンツ、早漏

(ii)神志の病症

不眠

(iii)その他の病症
片マヒ

㉘水道《すいどう》

〔取穴方法〕
臍の下三寸で、前正中線から離れること二寸のところ。

〔主治〕
(i)泌尿生殖器系の病症
小便不利
(ii)婦人科系の病症
月経痛
(iii)その他の病症
便秘、下腹部痛（疝気）、腰部・脊柱部の強ばりと痛み

㉙帰来《きらい》

〔取穴方法〕
臍の下四寸で、前正中線から離れること二寸のところ。

〔主治〕
(i)泌尿生殖器系の病症
陰茎中の痛み、睾丸が腹中に入る（隠睾症）
(ii)婦人科系の病症
閉経、帯下、不妊

㉚気衝《きしょう》

〔取穴方法〕
臍の下五寸で、前正中線から離れること二寸のところ。鼠径溝のやや上方にとる。

〔主治〕
(i)泌尿生殖器系の病症
外陰部の腫れ痛み、インポテンツ、陰茎中痛、睾丸痛
(ii)婦人科系の病症
月経不順、不妊、難産、後産が下りないもの
(iii)その他の病症
腰痛、脱肛

㉛髀関《ひかん》

〔取穴方法〕
骨盤の腸骨棘と膝蓋骨（ヒザのお皿）の外縁とを結んだ線と、臀部（お尻）横紋（しわ）から伸ばしてきた線と交わるところ。

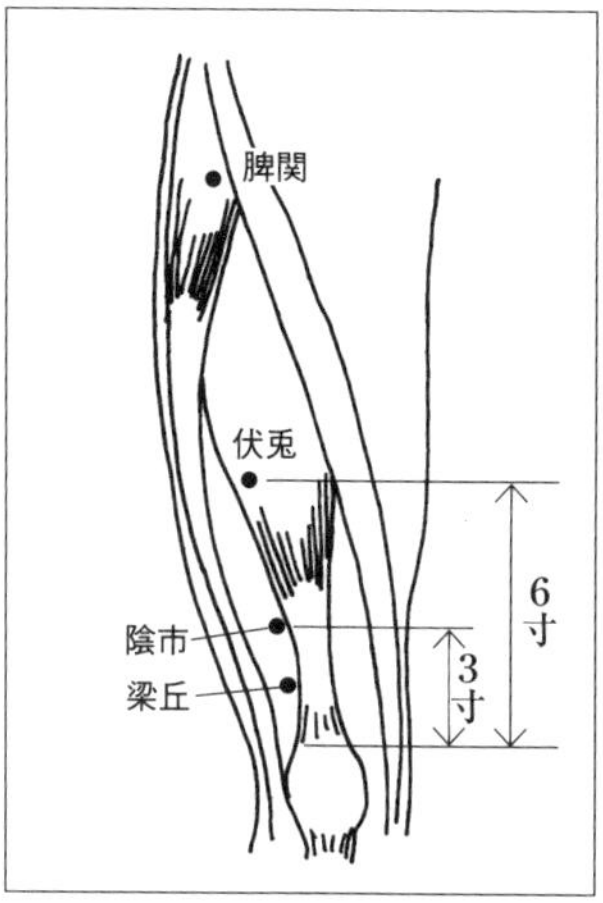

〔主治〕

(i) この経絡が走行する部位の病症

腰・下肢の痛み、筋肉のひきつりによる屈伸障害、大腿部の萎縮やマヒ、下肢のマヒ、膝内側の冷え、下腹部の牽引痛

㉜伏兎《ふくと》

〔取穴方法〕

骨盤の腸骨棘と膝蓋骨外縁とを結ぶ線上で、膝蓋骨の上縁の上六寸のところ。患者にとる場合は、イスに座らせて膝を屈曲させる。掌の手首の横紋（しわ）の正中を膝蓋骨上縁の中点におき、掌をまっすぐ伸ばして大腿部におき、中指の先端が当たるところにとる。

〔主治〕

(i) この経絡の走行部の病症

腰・股間筋の痛み、下肢・膝が冷えて痛む

(ii) 臓腑の病症

腹脹、腹痛、むくみ

(iii) その他の病症

糖尿病でしきりに喉が渇く、下腹が冷えて痛む、脚気

㉝陰市《いんし》

〔取穴方法〕

大腿の前面。骨盤の腸骨棘と膝蓋骨外縁を結ぶ線上で、膝蓋骨上縁の上三寸のところ。

〔主治〕

(i) この経絡の走行部の病症

下肢・膝のマヒ、だるい痛み、屈伸ができない、下肢のマヒ、腰痛、下肢の腫れ

(ii) 消化器系の病症

腹脹、腹痛、むくみ

㉞梁丘《りょうきゅう》

〔取穴方法〕

膝を曲げて大腿の前面にある。腸骨棘と膝蓋骨上縁を結ぶ線上で、膝蓋骨上縁の上二寸のところ。

〔主治〕

(i) この経絡の走行する部位の病症

下肢のマヒ、膝の腫れ、腰・膝が腫れて痛む、屈伸ができない

(ii) 消化器系の病症

胃痛

㉟犢鼻《とくび》（別名外膝眼とも呼ばれる）

〔取穴方法〕

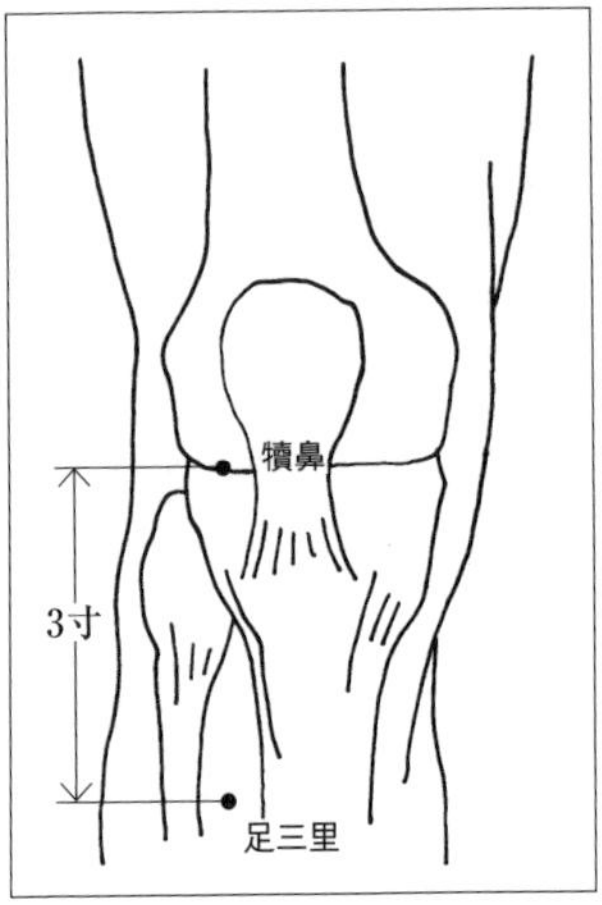

膝を屈曲して、膝蓋骨と脛骨の間で膝蓋靭帯の外側の凹みにとる。

〔主治〕

(i) この経絡の走行部の病症

膝蓋骨の冷痛、膝の屈曲障害、下肢のマヒ、力が入らない

㊱足三里《あしさんり》

〔取穴方法〕

膝を直角に曲げ、犢鼻の直下三寸（4横指）、脛骨の前縁から外に1横指（中指）離れたところ。

〔主治〕

(i) この経絡の走行部の病症

下肢のマヒ、足・膝の腫れ痛み

(ii) 頭顔面部の病症

視力障害、鼻中乾燥、鼻づまり、耳鳴り、口眼歪斜、喉の腫れ痛み

(iii) 消化器系の病症

胃痛、腹脹、嘔吐、しゃっくり、腹鳴、下痢、腹痛、下痢、便秘

(iv) 循環器系の病症

心悸（悩み・怒り・恐れ・驚きなどが原因）、怔中（主な外因がないのに動悸が自覚される。臨床では心臓病、貧血、ノイローゼ、甲状腺機能亢進症によるものが多く認められる）、狭心痛、胸悶

(v) 呼吸器系の病症

せきであえぐ、息切れ、多痰

(vi) 泌尿器系の病症

遺尿（残尿感がある）、小便不利、むくみ

(vii) 生殖器系の病症

産後腹痛

(viii) 皮膚科の病症

じんま疹

(ix) その他の病症

真気不足（スタミナ不足）、体の使い過ぎによる疲れ、精神的ストレスによる消耗、暑病、熱病で汗が出ない、黄疸、脚気、下腹部が腫れて痛む、

高血圧

㊲ 上《じょう》巨《こ》虚《きょ》

〔取穴方法〕

足三里の直下三寸（4横指）のところ。

〔主治〕

(i) この経絡の走行部の病症

下肢のマヒ、腰・膝のだるい痛み、屈伸ができない、下肢のむくみ

(ii) 消化器系の病症

腹の中が切られるように痛む、腹脹、下痢、胃痛、便秘、食欲不振

(iii) その他の病症

元気不足、脚気、気が胸につき上げる

㊳ 条《じょう》口《こう》

〔取穴方法〕

犢鼻の下八寸で、脛骨前縁から1横指（中指の幅）離れたところ。

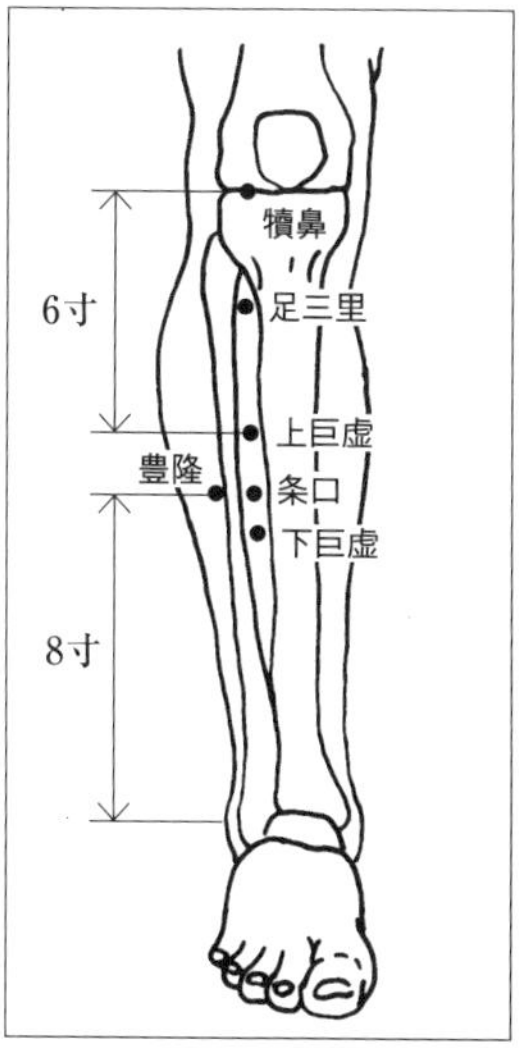

〔主治〕
（i）この経絡の走行部の病症
肩・腕の痛み、大腿・膝の痛み、しびれ、筋肉のけいれん、足の萎《な》え、足の冷え、足底の発熱・痛み
（ii）消化器系の病症
腹痛、下痢
（iii）その他の病症
脚気、腸の疝痛（きりきり痛む）、喉の痛み

㊴下巨虚《げこきょ》

〔取穴方法〕
犢鼻の下九寸で、脛骨前縁から1横指（中指の幅）離れたところ。
〔主治〕
（i）この経絡の走行部の病症
片マヒ、下肢のマヒ・痛み、歩行困難、かかとあるいは足指の痛み、下肢のむくみ
（ii）頭顔面部の病症
唇の乾燥、よだれを流すもの
（iii）消化器系の病症
下痢、大便膿血、胃の中の熱感、胃痛、下腹部痛、食欲不振、筋肉がやせる
（iv）その他の病症
腰・脊柱の痛みが下腹部に放散する、胸脇痛

㊵豊隆《ほうりゅう》

〔取穴方法〕
外くるぶしの一番盛り上がっているところから八寸上で、条口の外側。脛骨前縁から2横指のところにとる。
〔主治〕
（i）この経絡の走行部の病症
下肢のマヒ・腫れ痛み、下肢筋肉の萎縮
（ii）頭顔面部の病症
頭痛、目まい、喉の痛み
（iii）消化器系の病症
腹が切られるように痛む、下痢、便秘
（iv）呼吸器系の病症
せき、ぜえぜえとあえぐ、多痰
（v）循環器系の病症

心臓の痛み、胸脇痛

(vi) 泌尿器系の病症

四肢の腫れ、顔面のむくみ

(vii) 婦人科系の病症

閉経、月経過多、帯下《こしけ》

(viii) 神志の病症

不眠

(ix) その他の病症

脚気

㊶ 解谿《かいけい》

〔取穴方法〕

足背と下腿の交わるところにある横紋（しわ）の中点で、陥凹の中にある。

〔主治〕

(i) この経絡の走行部の病症

下肢のマヒ・腫れ痛み、重く感じるもの

(ii) 頭顔面部の病症

顔面のむくみ、顔の紅潮、目の痛み、頭痛、目まい

(iii) 消化器系の病症

腹脹、便秘、げっぷがよく出る、胃痛

(iv) その他の病症

筋のひきつり、熱病で汗が出ない

㊷ 衝陽《しょうよう》

〔取穴方法〕

まず第２・第３中足骨結合部前方の陥凹部に陥《かん》谷《こく》穴をとる、この陥谷穴の三寸上の足背動脈の拍動部にとる。

〔主治〕

(i) この経絡の走行部の病症

足の萎え、無力、足背が赤く腫れる、下肢のマヒ

(ii) 頭顔面部の病症

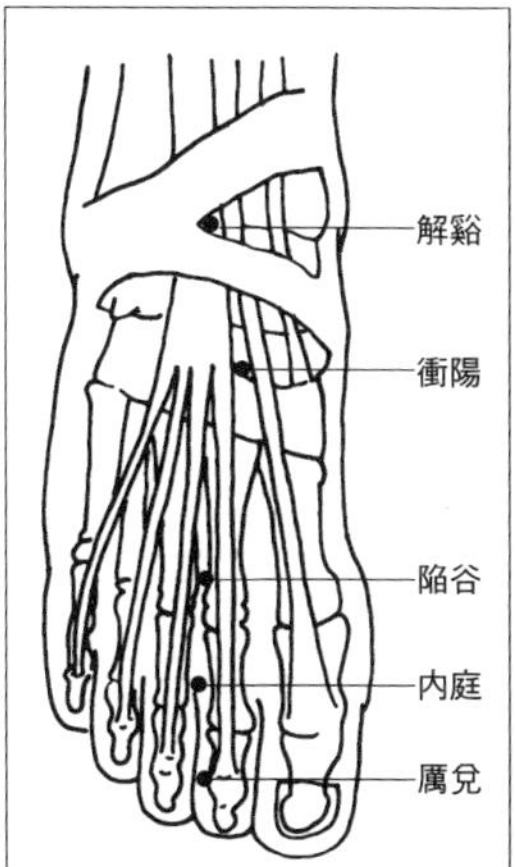

頭痛、前額部痛、顔面のむくみ、口眼歪斜

(iii) 消化器系の病症

胃痛、腹脹、食欲不振

(iv) 神志の病症

よく驚くもの

(v) その他の病症

体が熱く汗が出ないもの

㊸陥谷《かんこく》

〔取穴方法〕

第2・第3中足骨結合部前方の陥凹部にとる。

〔主治〕

(i) この経絡の走行部の病症

足背の腫れ痛み

(ii) 頭顔面部の病症

顔面・目のむくみ、目の充血・痛み、上まぶたが垂れ下がる

(iii) 消化器系の病症

胃痛、腹鳴、腹脹、よくげっぷが出る

(iv) その他の病症

熱病で汗が出ない、ヒステリー、寝汗、胸脇が痛い、下腹部痛

㊹内庭《ないてい》

〔取穴方法〕

足背の第2・第3指間で、指のつけ根の後方、赤白肉際のところにとる。

〔主治〕

(i) この経絡の走行部の病症

下肢の痛み・マヒ

(ii) 頭顔面部の病症

歯痛、歯茎の腫れ、口の歪み、鼻血、顔面のむくみ

(iii) 消化器系の病症

胃痛、腹脹、消化不良、腹痛、下痢、便秘

(iv) その他の病症

ヒステリー、血尿、発熱、悪寒

㊺厲兌《れいだ》

〔取穴方法〕

足の第2趾末節の外側で、爪甲の角から〇・一寸のところにとる。

〔主治〕

(ⅰ)この経絡の走行部の病症
膝の腫れ痛み、足背の冷え、胸痛、乳房痛

(ⅱ)頭顔面部の病症
顔面のむくみ、歯痛、口の歪み、唇の腫れ、首の腫れ、鼻血、鼻づまり、鼻水

(ⅲ)消化器系の病症
心腹部脹満、黄疸

(ⅳ)その他の病症
熱病で汗が出ない、むくみ、尿が黄色い

足太陰脾経（二十一穴）——多気少血

走行路線

足の親指の先端から始まり、内側に沿って内踝（内

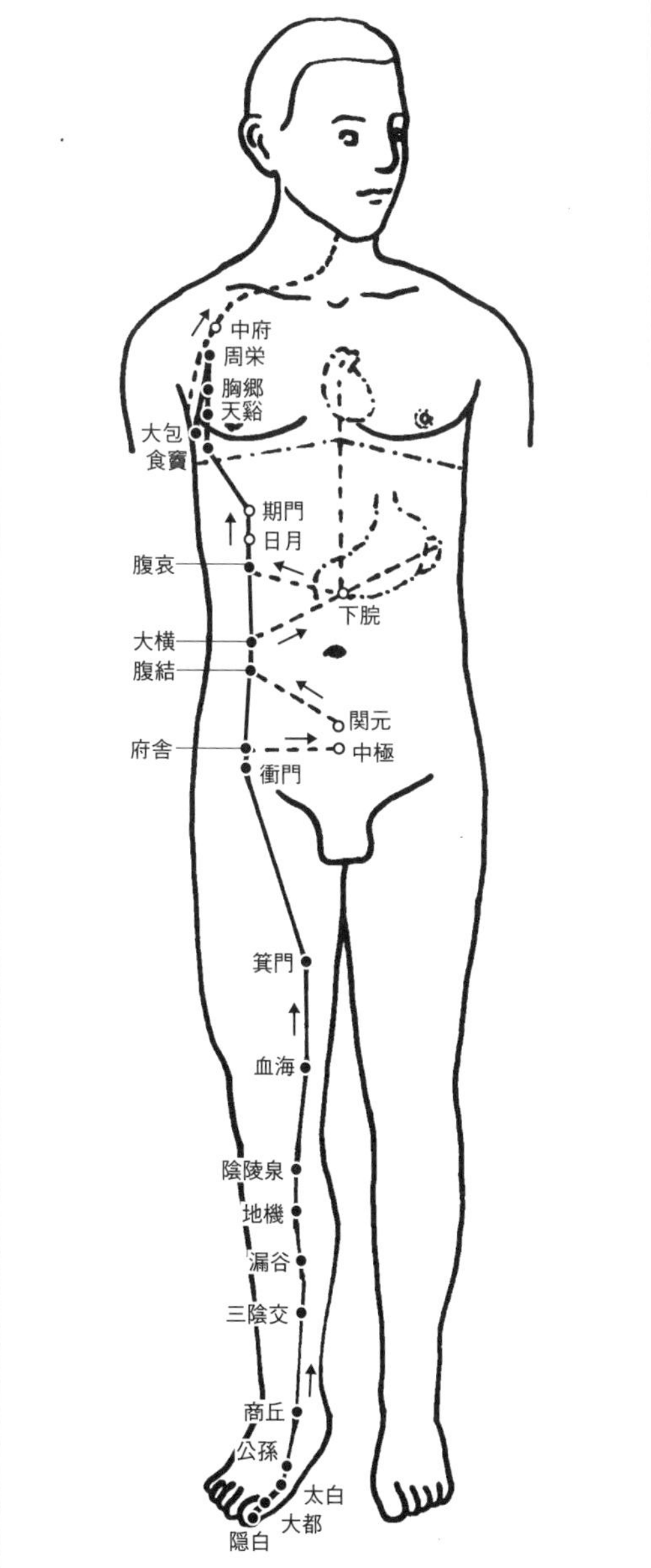

足太陰脾経

くるぶし）の直前を上がり、頸骨の内側に沿って上がって、真直ぐ腹内に入って脾（消化器）に所属し、腎に連絡します。

病症

この経絡が障害されると、舌の根元の部位が硬直し、食べると嘔吐を起こします。また胃痛を訴え、腹が脹り、おくび（げっぷ）が出ます。排便、あるいは放屁のあとは爽快感をおぼえますが、からだの倦怠感があります。

また舌根部が痛み、からだの運動が困難になり、食欲不振が起こって、動悸やみぞおちの部位に痛みを感じたり、下痢や尿閉（尿が出にくい）を起こすことがあります。さらに、全身に黄疸が現われ、大腿部と膝の内側が腫れて冷え、足の親指が動かなくなります。

①隠白《いんぱく》

〔取穴方法〕

足の母指内側で、爪の甲の角から〇・一寸傍らにとる。

〔主治〕

(i)この経絡の走行部の病症

足の指のしびれ、下肢のマヒ、足が冷えて走行不能

(ii)呼吸器系の病症

胸部の膨満感、せき、ぜえぜえあえぐ

(iii)循環器系の病症

胸痛、心痛

(iv)消化器系の病症

腹脹、嘔吐、食物が飲み込めない、血便、吐血

(v)婦人科系の病症

月経が止まらない、帯下《こしけ》

(vi)その他の病症

鼻血、血尿

②大都《だいと》

〔取穴方法〕

足の内側で、母指の中足指節関節の前縁の凹み、赤白肉際のところ。

〔主治〕

(i)消化器系の病症

腹脹、腹中が切れるように痛むもの、胃痛、消化不良、げっぷ、下痢、便秘、膿血便

(ii) 循環器系の病症

心痛で横になることができない、胸部膨満感

(iii) その他の病症

足指の関節の発赤・腫脹、熱病で汗が出ない、体が重く四肢が腫れる

③太白《たいはく》

〔取穴方法〕

足の内側で、母指の中足指節関節の後下方、赤白肉際の陥凹中にとる。

〔主治〕

(i) この経絡の走行部の病症

腰痛、大腿・膝・下腿のだるさ

(ii) 消化器系の病症

胃痛、腹脹、腹痛、腹鳴、嘔吐、下痢、便秘、空腹感はあるが食べられない、よくげっぷが出る

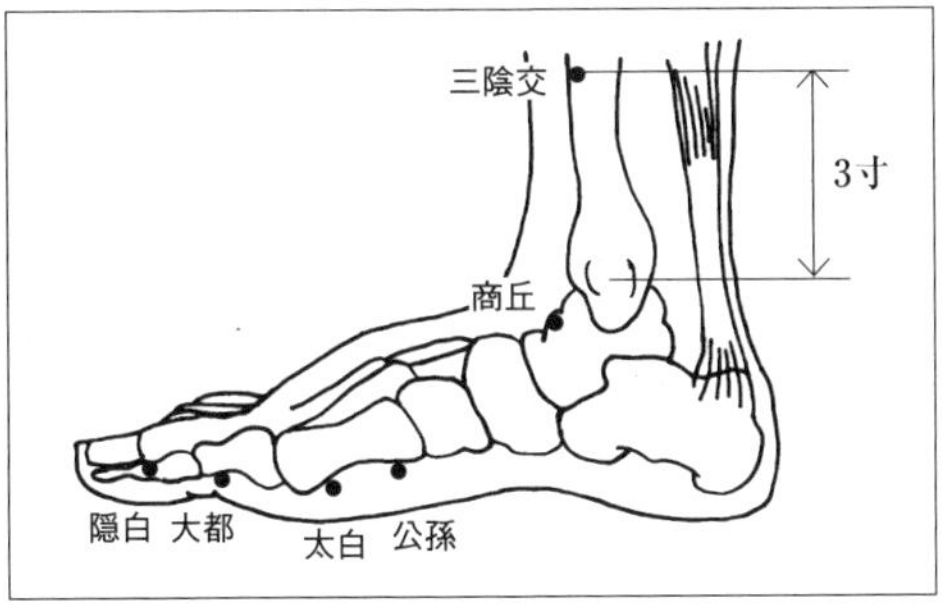

(iii) その他の病症

脚気、身熱

④公孫《こうそん》

〔取穴方法〕

足の母指の内側後方で、第1中足骨底の前下方。太白から一寸離れるところにとる。

〔主治〕

(i) 消化器系の病症

胃痛、嘔吐、下痢、消化不良、腹鳴、腹脹、腹の中が切れるように痛む、血便、便秘、多飲

(ii) 神志の病症

てんかん、不眠

(iii) 婦人科系の病症

月経不順、月経過多、帯下《こしけ》

(iv) その他の病症

顔面のむくみ、体のむくみ、嗜眠（いつも眠気がある）、黄疸、脚気、足底の熱感あるいは痛みにより足を地面につけられない

⑤商丘《しょうきゅう》

〔取穴方法〕

内くるぶし前縁の垂線と内くるぶし下縁の横の線の交点にとる。

〔主治〕

(i)この経絡の走行する部位の病症

陰部・大腿内側の痛み、内くるぶしの発赤、腫れ、両足の無力感

(ii)呼吸器系の病症

せきであえぐ

(iii)消化器系の病症

腹脹、腹鳴、下痢、便秘、消化不良、黄疸、胃痛

(iv)婦人科系の病症

不妊症

(v)神志の病症

よく笑うもの、よく嘆息をつくもの

(vi)その他の病症

痔、舌本の強ばり

⑥三陰交《さんいんこう》

〔取穴方法〕

脛骨内側面の後縁で、内くるぶし尖端の直上三寸（4横指）のところ。

〔主治〕

(i)この経絡の走行部の病症

中風、片マヒ、小児マヒの後遺症、陰部・大腿内側痛

(ii)頭顔面部の病症

舌本の強ばり、鼻血

(iii)呼吸器系の病症

せき

(iv)消化器系の病症

嘔吐、しゃっくり、胃痛、消化不良、食欲不振、腹鳴、腹痛、下痢、黄疸、むくみ、体がだるく重い

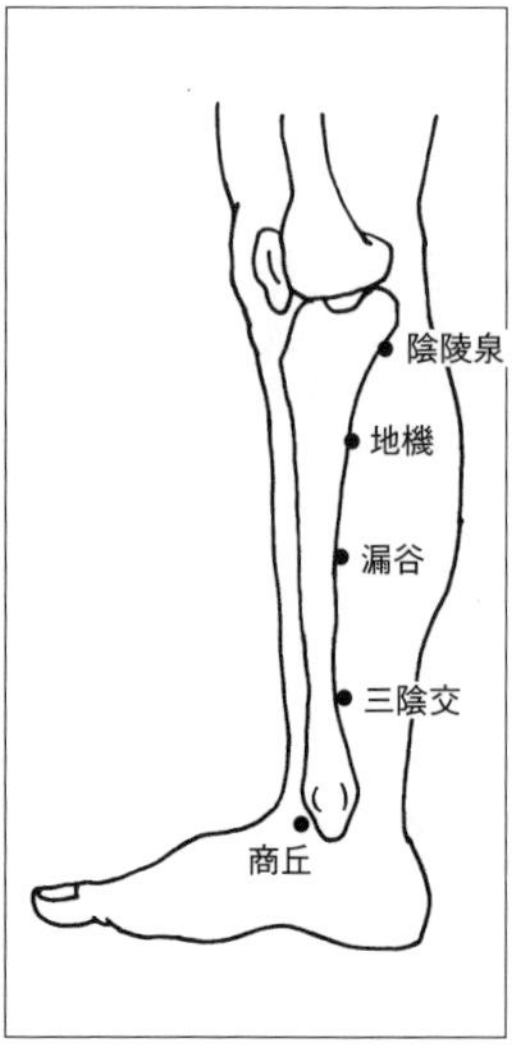

(ⅴ) 泌尿器系の病症

尿が出にくい、残尿感がある

(ⅵ) 生殖器系の病症

インポテンツ、早漏、陰茎痛

(ⅶ) 婦人科系の病症

月経不順、月経痛、こしけ、月経過多、胎盤が下りない、不妊

(ⅷ) 神志の病症

不眠、痴呆

⑦漏谷《ろうこく》

〔取穴方法〕

三陰交の直上三寸（４横指）で、脛骨内側面の後縁にとる。

〔主治〕

(ⅰ) この経絡の走行部の病症

脚気、下肢の冷え、くるぶしの腫れ痛み

(ⅱ) 消化器系の病症

腹脹、腹鳴、食欲不振、やせ細るもの

(ⅲ) 泌尿器系の病症

尿が出にくい

⑧地機《ちき》

〔取穴方法〕

まず膝の内側で、脛骨内側顆（骨のカーブの深いところ）の後下方の凹みに陰陵泉をとる。その下三寸（４横指）の脛骨内側面の後縁にとる。

〔主治〕

(ⅰ) この経絡の走行部の病症

腰痛による屈伸障害、陰部・大腿内側痛

(ⅱ) 消化器系の病症

腹脹、腹鳴、嘔吐、下痢、食欲不振

(ⅲ) 泌尿器系の病症

尿が出にくい、失禁、むくみ

(ⅳ) 生殖器系の病症

陰茎痛、遺精

(ⅴ) 婦人科系の病症

こしけ、月経不順、月経痛

(ⅵ) 神志の病症

動悸、不眠

⑨陰陵泉《いんりょうせん》

〔取穴方法〕

膝の内側で、脛骨内側顆（骨のカーブの深いところ）の後下方の凹みにとる。

〔主治〕

（i）この経絡の走行部の病症

腰痛による屈伸障害、片マヒ、下肢の腫れ痛み

（ii）消化器系の病症

腹脹、腹痛、食欲不振、嘔吐、下痢、黄疸

（iii）泌尿器系の病症

尿が出にくい、むくみ、尿失禁

（iv）その他の病症

頭痛

⑩血海《けっかい》

〔取穴方法〕

膝蓋骨上側上縁の上二寸（３横指）で、大腿４頭筋の内側頭の盛りあがったところにとる。

〔主治〕

（i）消化器系の病症

腹脹、気逆（下降すべき気が上逆する状態で、せき、呼吸困難、悪心、嘔吐、げっぷなど。さらには、頭痛、目まい、一過性の意識障害などがある）

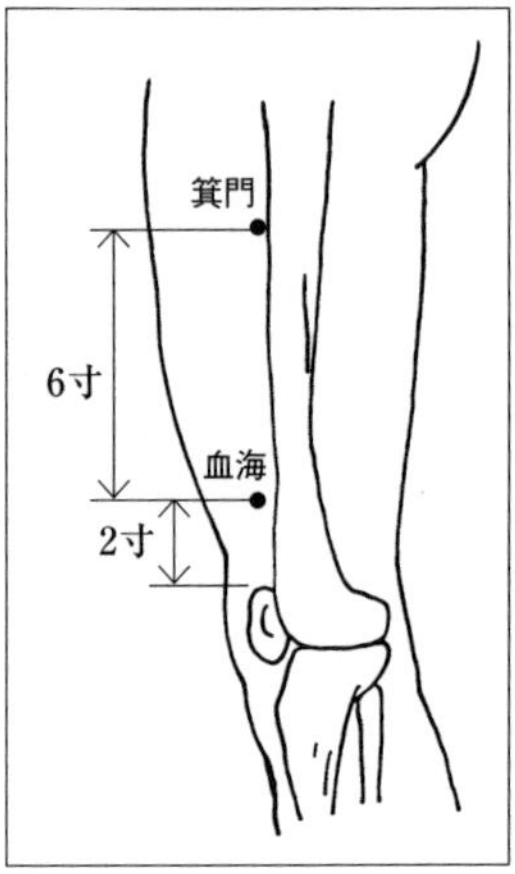

（ii）泌尿器系の病症

排尿困難、排尿痛

（iii）婦人科系の病症

月経不順、月経痛、月経過多、こしけ

（iv）皮膚科・外科の病症

皮膚湿疹、じん麻疹

⑪箕門《きもん》

〔取穴方法〕

まず、鼠径溝の外端で、恥骨結合の上縁と同じ高さに、結合部の傍ら三・五寸のところに衝門穴をとる。この衝門と血海を結ぶ線上で、血海の上六寸のところ。

〔主治〕

(i) 泌尿器系の病症

尿が出にくい、残尿感がある

(ii) 皮膚科・外科の病症

鼠径部の腫れ痛み、陰のうの湿疹

⑫衝門《しょうもん》

〔取穴方法〕

鼠径部の外縁にとる（⑪の通り）。

〔主治〕

(i) 消化器系の病症

腹脹、腹痛

(ii) 泌尿器系の病症

尿が出にくい

(iii) 婦人科の病症

妊婦中のむくみ、産後の大出血

(iv) その他の病症

痔、下腹部の痛み（病気）、腹中のしこり・疼痛

⑬府舎《ふしゃ》

〔取穴方法〕

下腹部で臍の下四寸、衝門の上〇・七寸、前正中線から離れること四寸のところにとる。

〔主治〕

(i) 消化器系の病症

激しい嘔吐

(ii) その他の病症

腹中の腫れしこり・痛み、下腹部が腫れて痛む

⑭腹結《ふくけつ》

〔取穴方法〕

まず臍の傍ら四寸のところに大横穴をとる。大横の下一・三寸のところで、前正中線から離れること四寸。

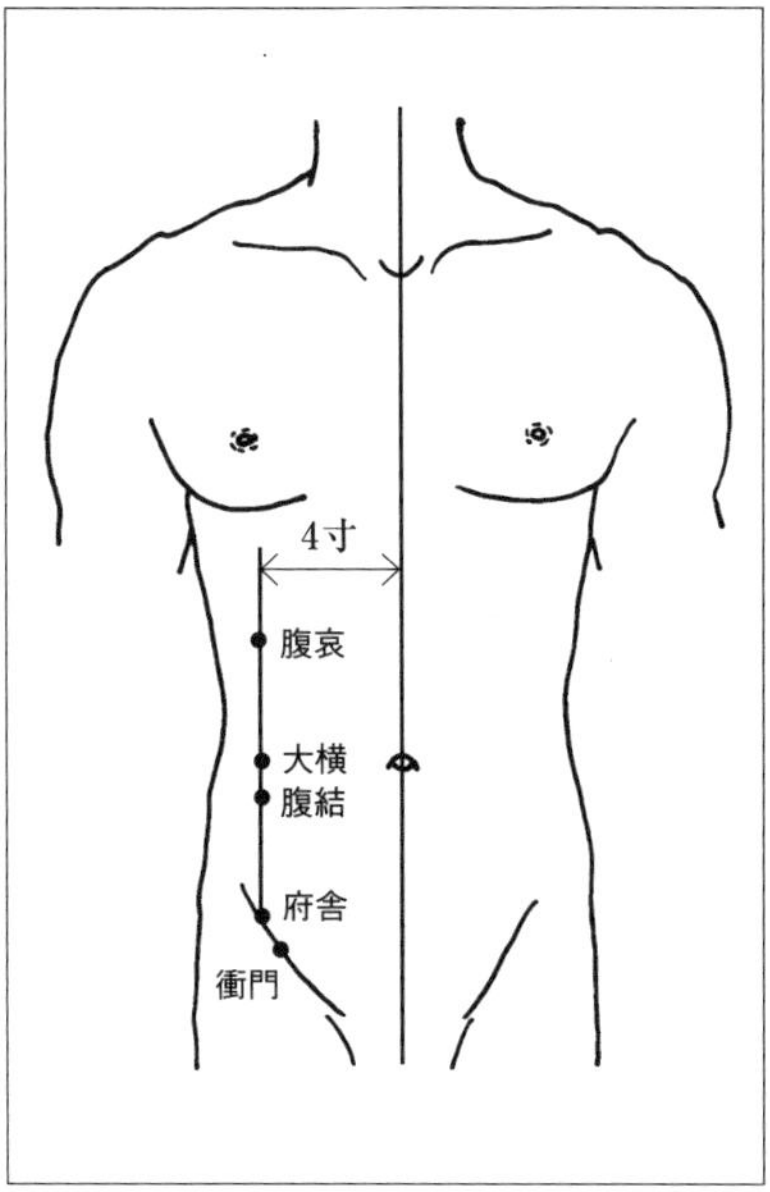

〔主治〕

（ｉ）消化器系の病症

下痢、臍周囲の痛み、下腹部の痛み

⑮大横《だいおう》

〔取穴方法〕

臍の傍ら四寸のところ。

〔主治〕

（ｉ）消化器系の病症

下痢、便秘、腹痛、胃下垂

（ii）その他の病症

感冒、四肢のけいれん、多汗

⑯腹哀《ふくあい》

〔取穴方法〕

臍の上三寸で、前正中線から離れること四寸のところ。

〔主治〕

（ｉ）消化器系の病症

胃痛、臍周囲痛、消化不良

⑰食竇《しょくとく》

〔取穴方法〕

胸の外側部で、第5肋間隙。前正中線から離れること六寸のところ。

〔主治〕

（ｉ）呼吸器系の病症

ぜえぜえあえぐ

（ii）消化器系の病症

胸脇脹満、腹脹、腹鳴、腹痛

（iii）その他の病症

むくみ

⑱天谿《てんけい》

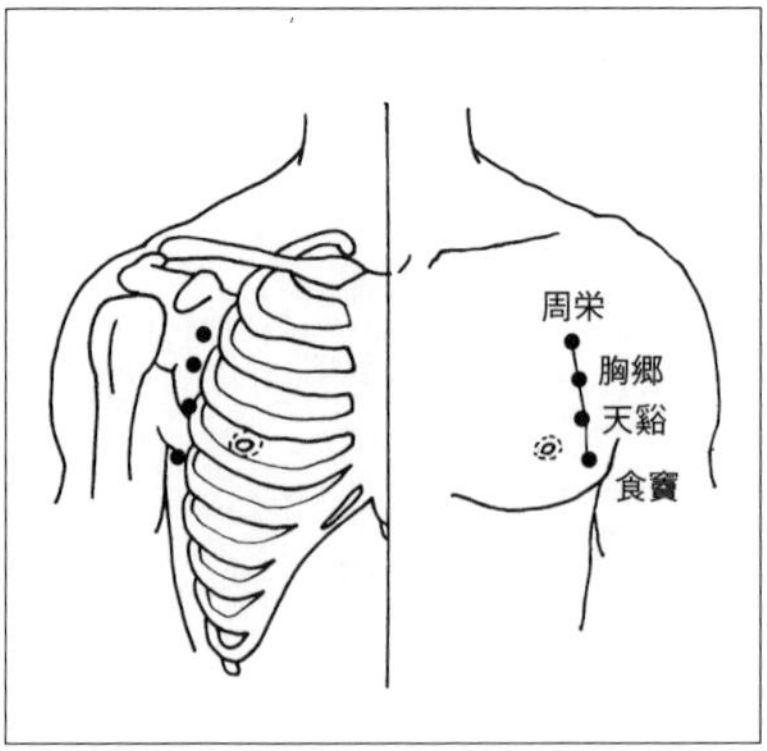

〔取穴方法〕
胸の外側部第4肋間隙で、前正中線から離れること六寸のところ。

〔主治〕
(i) 呼吸器系の病症
せき、ぜえぜえあえぐ、多痰
(ii) その他の病症
乳汁が少ない

⑲ 胸郷《きょうきょう》

〔取穴方法〕
胸の外側部で第3肋間隙にあり、前正中線から離れること六寸のところ。

〔主治〕
(i) 呼吸器系の病症
胸痛が背中まで放散して横臥できない、体をひねることが難しい
(ii) その他の病症
乳汁が少ない

⑳ 周栄《しゅうえい》

〔取穴方法〕
胸の外側部で第2肋間隙にあり、前正中線から離れること六寸のところ。

〔主治〕
(i) 呼吸器系の病症
せき、ぜえぜえあえぐ、胸肋痛
(ii) 消化器系の病症
嚥下障害

㉑ 大包《だいほう》

〔取穴方法〕
側胸部の腋中央の凹みから真下におりた線上で、第6肋間隙中にとる。

〔主治〕

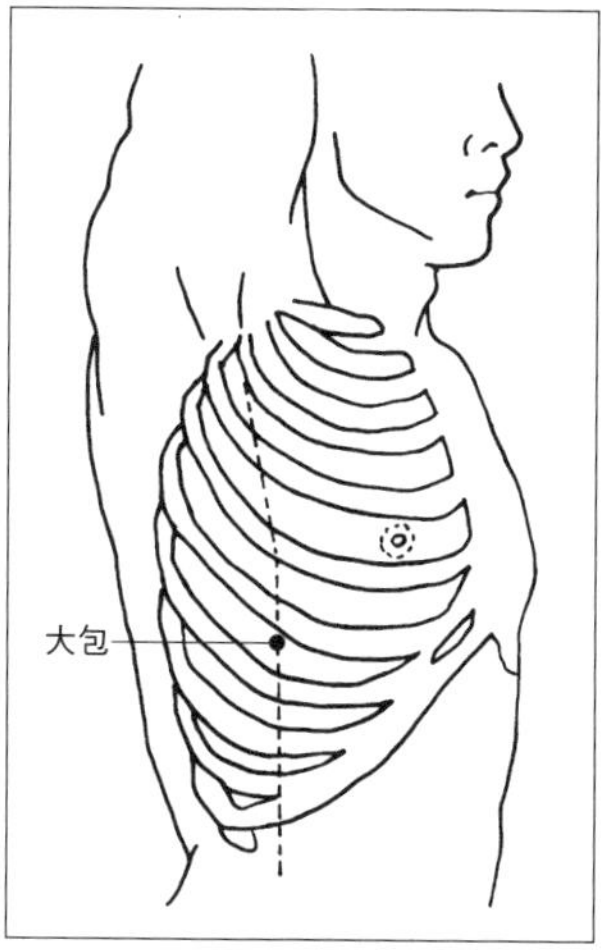

(i)呼吸器系の病症
せきでぜえぜえあえぐ、胸脇痛
(ii)その他の病症
全身の痛み、四肢の無力感

手少陰心経（九穴）——少血多気

走行路線

心臓から発して横隔膜を下って小腸に接続します。

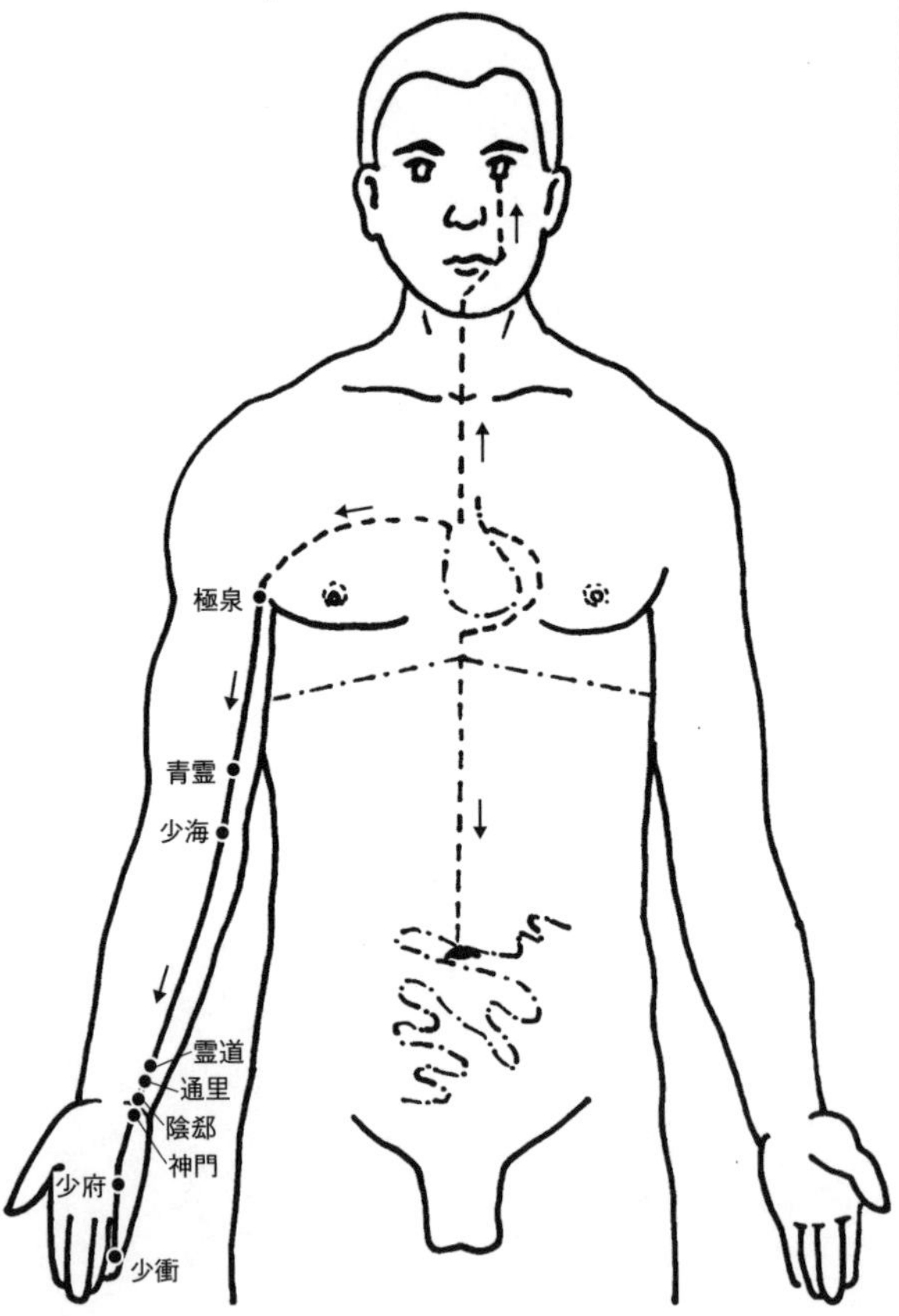

手少陰心経

その支脈は心臓から喉をはさんで上がり、眼球の後ろと脳をつなげる脈絡に連絡します。心臓から伸びる経脈は肺に上行して、前腕の内側を経て第5指（小指）のつけ根の小豆骨の端に至り、小指の内側に沿って指の先端に出て、手太陽小腸経脈に接続します。

病症

この経絡が障害されると、喉や口が渇き飲み物を欲しがるなどの症状が現われ、また心部に痛みが生じます。また目が黄色くなり、胸脇や上肢内側に痛みが起こり、掌に熱感と痛みが生じます。

①極泉《きょくせん》

〔取穴方法〕

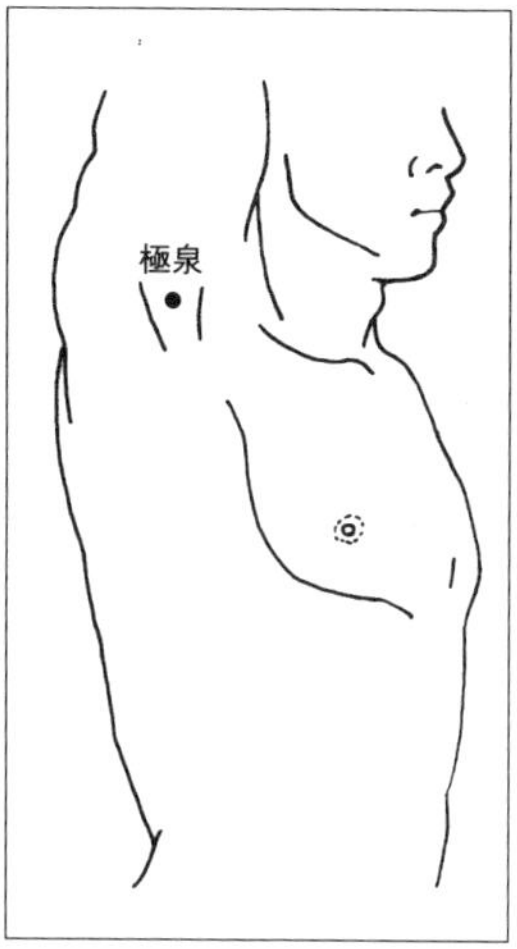

腋の中央の凹みにあって、腋窩動脈の拍動部にとる。

〔主治〕

(i)この経絡の走行部の病症

片マヒ、肘・腕の冷痛、四肢の挙上不能、手指の脹痛

(ii)循環器系の病症

息切れ、動悸、心痛

(iii)その他の病症

乳汁が少ない、肋間神経痛、ワキガ

②青霊《せいれい》

〔取穴方法〕

肘を伸ばして、まず肘横紋（しわ）の尺側の端に少海《しょうかい》穴をとる。この少海の上三寸で、極泉と結ぶ線上にとる。

〔主治〕

(i)この経絡の走行部の病症

肩・腕痛で挙上不能、腋の中の腫れ痛み

(ii)頭顔面部の病症

頭痛、目黄

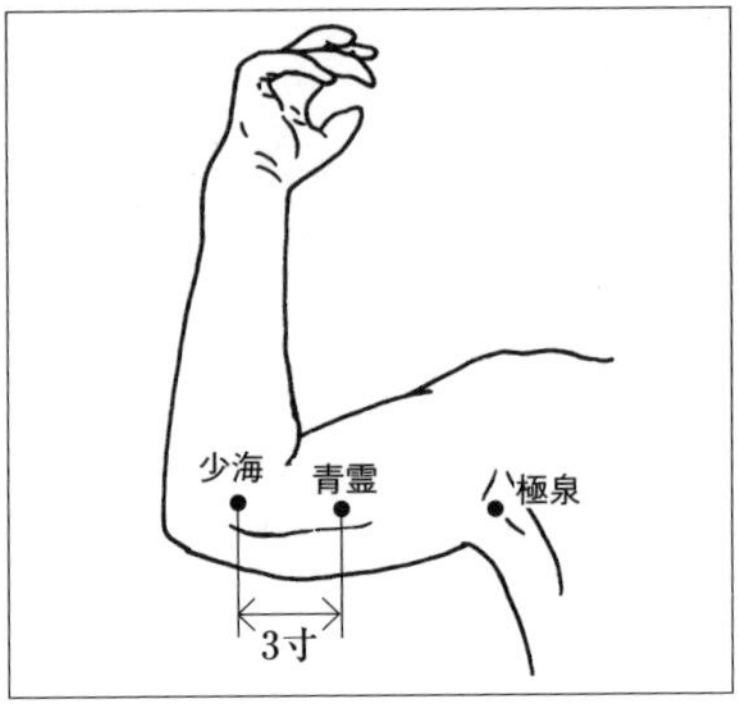

③少海《しょうかい》

〔取穴方法〕

肘を曲げ、肘の横紋（しわ）の内側の端にとる。

〔主治〕

(i) この経絡の走行部の病症

頸部の強ばり・痛み、腕のマヒ、手のけいれん、四肢の挙上不能、胸脇部の痛み、寝違い

(ii) 頭顔面部の病症

頭痛、歯痛、三叉神経痛、目まい

(iii) 循環器系の病症

心痛、動悸

(iv) 神志の病症

てんかん、健忘症

④霊道《れいどう》

〔取穴方法〕

掌を上に向け、尺側の手関節横紋（しわ）端の上一・五寸のところ。

〔主治〕

(i) この経絡の走行部の病症

肘・腕の痛み、しびれ

(ii) 頭顔面部の病症

目まい、目の充血・腫れ痛み、舌の強ばりによる発音障害

(iii) 循環器系の病症

心痛、動悸

(iv) 消化器系の病症

胃痛、吐きそうだけど吐けない（乾嘔）

(v) 神志の病症

ヒステリー、悲しみ恐れよく笑うもの

⑤通里《つうり》

〔取穴方法〕

掌を上に向け、尺側の手関節横紋（しわ）端の上一寸のところ。

〔主治〕

(i) この経絡の走行部の病症

肩・上腕・肘・前腕の内側の痛み、手関節部の痛み、指のけいれん

(ii) 頭顔面部の病症

頭痛、目まい、目痛、目の充血、顔の紅潮、喉の腫れ痛み、舌のしびれ

(iii) 呼吸器系の病症

せき、ぜえぜえあえぐ

(iv) 循環器系の病症

心痛、動悸、息切れ

(v) 泌尿器系の病症

残尿感、血尿

(vi) 婦人科系の病症

月経不順、月経痛、月経過多

⑥陰郄《いんげき》

〔取穴方法〕

掌を上に向け、尺側の手関節横紋（しわ）端の上〇・五寸のところ。

〔主治〕

(i) この経絡の走行する部位の病症

肩・上腕・肘・前腕の内側の痛み、小指のけいれん・マヒ

(ii) 頭顔面部の病症

頭痛、目まい、鼻血、急性の舌筋のマヒ

(iii) 循環器系の病症

動悸、心痛、息切れ、胸中の熱感

(iv) 消化器系の病症

胃痛、吐血

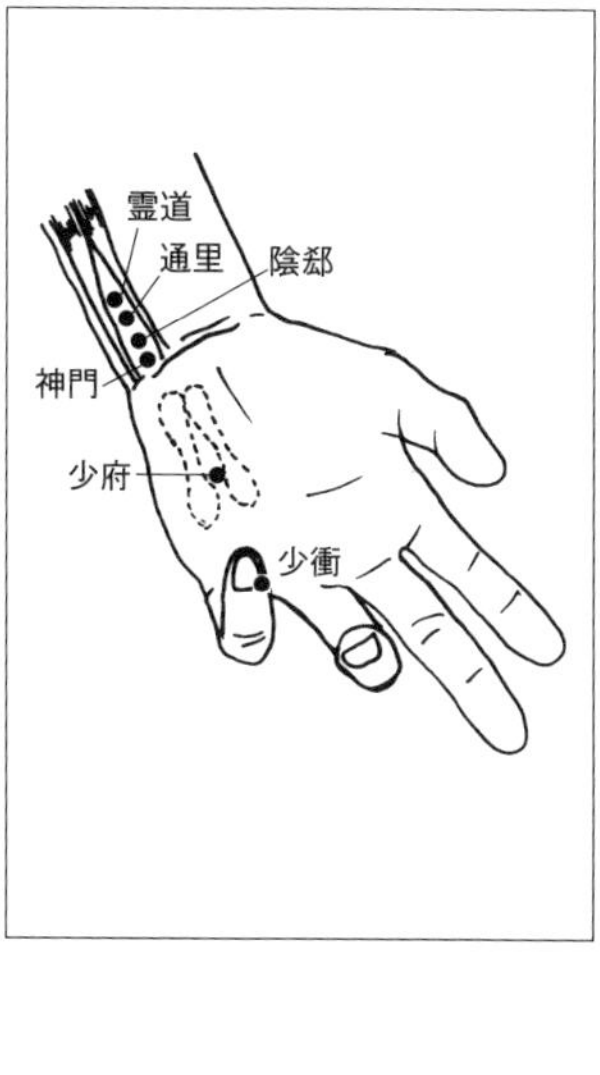

(v) 泌尿器系の病症
尿失禁、血尿
(vi) 婦人科系の病症
月経不順、月経痛、月経過多
(vii) 神志の病症
驚き恐れるもの、てんかん
(viii) その他の病症
寝汗

⑦神門《しんもん》
〔取穴方法〕
掌を上に向け、手関節横門（しわ）尺側端の豆状骨直下の凹みにとる。
〔主治〕
(i) この経絡の走行部の病症
胸・腕・肘・手関節・指の弛緩、拘縮、けいれん
(ii) 頭顔面部の病症
頭痛、目まい、目黄、舌の腫れ
(iii) 呼吸器系の病症
せき、喀血
(iv) 循環器系の病症
心痛、動悸、心煩（いらいら）
(v) 消化器系の病症
残尿感、血尿、尿道の痛み
(vi) 婦人科系の病症
産後出血、月経不順、月経過多
(vii) 神志の病症
痴呆、悲しみ泣き狂笑するもの、不眠、健忘症
(viii) その他の病症
疲労感、身熱悪寒

⑧少府《しょうふ》
〔取穴方法〕
掌面で、第4・5中手骨の間で、拳を握ったとき小指の先端のあたるところ。
〔主治〕
(i) この経絡の走行部の病症
肘・腋のけいれん・ひきつり、掌の熱感、小指の拘縮・けいれん
(ii) 頭顔面部の病症
喉の乾燥、喉の痛み、鼻血、鼻の乾燥

(iii) 循環器系の病症
動悸、胸痛
(iv) 泌尿器系の病症
残尿感、尿が出にくい
(v) 神志の病症
よく笑うもの、悲しみ恐れよく驚くもの、ヒステリー

⑨少衝《しょうしょう》

〔取穴方法〕
手の小指末節の橈側で、爪甲の角から〇・一寸離れたところ。

〔主治〕
(i) この経絡の走行部の病症
上腕内側の痛み、掌の熱感、手の伸展が困難、手指のしびれ
(ii) 頭顔面部の病症
目黄、舌本（根元部）の強ばり
(iii) 循環器系の病症
心痛、動悸、胸脇痛
(iv) 消化器系の病症
吐血、膿血便、黄疸
(v) その他の病症
高血圧、中風、熱中症

手太陽小腸経（十九穴）——多血少気

走行路線

小指の外側先端から始まり、手の外側に沿って腕に上がり手首に至り、さらに上がって前腕の尺側（小指側）の後方を通って肘に至ります。さらに上腕の後面を経て、上腕骨と肩甲骨の間を通って肩甲骨上に至り、心臓部に連絡し喉《のど》をめぐって食道に沿って横隔膜を下り、胃を通ってさらに下行して小腸に到達します。

その支脈は、鎖骨上部の凹みから首に沿って頬《ほお》に上がり、目尻から耳中に入ります。さらに頬部で分れて眼の下部から鼻に行き、内眼角を通って斜めに下って頬骨に連なり、足太陽膀胱経とつながります。

病症

この経絡に異常が現れると、喉が痛み下アゴが腫れ

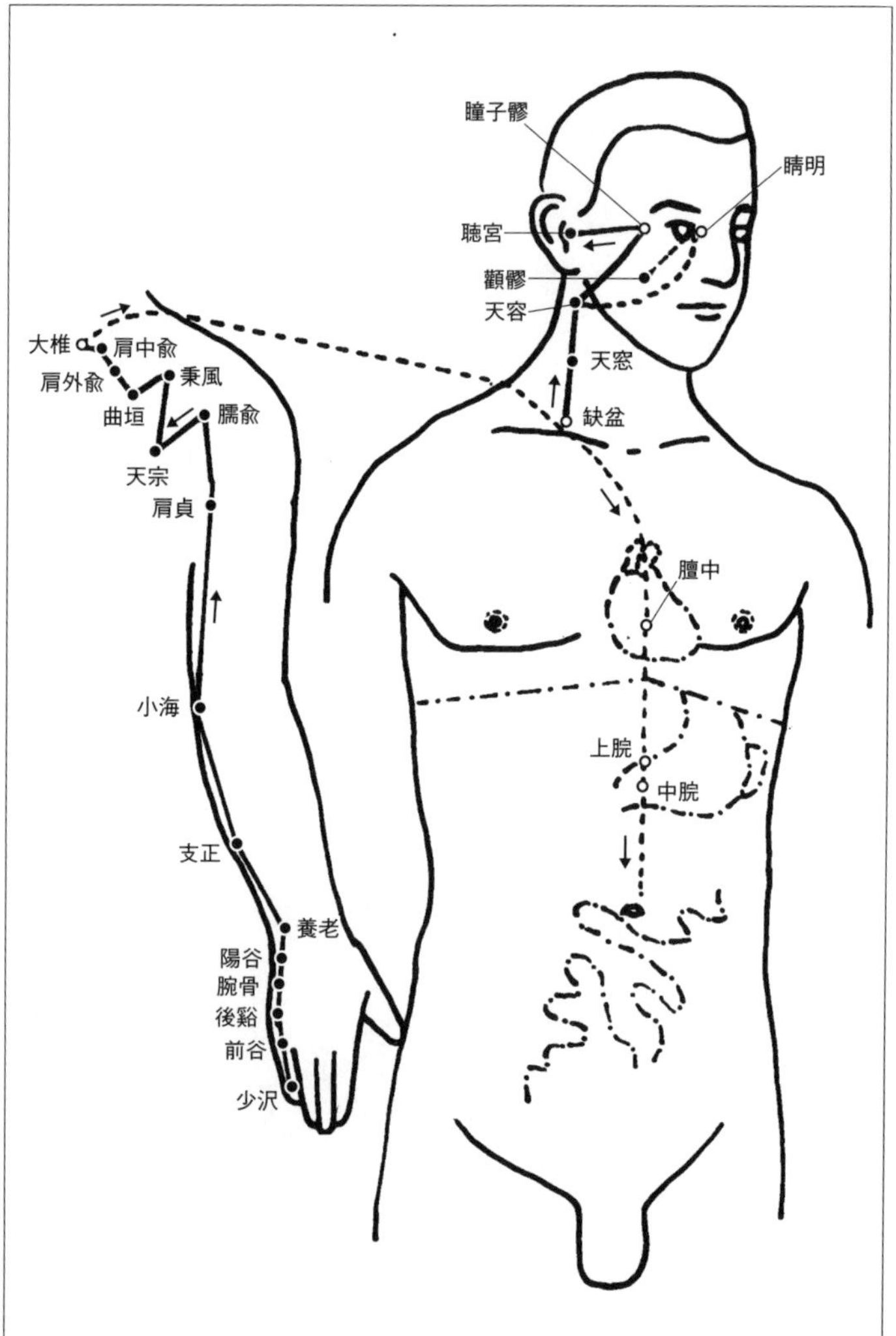

手太陽小腸経

て、首が回らなくなります。また肩が抜けるように痛み、腰にも激しい痛みが現れます。

また難聴となり、目が黄色くなり、頬部が腫れます。

さらには、首・肩・上肢にかけて激痛が生じることがあります。

①少沢《しょうたく》

〔取穴方法〕

手の小指末節の尺側で、爪甲の角から〇・一寸離れたところ。

〔主治〕

(i) 経絡の走行部の病症

肩・腕後面の痛み、小指のマヒ、運動障害

(ii) 頭顔面部の病症

頭痛、首の強ばり、喉の腫れ痛み、耳聾、耳鳴り、鼻血、舌の強ばりによる発語障害

(iii) 呼吸器系の病症

せき、口の中に唾液やよだれがたまるもの

(iv) 循環器系の病症

心痛、息切れ

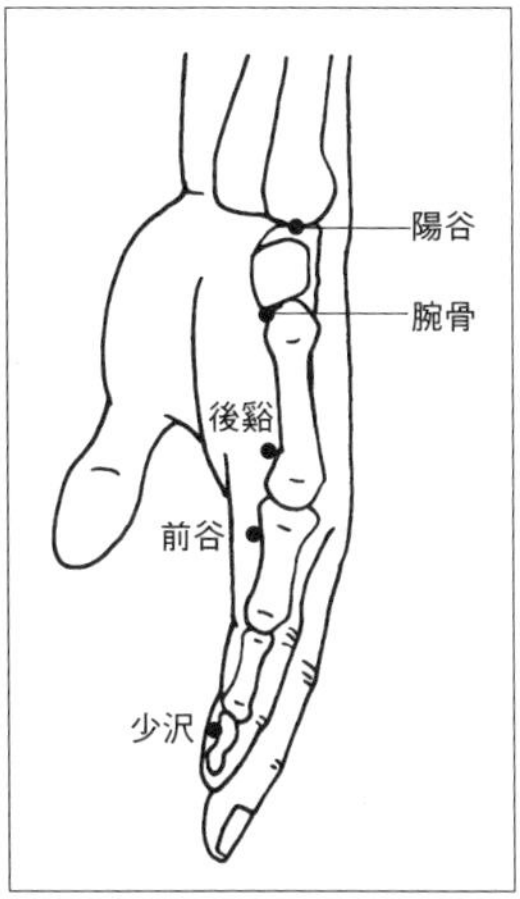

(v) 精神面の病症

中風による意識昏迷、てんかん

(vi) その他の病症

産後の乳汁不足、黄疸、身熱

②前谷《ぜんこく》

〔取穴方法〕

拳を握り、小指の指節関節の前縁で、横紋（しわ）の尺側端、赤白肉際のところ。

〔主治〕

(i) 経絡の走行部の病症

前腕のだるさ・痛み、肘のけいれん、指の屈曲障害、中指の指節関節の発赤・腫れ、掌の熱感、手指のしびれ・かゆみ

(ii) 頭顔面部の病症

耳鳴り、耳聾、目痛、鼻づまり、鼻血、喉の腫れ痛み、流行性耳下腺炎

(iii) 呼吸器系の病症

せき、喀血

(iv) 精神面の病症

てんかん

(v)その他の病症
産後の乳汁不足、熱病で汗が出ない
③後谿《こうけい》
〔取穴方法〕
拳を握り、小指の中手指節関節の後縁で、横紋（しわ）の尺側端、赤白肉際のところ。
〔主治〕
(i)経絡の走行部の病症
頭痛、首が強ばって動かせない、肩・腕の痛み、片マヒ、寝違え、腰痛
(ii)頭顔面部の病症
頭痛、耳聾、目の充血、鼻血
(iii)泌尿器系の病症
尿が赤く出渋る
(iv)精神面の病症
てんかん、不眠、ヒステリー
(v)その他の病症
盗汗（寝汗）、黄疸、熱病
④腕骨《わんこつ》
〔取穴方法〕
後谿穴から手首の方に向けてまっすぐ上に押し上げていくと、二つの骨（第5中手骨底と三角骨）にあたる。この中間の陥凹部にとる。
〔主治〕
(i)経絡の走行部の病症
首の強ばり、肘・腕の屈伸障害、指のけいれん、腕の痛み、手関節の無力感、片マヒ・腰痛
(ii)頭顔面部の病症
目から冷涙を流すもの、耳鳴り、耳聾、鼻づまり、頬の腫れ
(iii)消化器系の病症
嘔吐
(iv)その他の病症
熱病で汗が出ないもの、胆のう炎、胸膜炎
⑤陽谷《ようこく》
〔取穴方法〕
腕骨の真上で、骨（三角骨）を一つ隔てた陥凹部にとる。
〔主治〕
(i)経絡の走行部の病症

首の腫れ、脇痛、腕の外側痛、手関節部の痛み、片マヒ

(ii) 頭顔面部の病症

目の充血・腫れ痛み、目まい、耳鳴り、耳聾、歯痛

(iii) 精神面の病症

てんかん、妄言、舌が強ばり母乳を吸えないもの

(iv) その他の病症

熱病で汗が出ないもの

⑥養老《ようろう》

〔取穴方法〕

手掌を下へ向け、もう片方の指で尺骨頭の最高点を押さえる。そのあと手掌を胸の方に動かし、指が入り込む骨間にとる。

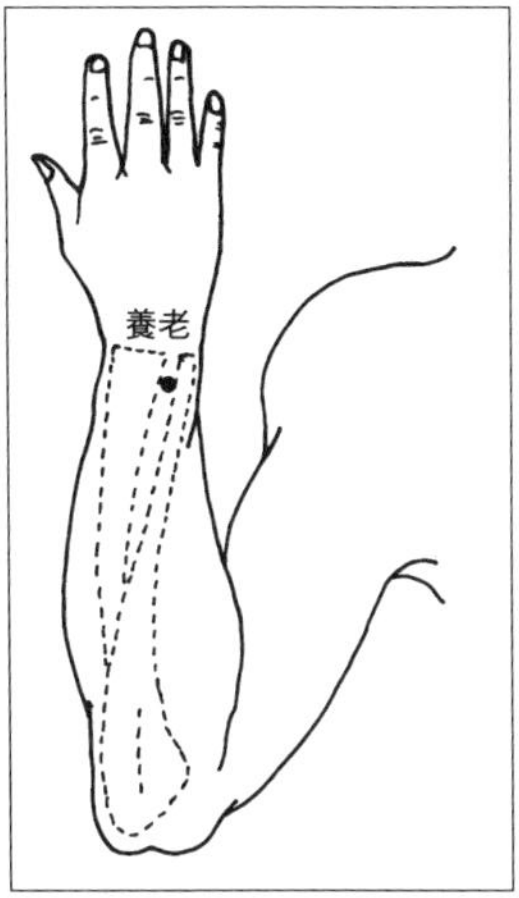

〔主治〕

(i) 経絡の走行部の病症

寝違え、急性腰痛

(ii) 頭顔面部の病症

視力低下、目の充血・腫れ痛み

⑦支正《しせい》

〔取穴方法〕

腕を屈曲して、陽谷の上五寸のところ。陽谷と小海（肘頭にあるツボ）を結ぶ線上で、尺骨の裏側にとる。

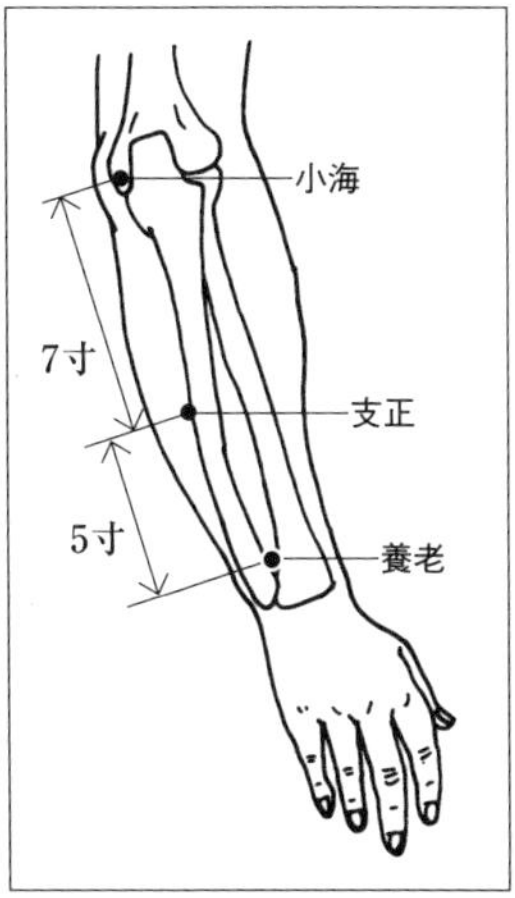

〔主治〕

(i) 経絡の走行部の病症

首の強ばり、肘のけいれん、手指の痛み、マヒ

(ii) 頭顔面部の病症

頭痛

(iii) 精神面の病症

よく驚くもの、よく笑いよく忘れるもの

(iv) その他の病症

熱病

⑧小海《しょうかい》

〔取穴方法〕

やや肘を曲げ、肘の横紋（しわ）と並ぶ、肘頭と上腕骨内側上顆の間の陥凹部にとる。手指でこの部位を弾くようにすると、電気が走るような感じが小指に伝わる。

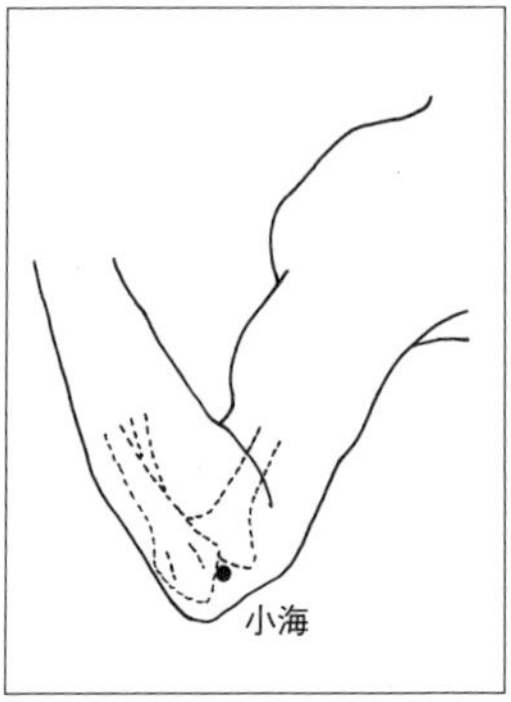

〔主治〕

(i) 経絡の走行部の病症

肩・背部の痛み、肘のけいれん・痛み、上肢外後側のマヒ痛

(ii) 頭顔面部の病症

頭痛、目まい、耳聾、耳鳴り、歯肉痛

(iii) その他の病症

下腹部痛

⑨肩貞《けんてい》

〔取穴方法〕

肩を垂らし、上腕を脇につけ、腋窩横紋（しわ）後端の直上一寸のところ。

〔主治〕

(i) 経絡の走行部の病症

肩甲部の痛み、手・腕の痛み・しびれ、拳上不能

(ii) 頭顔面部の病症

耳鳴り、耳聾、歯痛

⑩臑兪《じゅゆ》

〔取穴方法〕
肩を垂らし上腕を脇につけ、手指で肩貞から直上に肩甲棘下縁まで押し上げていったときにあたる陥凹にとる。

〔主治〕
(i) 経絡の走行部の病症
肩の腫れ、肩・腕のだるさ・痛み・無力感

⑪天宗《てんそう》
〔取穴方法〕
肩甲棘下縁と肩甲骨下角を直線で結び、第４胸椎棘突起下の高さに並ぶところにとる。

〔主治〕
(i) 経絡の走行部の病症
肩甲部の痛み・拳上不能、上肢のだるさ・しびれ

⑫秉風《へいふう》
〔取穴方法〕
肩甲棘のほぼ中央上際にとる。

(i) 経絡の走行部の病症
肩甲部の痛み、上肢のだるさ・しびれ、首の強ばり・運動制限

⑬曲垣《きょくえん》
〔取穴方法〕
肩を垂らし、臑兪と第２胸椎棘突起を結ぶ中点にとる。

〔主治〕
(i) 経絡の走行部の病症
肩甲部のけいれん・痛み

⑭肩外兪《けんがいゆ》
〔取穴方法〕
頭を垂らし、背部で第１胸椎棘突起の下の陥凹から傍らへ三寸のところにとる。

〔主治〕
(i) 経絡の走行部の病症
首の強ばり・ひきつり、肩背部のだるさ・痛み

⑮肩中兪《けんちゅうゆ》
〔取穴方法〕
背部で頭を垂らし、第７頸椎棘突起の下の陥凹から傍ら二寸のところにとる。

〔主治〕

(i) 経絡の走行部の病症
肩背部の痛み、寝違え
(ii) 頭顔面部の病症
視力低下
(iii) 呼吸器系の病症
せき、ぜん息

⑯天窓《てんそう》

〔取穴方法〕
喉仏の上の凹みに簾泉穴をとり、そこからさらに外方で胸鎖乳突筋の後縁にとる。

〔主治〕
(i) この経絡の走行部の病症
首の強ばり・痛み、手・腕のマヒ・だるさ・痛み
(ii) 頭顔面部の病症
喉の腫れ痛み、耳聾、発語障害、口眼歪斜（口のゆがみ）

⑰天容《てんよう》

〔取穴方法〕
下アゴの骨に並び、胸鎖乳突筋の停止部の前縁にとる。

〔主治〕
(i) 経絡の走行部の病症
首のねんざ
(ii) 頭顔面部の病症
耳鳴り、耳聾、喉の腫れ痛み、喉のつまった感じ
(iii) 呼吸器系の病症
あえぎ、発熱悪寒

⑱顴髎《けんりょう》

〔取穴方法〕
頬骨の下縁に引いた水平線と、外眼角（目尻）から垂直に下ろした線の交点。迎香とほぼ同じ高さにとる。

〔主治〕
(i) 頭顔面部の病症
口眼歪斜（口のゆがみ）、まぶたのけいれん、顔面紅潮、歯痛、目の下の腫れ、三叉神経痛

⑲聴宮《ちょうきゅう》

〔取穴方法〕
軽く口をあけ、耳穴の前面の耳珠のすぐ前にできる陥凹部にとる。

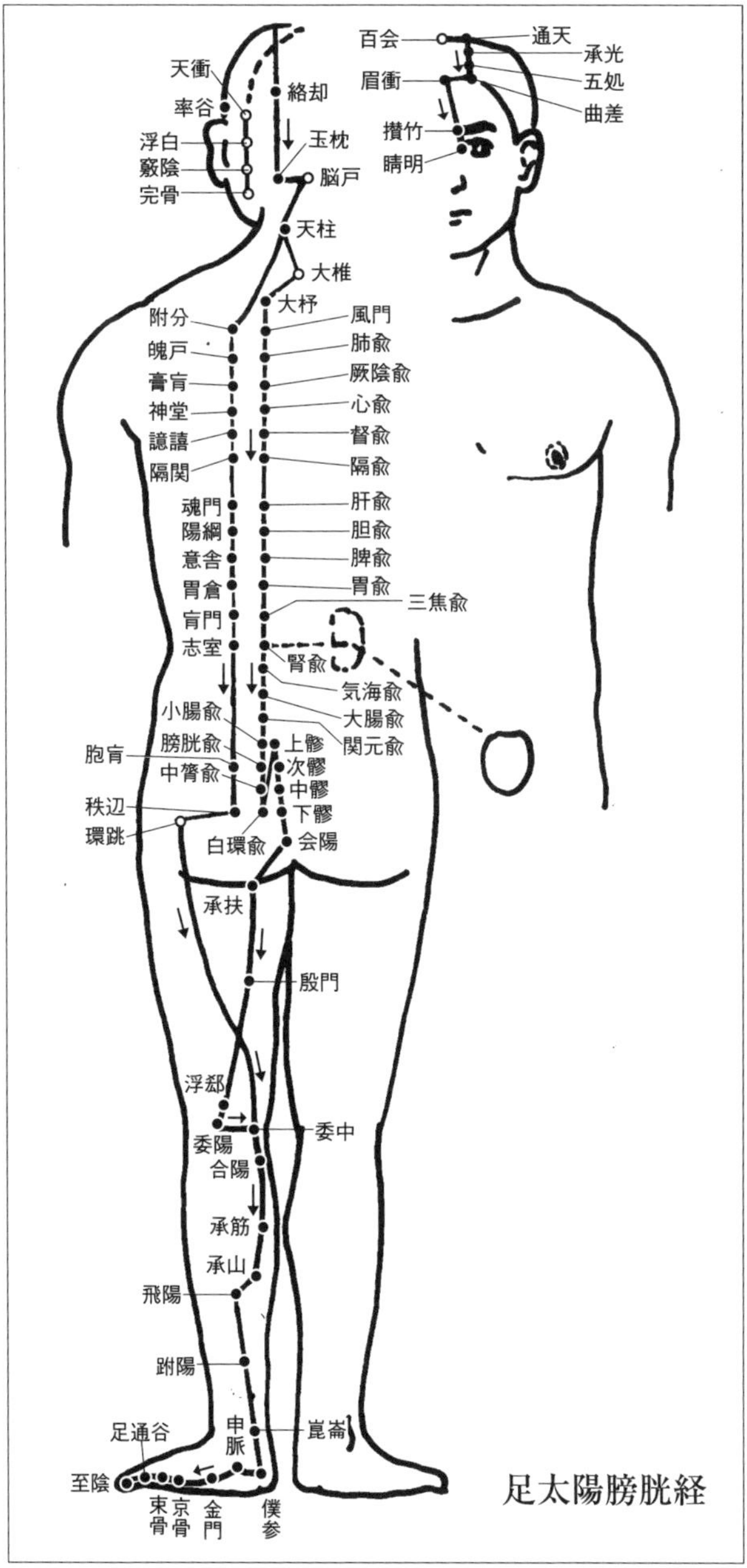

〔主治〕

(i) 経絡の走行部の病症

耳鳴り、耳聾、みみだれ、耳の痛み、歯痛

(ii) その他の病症

下肢の痛み

足太陽膀胱経（六十七穴）——多血少気

走行路線

内眼角（目がしら）から起こり、額を上がって頭頂部で左右が交わります。ここから一支脈が分かれ、耳介の上部に至ります。直行する脈は、頭頂から中に入り脳に連絡します。また胸から出て頭頂から首の後ろに回り、そこで二枝に分かれます。

一枝は肩甲骨の内側を脊柱をはさんで下行し、腰部を通って腎部に連絡し膀胱に入ります。また腰部から一支脈が分かれ、脊柱をはさんで臀部を貫き、膝後部の凹みに入ります。

さらにもう一枝は、首から出て肩甲骨の傍らを通って脊柱をはさんで下行して股関節に至り、大腿部の外側を下って膝裏凹みに入って前述の一枝に合流します。

病症

この経絡に異常が現れると、気が逆上して頭痛が生じ、眼や頭部（くび）に激痛が起こり、背中や腰にも痛みが現れます。また股関節は曲げられず、膝の筋肉がマヒして、ふくらはぎに裂けるような痛みが生じます。

さらには、痔疾、悪寒発熱、精神障害、てんかん、頭頂部痛などが生じます。また眼が黄色になり、鼻汁や鼻血がでます。首、背中、腰、臀部、下肢などこの経絡の走行路に沿って痛みが生じ、足の第5趾（小指）がマヒして動かなくなります。

①睛明《せいめい》

〔取穴方法〕

目がしらの内側上方〇・一寸の眼窩面の骨縁にとる。

〔主治〕

(i) 眼科の病症

目の充血・痛み、目まい、風に当たると流涙する、視力低下、近視、夜盲症、色盲

(ii) その他の病症

寒さをいやがる頭痛、腰痛

②攢竹《さんちく》

〔取穴方法〕

眉の内側端から眉毛中に〇・一寸入ったところ。

〔主治〕

(i) 頭顔面部の病症

頭痛、前顔部痛、顔面マヒ、顔面紅潮、頬部の腫れ、

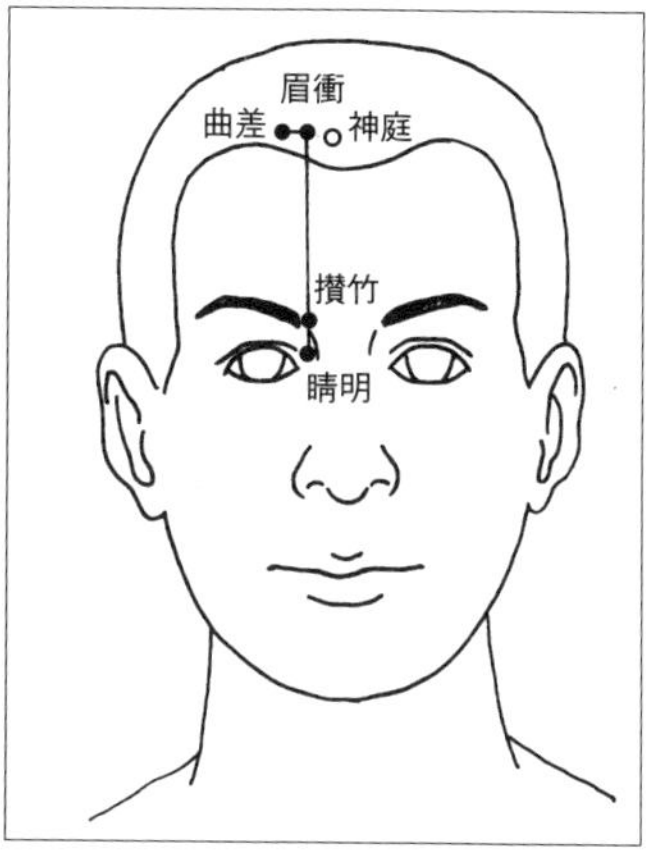

鼻血、目まい、視力低下、目の充血・腫れ・痛み、風を受けて流涙する、近視、夜盲症、まぶたのけいれん

(ii)その他の病症

痔痛、悪風寒、首の強ばり、坐骨神経痛

③眉衝《びしょう》

〔取穴方法〕

攅竹の直上で、髪際から〇・五寸入った高さにとる。

〔主治〕

(i)頭顔面部の病症

目の充血・腫れ・痛み、視力低下、鼻づまり、頭痛、目まい

④曲差《きょくさ》

〔取穴方法〕

前髪際の正中を〇・五寸入ったところから、外側一・五寸のところにとる。

〔主治〕

(i)頭顔面部の病症

頭痛、目まい、視力低下、目痛、鼻づまり、鼻血

⑤五処《ごしょ》

〔取穴方法〕

前髪際正中の直上一寸のところから一・五寸外側にとる。

〔主治〕

(i)頭顔面部の病症

頭痛、目まい

⑥承光《しょうこう》

〔取穴方法〕

まず曲差をとり（前述）、その直上二寸のところ

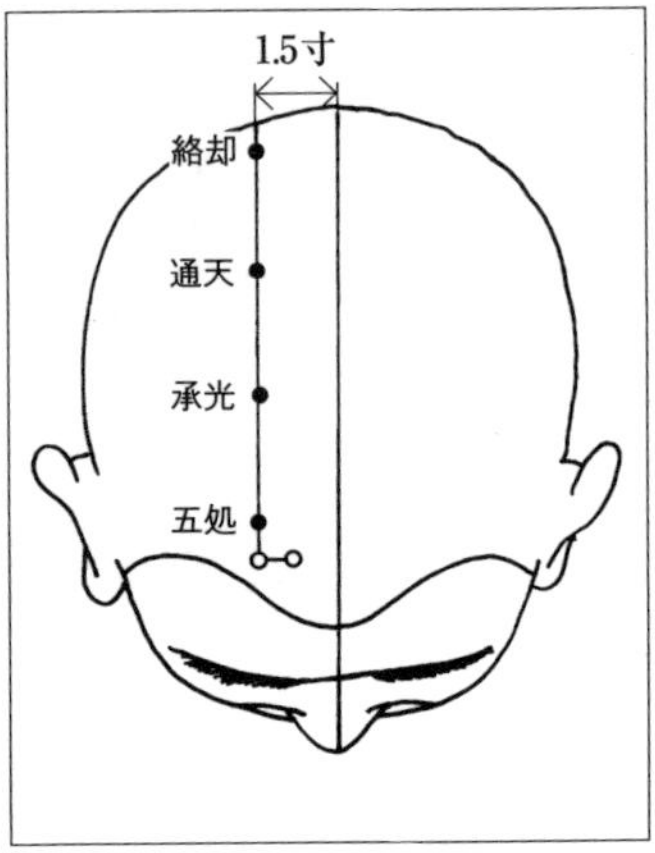

にとる。

〔主治〕

(i)頭顔面部の病症

頭痛、目まい、鼻づまり、鼻みず

(ii)その他の病症

熱病無汗、嘔吐、胸苦しい

⑦通天《つうてん》

〔取穴方法〕

前髪際正中の直上四寸のところから、一・五寸外側にとる。

〔主治〕

(i)頭顔面部の病症

頭痛、頭重、目まい、口眼歪斜（口と目のゆがみ）、鼻みず、鼻血

(ii)その他の病症

首が痛くて曲げられないもの

⑧絡却《らっきゃく》

〔取穴方法〕

前髪際正中の直上五・五寸のところから、一・五寸外側にとる。

〔主治〕

(i)頭顔面部の病症

目まい、鼻づまり、口眼歪斜、視力低下、首の部位の腫れ

⑨玉枕《ぎょくちん》

〔取穴方法〕

後髪際正中の直上二・五寸のところの陥凹に脳戸をとり、その外側一・三寸のところにとる。

〔主治〕

(i)頭顔面部の病症

目まい、鼻づまり、口眼歪斜、視力低下、首の

部位の腫れ

⑩天《てん》柱《ちゅう》

〔取穴方法〕

背部から首の方に伸びる僧帽筋外縁の後髪際の陥凹中の後髪際の正中で上に五分入ったところに瘂門をとり、その外側一・三寸のところにとる。

〔主治〕

(i)頭顔面部の病症

頭痛、首の強ばり、目まい、鼻づまり、嗅覚障害、目の充血・腫れ・痛み

(ii)その他の病症

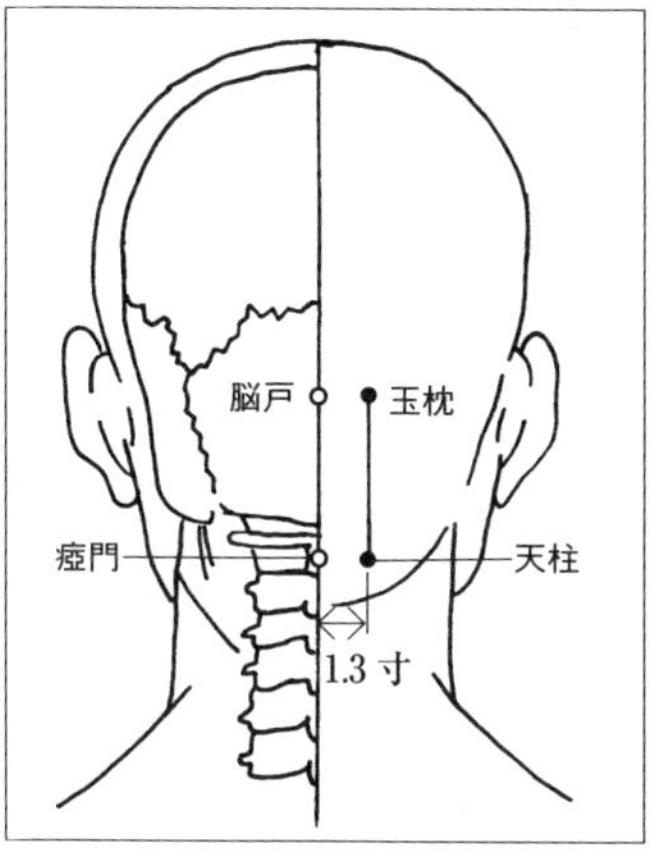

寝違え、肩背部痛

⑪大杼《だいじょ》

〔取穴方法〕

背部にあって、第1胸椎棘突起下の凹みの外側一・五寸のところ。

〔主治〕

(i)経絡の走行部の病症

肩甲部の痛み、首の強ばり、痛み、腰背部痛、膝の痛みによる屈伸障害

(ii)頭顔面部の病症

頭が裂けそうな頭痛、目まい

(iii)呼吸器系の病症

せき、ぜん息、風邪で汗の出ないもの

⑫風門《ふうもん》

〔取穴方法〕

背部で第2胸椎棘突起下の凹みの外側一・五寸のところ。

〔主治〕

(i)呼吸器系の病症

寒さが原因で起こるせき、あえぎ、鼻づまり、

発熱、頭痛、首の強ばり
(ii) 精神面の病症
中風による人事不省、ひきつり
(iii) その他の病症
じんましん、目まい

⑬肺兪《はいゆ》
〔取穴方法〕
背部にあって、第3胸椎棘突起下の凹みの外側一・五寸のところ。
〔主治〕
(i) 呼吸器系の病症
せき、痰が多い、寝汗
(ii) 消化器系の病症
胃痛、嘔吐、下痢、げっぷ、食欲不振、よだれ
(iii) その他の病症
皮膚が痒い、じんましん、耳聾、黄疸、腰背部痛、小児猫背

⑭厥陰兪《けついんゆ》
〔取穴方法〕
背部にあって、第4胸椎棘突起下の凹みの外側一・五寸のところ。
〔主治〕
(i) 循環器系の病症
心痛、動悸、胸苦しさ
(ii) 呼吸器系の病症
せき、あえぎ
(iii) 消化器系の病症
胃痛、嘔吐
(iv) その他の病症
歯痛、脇痛

⑮心兪《しんゆ》
〔取穴方法〕
背部にあって、第5胸椎棘突起の凹みの外側一・五寸のところ。
〔主治〕
(i) 循環器系の病症
心痛、動悸
(ii) 呼吸器系の病症
せき、あえぎ、咳血（せきとともに出血）

⑯督兪《とくゆ》

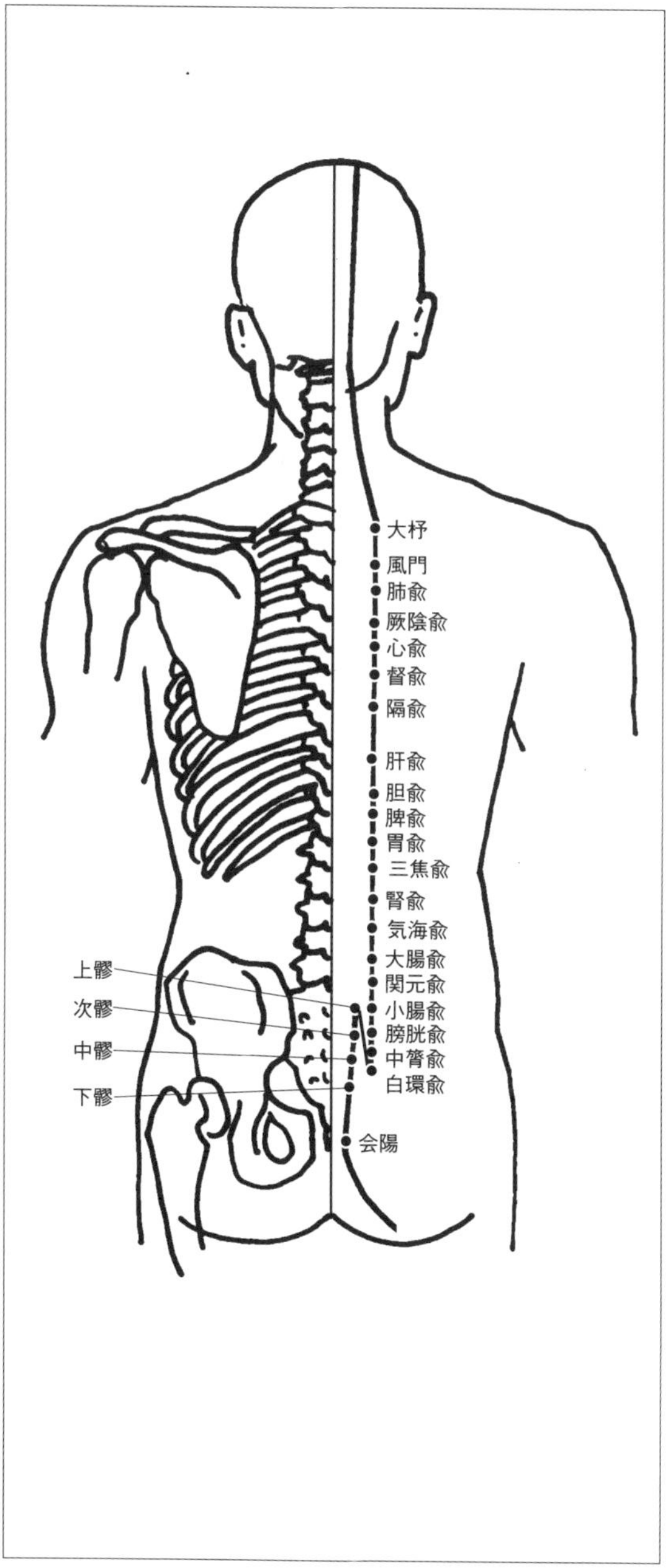

〔取穴方法〕

背部にあって、第6胸椎棘突起下の凹みの外側一・五寸のところ。

〔主治〕

(i) 循環器系の病症

心痛、動悸

(ii) 消化器系の病症

胃痛、腹痛、腹脹、腹鳴、げっぷ

(iii) その他の病症

悪寒発熱

⑰ 隔兪《かくゆ》

〔取穴方法〕

背部にあって、第7胸椎棘突起下の凹みの外側一・五寸のところ。

〔主治〕

(i) 循環器系の病症

心痛、脇痛

(ii) 呼吸器系の病症

せき、あえぎ、喀血、潮熱（夕刻の一定の時刻に汗をかく）、自汗（体を動かさないのに汗をかく）、盗汗（寝汗）

(iii) 消化器系の病症

胃脹・胃痛、体が痒い、月経過多、熱病で汗が出ない、全身痛、四肢倦怠、しゃっくり

⑱肝兪《かんゆ》

〔取穴方法〕

背部にあって、第9胸椎棘突起下の凹みの外側一・五寸のところ。

〔主治〕

(i) 経絡の走行部の病症

脇肋痛

(ii) 頭顔面部の病症

頭痛、目まい、目の充血、視力低下、夜盲症、風にあたると流涙する

(iii) 消化器系の病症

肝臓病、黄疸、胃痛、食欲不振、腹痛、下痢

(iv) その他の病症

中風、乳汁分泌不足、脊背部痛

⑲胆兪《たんゆ》

〔取穴方法〕

背部にあって、第10胸椎棘突起下の凹みの外側一・五寸のところ。

〔主治〕

(i) 経絡の走行部の病症

脇肋痛、腋下の腫れ

(ii) 頭顔面部の病症

頭痛、喉の腫れ痛み

(iii) 消化器系の病症

黄疸、口苦、舌が乾く、嘔吐、嚥下困難、胃痛、腹痛

⑳脾兪《ひゆ》

〔取穴方法〕

背部にあって、第11胸椎棘突起下の凹みの外側一・五寸のところ。

〔主治〕

(i)呼吸器系の病症

せき、痰が多いもの

(ii)消化器系の病症

胃痛、腹脹、腹痛、嘔吐、下痢、黄疸、多食だが痩せる、食欲不振

(iii)その他の病症

腰背部の強ばり、胸脇脹満、倦怠

㉑胃《い》兪《ゆ》

〔取穴方法〕

背部にあって、第12胸椎棘突起下の凹みの外側一・五寸のところ。

〔主治〕

(i)呼吸器系の病症

せき、疲労

(ii)消化器系の病症

胃の冷え、透明な水を吐く、胃痛、嘔吐、食欲不振、しゃっくり、多食し痩せる、腹痛、腹鳴、下痢、消化不良、脱肛

㉒三焦《さんしょう》兪《ゆ》

〔取穴方法〕

背部にあって、第1腰椎棘突起下の凹みの外側一・五寸のところ。

〔主治〕

(i)消化器系の病症

腹脹、腹鳴、消化不良、嘔吐、腹痛、下痢

(ii)泌尿器系の病症

小便不利（出にくい）、むくみ

(iii)その他の病症

肩背部の強ばり、腰部の強ばり、痛み、腹痛、目まい、身熱無汗、黄疸

㉓腎《じん》兪《ゆ》

〔取穴方法〕

腰部にあって、第2腰椎棘突起下の凹みの外側一・五寸のところ。

〔主治〕

(i)頭顔面部の病症

目まい、耳聾、耳鳴り、目がくらむ、夜盲

(ii)呼吸器系の病症
せき、動くとあえぎがひどくなる
(iii)消化器系の病症
胃痛、腹痛、腹鳴、消化不良
(iv)生殖泌尿器系の病症
残尿感、尿閉（一日五〇cc以下）、小便頻回、血尿、むくみ、インポテンツ、遺精
(v)その他の病症
膝痛、腰部の冷え、両脇が脹って下腹部まで痛む

㉔気海兪《きかいゆ》
〔取穴方法〕
腰部にあって、第3腰椎棘突起下の凹みの外側一・五寸のところ。
〔主治〕
(i)生殖泌尿器系の病症
遺精、インポテンツ、排尿痛、尿閉、尿失禁
(ii)婦人科系の病症
月経不調、月経痛、月経過多、帯下《こしけ》
(iii)肛門科系の病症
痔疾、血便
(iv)その他の病症
腰背部の痛み、下肢の萎縮・マヒ・しびれ・痛み

㉕大腸兪《だいちょうゆ》
〔取穴方法〕
腰部にあって、第4腰椎棘突起下の凹みの外側一・五寸のところ。
〔主治〕
(i)消化器系の病症
腹痛、ヘソ周囲の切られるような痛み、腹脹、腹鳴、下痢、消化不良、便秘、下痢、脱肛
(ii)生殖泌尿器系の病症
残尿感、排尿困難
(iii)婦人科系の病症
月経痛
(iv)その他の病症
腰膝の痛み、脊柱が強ばって俯仰できない

㉖関元兪《かんげんゆ》
〔取穴方法〕

腰部にあって、第5腰椎棘突起の凹みの外側一・五寸のところ。

〔主治〕

(i) 消化器系の病症

腹脹、下痢

(ii) 生殖泌尿器系の病症

小便が出にくい、残尿感、尿閉、少便頻回

(iii) 婦人科系の病症

月経痛、月経不調

(iv) その他の病症

風寒や働きすぎによる腰痛

㉗小腸《しょうちょう》兪《ゆ》

〔取穴方法〕

臀部にあって、第1仙椎棘突起下の凹みの外側一・五寸のところで、第1後仙骨孔の高さにある。

〔主治〕

(i) 消化器系の病症

下痢、膿血便、痔、便秘、食欲不振

(ii) 生殖泌尿器系の病症

遺精、残尿感、血尿、小便が赤く出しぶる、尿閉

(iii) その他の病症

腰腿部のしびれ・痛み、下腹部痛

㉘膀胱《ぼうこう》兪《ゆ》

〔取穴方法〕

臀部にあり、第2仙椎棘突起下の凹みの外側一・五寸のところにあって、第2後仙骨孔の高さにある。

〔主治〕

(i) 消化器系の病症

腹痛、腹脹、便秘、消化不良

(ii) 生殖泌尿器系の病症

遺精、小便が赤く出しぶる、残尿感

(iii) 婦人科系の病症

腰脊部の強ばり、痛み、膝足の冷え・無力、膝が固く屈伸不利

㉙中膂《ちゅうりょ》兪《ゆ》

〔取穴方法〕

臀部にあり、第3仙椎棘突起下の凹みの外側一・

五寸のところにあって、第3後仙骨孔の高さにある。

〔主治〕

（i）消化器系の病症

下痢、腹脹

（ii）その他の病症

腰脊部が強ばって痛み動けない、下腹部痛

㉚白環兪《はくかんゆ》

〔取穴方法〕

臀部にあって、第4仙椎棘突起下の凹みの外側一・五寸のところにあり、第4後仙骨孔の高さにある。

〔主治〕

（i）生殖泌尿器系の病症

遺精、小便が出にくい、小便黄

（ii）婦人科系の病症

こしけ、月経不順、月経過多

（iii）その他の病症

腰腿部痛、下肢が萎えてマヒ、下腹部痛

㉛上髎《じょうりょう》

〔取穴方法〕

臀部にあって、第1後仙骨の孔の中にある。

〔主治〕

（i）生殖泌尿器系の病症

遺精、インポテンツ、小便が出にくい

（ii）婦人科系の病症

月経不順、こしけ、月経痛、不妊

（iii）その他の病症

仙骨部の強ばり・痛み、腿膝の無力・疼痛

㉜次髎《じりょう》

〔取穴方法〕

臀部にあって、第2後仙骨の孔の中にある。

〔主治〕

（i）消化器系の病症

腹鳴、下痢

（ii）生殖泌尿器系の病症

インポテンツ、小便が赤く出しぶる

（iii）婦人科系の病症

月経不順、こしけ、月経痛

㉝中髎《ちゅうりょう》

〔取穴方法〕

臀部にあって、第3後仙骨の孔の中にある。

〔主治〕

(i) 消化器系の病症

便秘、腹痛、下痢

(ii) 生殖泌尿器系の病症

小便が出にくい

(iii) 婦人科系の病症

月経不順、こしけ、不妊

㉞下髎《げりょう》

〔取穴方法〕

臀部にあって、第4後仙骨の孔の中にある。

〔主治〕

(i) 消化器系の病症

腹鳴、下痢、便秘、下血、下腹部の急痛

(ii) 生殖泌尿器系の病症

小便が出にくい

(iii) 婦人科系の病症

こしけ、月経痛

(iv) その他の病症

腹痛のため、横になれない

㉟会陽《えよう》

〔取穴方法〕

臀部にあって、尾骨下端の外側〇・五寸のところ。

〔主治〕

(i) 消化器系の病症

下痢、血便、腹中が冷えて痛む

(ii) 生殖泌尿器系の病症

インポテンツ、陰部が湿って痒い

(iii) 婦人科系の病症

こしけ、月経時の腰痛

㊱承扶《しょうふ》

〔取穴方法〕

大腿部後面で、臀部の溝の中央にとる。

〔主治〕

(i) 経絡の走行部の病症

仙骨・臀部・大腿部の痛み、腰背部の痛み、腰下肢の冷痛、会陰部の腫れ・痛み

(ii) 消化器系の病症

痔、排便困難

(iii) 泌尿器系の病症

小便が出にくい

㊲殷門《いんもん》

〔取穴方法〕

大腿後面にあって、承扶と膝窩横紋の中点（委中）を結ぶ線上で、承扶の下六寸のところ。

〔主治〕

(i) 経絡の走行部の病症

腰背部が強ばり痛んで前後屈できない、大腿痛、大腿外側部の痛み

㊳浮郄《ふげき》

〔取穴方法〕

大腿後面にあって、膝窩正中に委中をとり、その外側一寸のところに委陽をとる。委陽の上方一寸の大腿2頭筋の内側にこの穴をとる。

〔主治〕

(i) 経絡の走行部の病症

臀部・大腿部のマヒ、膝窩筋のけいれん

㊴委陽《いよう》

〔取穴方法〕

膝窩正中に委中をとり、その外側一寸のところ。

〔主治〕

(i) 経絡の走行部の病症

腰背部の強ばり・痛み、大腿部の痛み・萎縮・マヒ・知覚鈍麻

(ii) 消化器系の病症

痔、便秘

(iii) 泌尿器系の病症

小便が出にくい、残尿感、下腹部の脹痛

(iv) その他の病症

てんかん、熱病

㊵委中《いちゅう》

〔取穴方法〕

膝窩横紋（しわ）の中点で、大腿2頭筋腱と半腱様筋腱の中間にある。

〔主治〕

(i) 経絡の走行部の病症

腰背部の痛み、腰仙部の重痛、下肢マヒ、膝窩

筋のけいれん、膝痛による屈伸不利

(ii) 消化器系の病症

心腹部の痛み、嘔吐、下痢

(iii) 皮膚科の病症

湿疹、丹毒（連鎖球菌の感染による悪寒発熱）

(iv) その他の病症

熱病で汗が出ない、鼻血、喉の腫れ・痛み、自汗（動かないのに汗が出る）、盗汗（寝汗）

㊶附分《ふぶん》

〔取穴方法〕

背部にあって、第２胸椎棘突起下の凹みの外側三寸のところ。

〔主治〕

(i) 経絡の走行部の病症

肩背部の強ばり、首が強ばって回らない、肘・腕のマヒ・知覚鈍麻

㊷魄戸《はくこ》

〔取穴方法〕

背部にあって、第３胸椎棘突起下の凹みの外側三寸のところ。

〔主治〕

(i) 消化器系の病症

嘔吐

(ii) 呼吸器系の病症

せき、あえぎ、疲労感

(iii) その他の病症

首が強ばり振り向けない、腰背部痛、腕痛

㊸膏肓《こうこう》

〔取穴方法〕

背部にあって、第４胸椎棘突起下の凹みの外側三寸のところ。

〔主治〕

(i) 呼吸器系の病症

吐血、四肢倦怠、盗汗（寝汗）、せき、あえぎ

(ii) 消化器系の病症

脾胃虚弱、消化不良、しゃっくり、嘔吐

(iv) 生殖泌尿器系の病症

夢精

㊹神堂《しんどう》

〔取穴方法〕

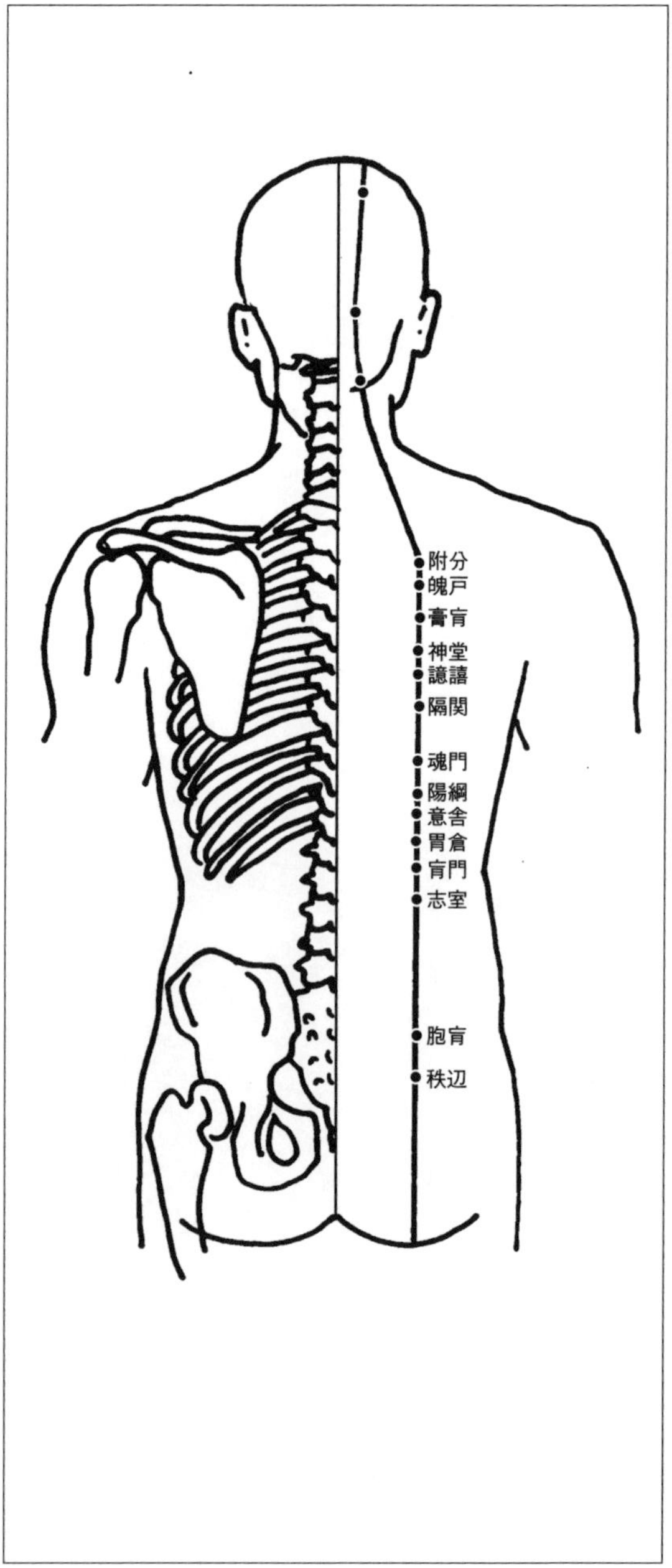

背部にあって、第5胸椎棘突起下の凹みの外側三寸のところ。

〔主治〕

(i) 循環器系の病症

動悸、心痛、息切れ

(ii) 呼吸器系の病症

せき、あえぎ、悪寒発熱

(iii) 精神面の病症

いらいら、不眠

(iv) その他の病症

肩背部の痛み、脊背部の強ばり、俯仰不能

㊺ 譩《い》譆《き》

〔取穴方法〕
背部にあって、第6胸椎棘突起下の凹みの外側三寸のところ。

〔主治〕
(i) 呼吸器系の病症
せき、あえぎ、胸痛が背部まで達するもの
(ii) その他の病症
熱病で汗の出ないもの、不眠、目まい、目痛、鼻血

㊻ 隔関《かくかん》

〔取穴方法〕
背部にあって、第7胸椎棘突起下の凹みの外側三寸のところ。

〔主治〕
(i) 消化器系の病症
嚥下障害、食道部のつかえ感、嘔吐、げっぷ、よだれが多い
(ii) その他の病症
脊背部の痛み、小便黄色

㊼ 魂門《こんもん》

〔取穴方法〕
背部にあって、第9胸椎棘突起下の凹みの外側三寸のところ。

〔主治〕
(i) 頭顔面部の病症
頭痛、目まい
(ii) 消化器系の病症
嚥下困難、嘔吐、腹鳴、下痢
(iii) その他の病症
胸脇脹痛、腰背部の痛み、筋肉のひきつり、小便赤

㊽ 陽綱《ようこう》

〔取穴方法〕
背部にあって、第10胸椎棘突起下の凹みの外側三寸のところ。

〔主治〕
(i) 消化器系の病症
腹痛、腹鳴、下痢、嚥下困難
(ii) その他の病症
胸脇部の脹満・痛み、黄疸、身熱

㊾意舎《いしゃ》

〔取穴方法〕

背部にあって、第11胸椎棘突起下の凹みの外側三寸のところ。

〔主治〕

(i)消化器系の病症

腹鳴、下痢、嚥下困難

(ii)その他の病症

黄疸、身熱、目黄、小便黄赤、脊背部の痛み、悪風寒

㊿胃倉《いそう》

〔取穴方法〕

背部にあって、第12胸椎棘突起下の凹みの外側三寸のところ。

〔主治〕

(i)消化器系の病症

腹脹、胃痛、便秘

㉛肓門《こうもん》

〔取穴方法〕

腰部にあって、第1腰椎棘突起下の凹みの外側三寸のところ。

〔主治〕

(i)消化器系の病症

腹痛、胃痛、便秘

(ii)婦人科系の病症

産後の諸病

52志室《ししつ》

〔取穴方法〕

腰部にあって、第2腰椎棘突起下の凹みの外側三寸のところ。

〔主治〕

(i)消化器系の病症

消化不良、腹脹、嘔吐

(ii)生殖泌尿器系の病症

遺精、インポテンツ、陰部の腫れ・痛み、むくみ

(iii)精神面の病症

不眠、健忘、多夢

(iv)その他の病症

背部痛、腰脊の強ばり・痛み、俯仰できないもの、

両脇急痛

㊾胞肓《ほうこう》

〔取穴方法〕

臀部にあって、第2後仙骨孔の高さで、仙椎の正中線から外側三寸のところ。

〔主治〕

(i) 消化器系の病症

腹鳴、腹脹、便秘

(ii) 生殖泌尿器系の病症

小便が出しぶって痛む、下腹部脹満、尿閉

(iii) その他の病症

腰脊部の痛み

㊿秩辺《ちっぺん》

〔取穴方法〕

臀部にあって、仙骨管裂孔をとり、その外側三寸のところ。

〔主治〕

(i) 経絡の走行部の病症

腰仙部が痛み俯仰できないもの、腰が重く持ちあがらないもの、下肢の萎縮・しびれ

㊺合陽《ごうよう》

〔取穴方法〕

下腿後面にあって、委中と承山を結ぶ直線上で、委中の二寸下にある。

〔主治〕

(i) 経絡の走行部の病症

腰脊部の痛みが下腹まで達するもの、下肢の痛み・マヒ、膝やすねのだるさ・腫れ・痛み

(ii) 生殖泌尿器系の病症

陰部の痛み、睾丸炎、インポテンツ

(iii) 婦人科系の病症

月経過多、こしけ

(iv) その他の病症

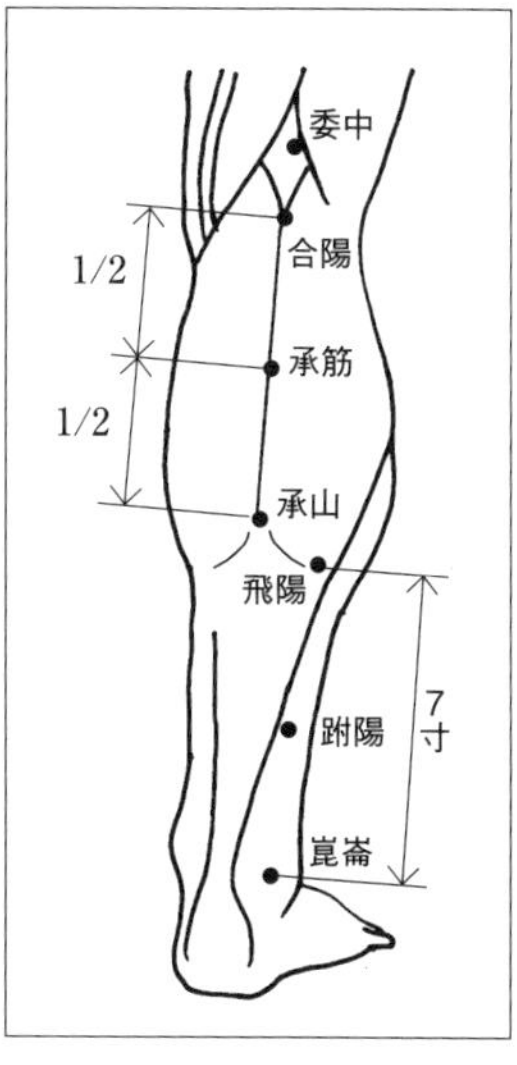

下腹部痛、腹痛

⑯承筋《しょうきん》

〔取穴方法〕

下腿後面にあって、腓腹筋の中央で承山と委中を結ぶ線上で、委中の下五寸のところ。

〔主治〕

(i)経絡の走行部の病症

腰脊部の痛み、腰および下腿のだるさ・痛み・マヒ、知覚鈍麻、腓腹筋のけいれん

(ii)頭顔面部の病症

頭痛、目まい、鼻血

(iii)消化器系の病症

嘔吐、下痢、便秘、痔

⑰承山《しょうざん》

〔取穴方法〕

腹臥位で下腿を伸ばし、足底を上に向けて真直ぐに伸ばすと、腓腹筋に「人」という文字様の陥凹ができるが、その先端の下にとる。

〔主治〕

(i)経絡の走行部の病症

腰背部の痛み、踵の痛み、足が引きつり下腹部に達して痛む、脚気

(ii)頭顔面部の病症

鼻血、喉の腫れ・痛み

(iii)消化器系の病症

痔、便秘、嘔吐、下痢

⑱飛陽《ひよう》

〔取穴方法〕

承山の斜め下一寸で、外くるぶしとアキレス腱の間にある崑崙穴の直上にとる。

〔主治〕

(i)経絡の走行部の病症

腰背痛、下肢の筋肉が固まって屈伸できない

(ii)頭顔面部の病症

頭痛、目まい、鼻づまり、鼻血

(iii)その他の病症

痔、発熱無汗

⑲跗陽《ふよう》

〔取穴方法〕

外くるぶしとアキレス腱の中点にある崑崙穴の

直上三寸のところ。

〔主治〕

(i) 経絡の走行部の病症

肩痛、寝違え、腰痛、下肢に力が入らない、脚気、腓腹筋のけいれん

(ii) 頭顔面部の病症

頭痛、頭重、目まい

⑩崑崙《こんろん》

〔取穴方法〕

外くるぶしとアキレス腱の間の陥凹部にとる。

〔主治〕

(i) 経絡の走行部の病症

首の強ばり、肩背部の強ばり、腰臀部の痛み、かかとの痛み、足が腫れて足をつけない

(ii) 頭顔面部の病症

頭痛、目まい、目が脱出しそうに痛い

(iii) 消化器系の病症

腹痛、下痢、排便困難

(iv) 婦人科系の病症

難産、後産が出ない

(v) その他の病症

心痛が背部におよぶ、胸部の膨満感

⑪僕参《ぼくしん》

〔取穴方法〕

崑崙の直下で、赤白肉際の陥凹にとる。

〔主治〕

(i) 経絡の走行部の病症

かかとの痛み、腰痛、脚気、膝痛、下肢が萎えて力がない

⑫申脈《しんみゃく》

〔取穴方法〕

足の外側部にあって、外くるぶし直下の陥凹中にとる。

〔主治〕

(i) 経絡の走行部の病症

腰部の冷痛、腰腿痛、足のすねの痛み、外くるぶしの発赤・腫脹、下肢

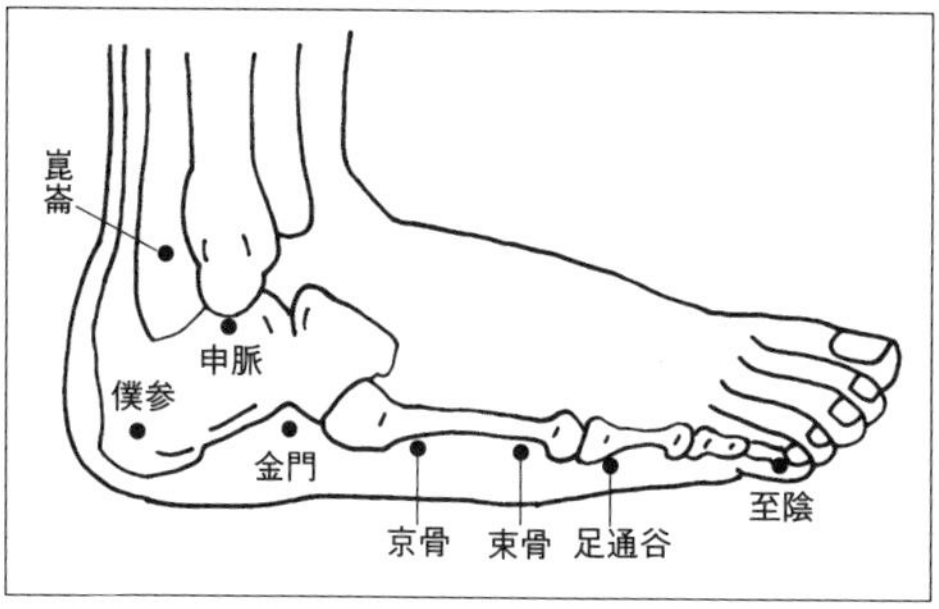

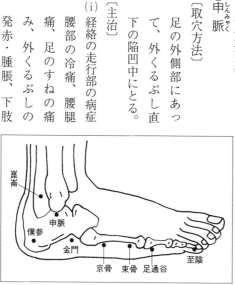

のマヒ

(ii) 頭顔面部の病症

頭痛、目まい、耳鳴り、目の充血・痛み、鼻血、口眼歪斜（目や口のゆがみ）

(iii) 精神面の病症

日中に起こるてんかん、中風による失語

(iv) その他の病症

悪寒発熱

㊸金門《きんもん》

〔取穴方法〕

足の外側部にあって、外くるぶしの前縁の直下で、申脈穴の前下方〇・五寸のところ。

〔主治〕

(i) 経絡の走行部の病症

首の強ばり、腰が急痛して俯仰できない、腰腿痛、足のひきつり

(ii) 頭顔面部の病症

頭痛、目まい、眼の内側の充血

(iii) 循環器系の病症

心痛、動悸

(iv) 消化器系の病症

下痢、腹部の膨満感、食欲不振

(v) その他の病症

寒熱頭痛

㊹京骨《きょうこつ》

〔取穴方法〕

足の外側部にあって、第5中足骨粗面の下方で赤白肉際にとる。

〔主治〕

(i) 経絡の走行部の病症

首の強ばり、腰が急痛して俯仰できない、腰腿痛、足のひきつり

(ii) 頭顔面部の病症

頭痛、目まい、眼の内側の充血

(iii) 循環器系の病症

心痛、動悸

(iv) 消化器系の病症

下痢、腹部膨満感、食欲不振

(v) その他の病症

寒熱頭痛

㊺束骨《そくこつ》

〔取穴方法〕

足の外側にあって、第5中足指節関節の後方で赤白肉際にとる。

〔主治〕

(i)経絡の走行部の病症

膝の腫れ、足下の熱感

(ii)頭顔面部の病症

頭痛、目まい、目の内側の充血、耳聾、涙が出る

(iii)消化器系の病症

下痢、目黄、食欲不振

(iv)婦人科系の病症

月経過多

(v)その他の病症

発熱悪風寒

㊻足通谷《あしつうこく》

〔取穴方法〕

足の外側にあって、第5中足指節関節の前方で赤白肉際にとる。

〔主治〕

(i)経絡の走行部の病症

首の強ばり

(ii)頭顔面部の病症

頭重痛、目まい、鼻づまり、鼻血

(iii)呼吸器系の病症

胸部膨満感、せき

(iv)婦人科系の病症

月経過多

㊼至陰《しいん》

〔取穴方法〕

足の第5指末節の外側にあって、爪甲の外側角から〇・一寸外方にとる。

〔主治〕

(i)経絡の走行部の病症

膝の腫れ、足下の熱感

(ii)頭顔面部の病症

頭痛、首の強ばり、痛み、目痛、鼻づまり、鼻血

(iii)生殖泌尿器系の病症

小便が出にくい、遺精

(iv) 婦人科系の病症
胎位不正（逆子）、難産、後産が出ない
(v) その他の病症
下腹部痛、全身が痒い、汗が出ない

足少陰腎経（二十七穴）――少血多気

走行路線

足の小指の下から始まって、斜めに足底の中央を走り、上にあがって内くるぶしの後ろをめぐって踵の内側に入ります。さらにそこから腓腹筋（ふくらはぎ）の内側を上がり、膝の内側に入って上行し腎に入り、膀胱に連絡します。直行する脈は、腎からさらに上行して肝に至り、横隔膜を貫いて肺に入り、喉をめぐって舌根をはさみます。

その支脈は肺から出て心に入り、胸中に入って手の厥陰心包経とつながります。

病症

この経脈に異常が現れると、食欲不振となり、顔面は黒く変化します。せきが出てつばに血が混り、激しい喘鳴（あえぎ）が起こります。視力の障害が現れ、意識が不鮮明となります。

また口内の熱感、喉の腫れ、気の逆上などが起こり、喉が乾いて痛みが生じ、動悸、心部痛、黄疸、下痢などが起こります。さらに、脊柱と大腿内側が病み、下肢に運動マヒと冷感、足底に熱感と痛みなどが現れます。

①湧泉《ゆうせん》
〔取穴方法〕
足底部にあって、足心の中央前部にできる陥凹部にとる。
〔主治〕
(i) 経絡の走行部の病症
足膝の冷痛、大腿内側の痛み、足心熱
(ii) 頭顔面部の病症
頭頂痛、目まい、顔面の色が黒い、舌本の強ばり、失音、鼻血
(iii) 呼吸器系の病症

せき、せきとともに血が混って出る

(iv) 循環器系の病症

心痛、心中熱

(v) 消化器系の病症

悪心、嘔吐、胃痛、下痢、排便困難

(vi) 泌尿生殖器系の病症

むくみ、インポテンツ

(vii) 婦人科系の病症

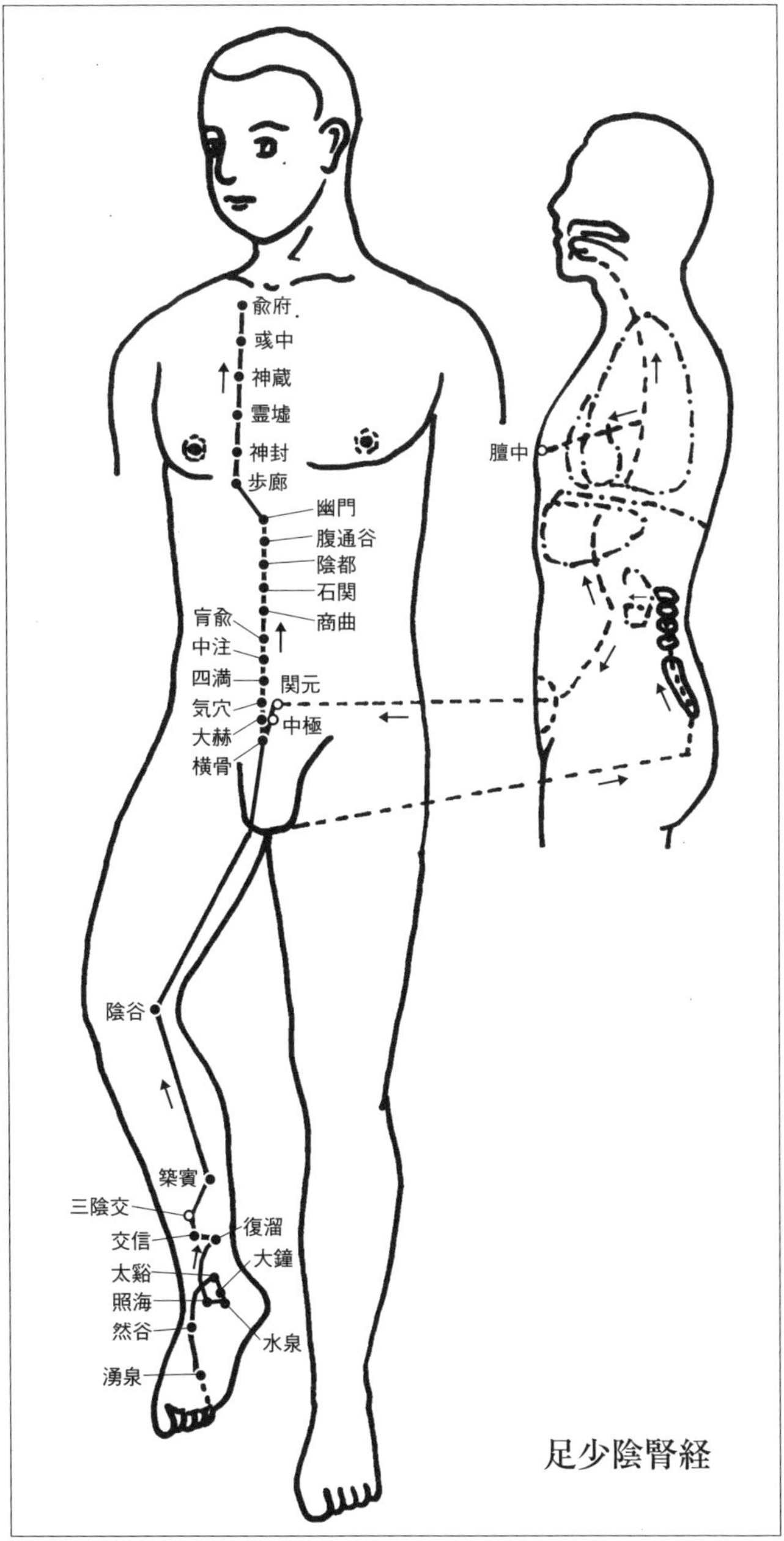

足少陰腎経

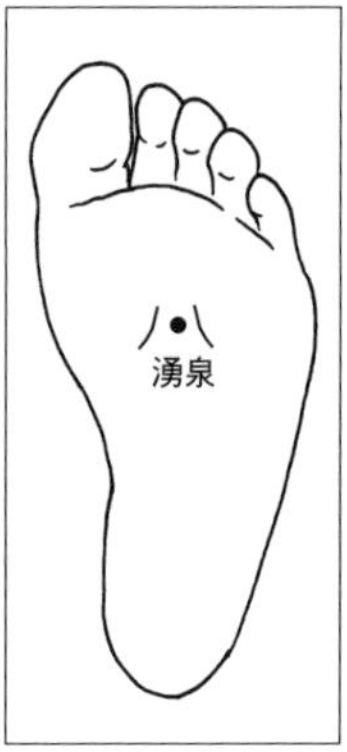

不妊

(viii) 精神面の病症

てんかん、中風、恐怖感、健忘、よく怒るもの

(ix) その他の病症

熱中症、下腹部の痛み、身熱、身黄、高血圧

②然谷《ねんこく》

〔取穴方法〕

足の内側縁にあって、内くるぶしの前下方、舟状骨粗面前下方の陥凹にとる。

〔主治〕

(i) 経絡の走行部の病症

下肢のマヒ・疼痛、足の腫れやひきつり

(ii) 頭顔面部の病症

喉の痛み、舌本の強ばり、失音、鼻血

(iii) 呼吸器系の病症

せきとともに血が混って出る

(iv) 循環器系の病症

心痛、自汗（動かないでも汗が出る）、盗汗（寝汗）

(v) 消化器系の病症

下痢、食欲不振

(vi) 泌尿生殖器系の病症

インポテンツ、遺精、小便が出にくい

(vii) 婦人科の病症

月経不順、子宮下垂

(viii) その他の病症

黄疸、下腹部の脹痛、破傷風

③太谿《たいけい》

〔取穴方法〕

足の内側にあって、内くるぶしの後方で、内くるぶしの尖端とアキレス腱の間の陥凹部にとる。

〔主治〕

(i) 経絡の走行部の病症

腰背痛、下肢の痛み・冷え、内くるぶしやアキレス腱の痛み

(ii) 頭顔面部の病症

頭痛、目まい、喉の痛み、歯痛、耳鳴り、難聴、失音、鼻血

(iii) 呼吸器系の病症

せき、あえぎ、喀血、胸痛、ねばりのある痰が出る

(iv) 循環器系の病症

動悸、心痛

(v) 消化器系の病症

下痢、排便困難

(vi) 泌尿生殖器系の病症

インポテンツ、遺精、小便頻数、尿黄

(vii) 婦人科系の病症

月経不順

(viii) 精神面の病症

不眠、健忘、恐怖感、驚きやすいもの

④ 大鐘《だいしょう》

〔取穴方法〕

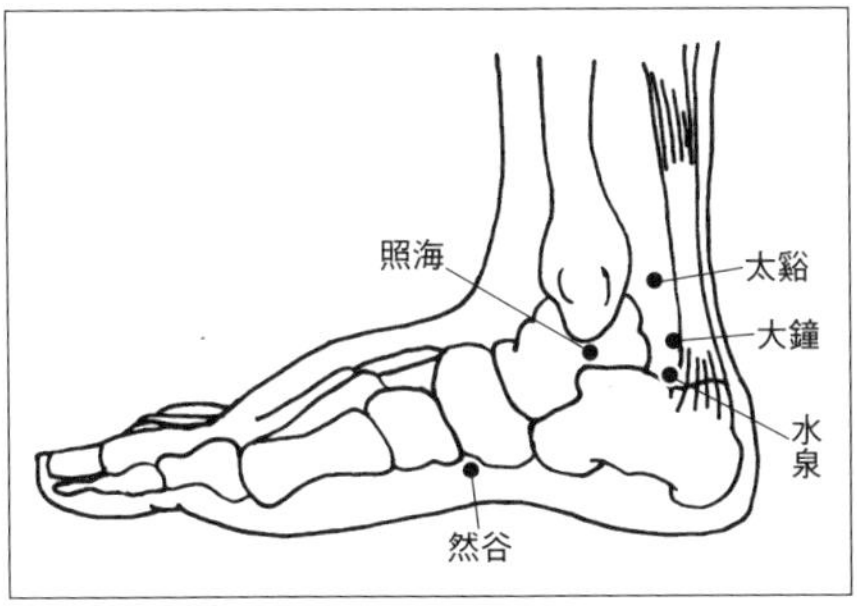

足の内側にあって、内くるぶし後下方でアキレス腱付着部の内側前方にある陥凹部にとる。

〔主治〕

(i) 経絡の走行部の病症

腰脊部の強ばり、痛み、かかとの痛み

(ii) 頭顔面部の病症

喉の痛み、舌本の出血

(iii) 呼吸器系の病症

せき、あえぎ、胸中の脹満感

(iv) 消化器系の病症

便通困難、便秘、腹部膨満感、嘔吐、口中の熱感、舌の乾燥

(v) 泌尿生殖器系の病症

小便が出にくい、月経不順

(vi) 精神面の病症

痴呆、恐怖感、怒りやすい、不眠、健忘、多夢、ヒステリー

⑤ 水泉《すいせん》

〔取穴方法〕

足の内側にあって、太谿の直下一寸のところで、

かかとの骨の上にとる。

〔主治〕

(i) 泌尿生殖器系の病症

小便が出にくい

(ii) 婦人科系の病症

月経不順、月経痛、月経過多、閉経

⑥照海《しょうかい》

〔取穴方法〕

内くるぶしの尖端の下方の陥凹部にとる。

〔主治〕

(i) 頭顔面部の病症

頭が重く目がかすむ、喉の乾いた痛み、喉の腫れ、顔面の色が黒い、目の充血・腫れ・痛み

(ii) 呼吸器系の病症

せき、あえぎ、痰が多い、喀血

(iii) 消化器系の病症

空腹感はあるが食欲がない、便秘

(iv) 泌尿生殖器系の病症

頻尿、尿黄

(v) 婦人科系の病症

月経不順、難産、後産が下りない

(vi) 精神面の病症

てんかんの夜間発作、驚恐としてびくびくしている、不眠、ゆううつ、悲しみやすい

(vii) その他の病症

下腹部痛、足が萎えて力がない

⑦復溜《ふくりゅう》

〔取穴方法〕

下腿の内側にあって、太谿の直上二寸でアキレス腱の前縁にとる。

〔主治〕

(i) 経絡の走行部の病症

腰脊の強ばり・痛み、俯仰や起きたり坐ったりができない、足萎え

(ii) 頭顔面部の病症

口舌の乾燥、鼻孔中の痛み

(iii) 消化器系の病症

下痢、腹鳴、腹脹、腹痛、便秘、下痢で便に膿血が混る、痔出血

(iv) 泌尿生殖器系の病症

遺精

(v) 精神面の病症

てんかん、よく怒り言葉の多いもの

(vi) その他の病症

むくみ、四肢の腫れ、脈が微細で途絶えそうなもの、身熱、無力、汗が出止まらない、寝汗

⑧交信《こうしん》

〔取穴方法〕

下腿内側にあって、太谿の直上二寸、復溜の前方〇・五寸のところ、脛骨内側縁の後方にとる。

〔主治〕

(i) 経絡の走行部の病症

下腿内側のマヒ痛、腰脊の痛み

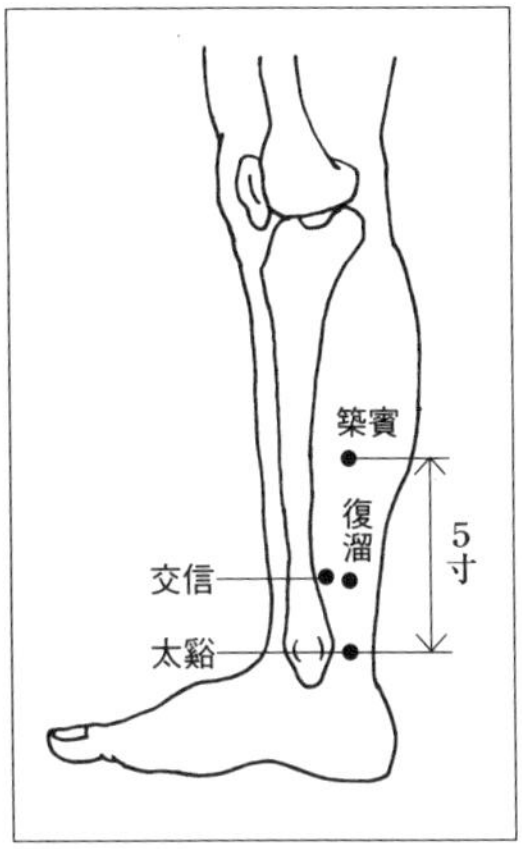

(ii) 消化器系の病症

下痢、便秘、排便困難

(iii) 泌尿生殖器系の病症

睾丸の腫れ・痛み

(iv) 婦人科系の病症

月経不順、月経過多、閉経、陰部の痒み

⑨築賓《ちくひん》

〔取穴方法〕

太谿の直上五寸のところで、脛骨内側面後縁から約二寸後方にとる。

〔主治〕

(i) 経絡の走行部の病症

下腿内側の痛み、下腿軟弱無力、腓腹筋（ふくらはぎ）のけいれん

(ii) 精神面の病症

てんかん、よだれを嘔吐する

(iii) その他の病症

舌が腫れて痛い、下腹部痛

⑩陰谷《いんこく》

〔取穴方法〕

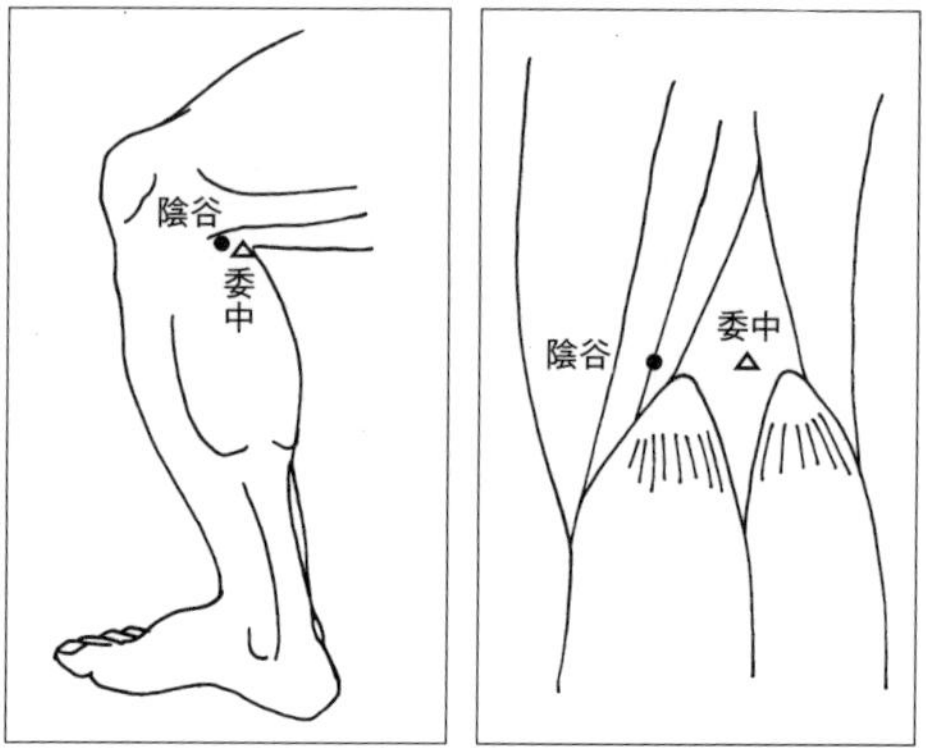

膝窩内側にあって、膝を屈曲して、膝窩横紋（しわ）の内側端にある半腱様筋腱と半膜様筋腱の間にとる。

〔主治〕

(i) 経絡の走行部の病症
大腿内側痛、膝関節痛

(ii) 消化器系の病症
腹脹、胃痛

(iii) 泌尿生殖器系の病症
インポテンツ、陰のう湿疹、排尿困難

(iv) 婦人科系の病症
月経不順、月経過多、こしけ

(v) その他の病症
下腹部痛、舌が伸びて口外に突き出しよだれが流れ出るもの

⑪ 横骨《おうこつ》

〔取穴方法〕

臍下五寸の正中線から、両側〇・五寸にある。または、恥骨結合上縁の前正中線上に曲骨をとり、その両側〇・五寸のところ。

〔主治〕

(i) 泌尿生殖器系の病症
遺精、インポテンツ、残尿感、小便が出にくい、下腹部痛

(ii) 婦人科系の病症
陰部痛、閉経、下腹部痛

(iii) その他の病症
腰痛、目の充血・腫れ・痛み

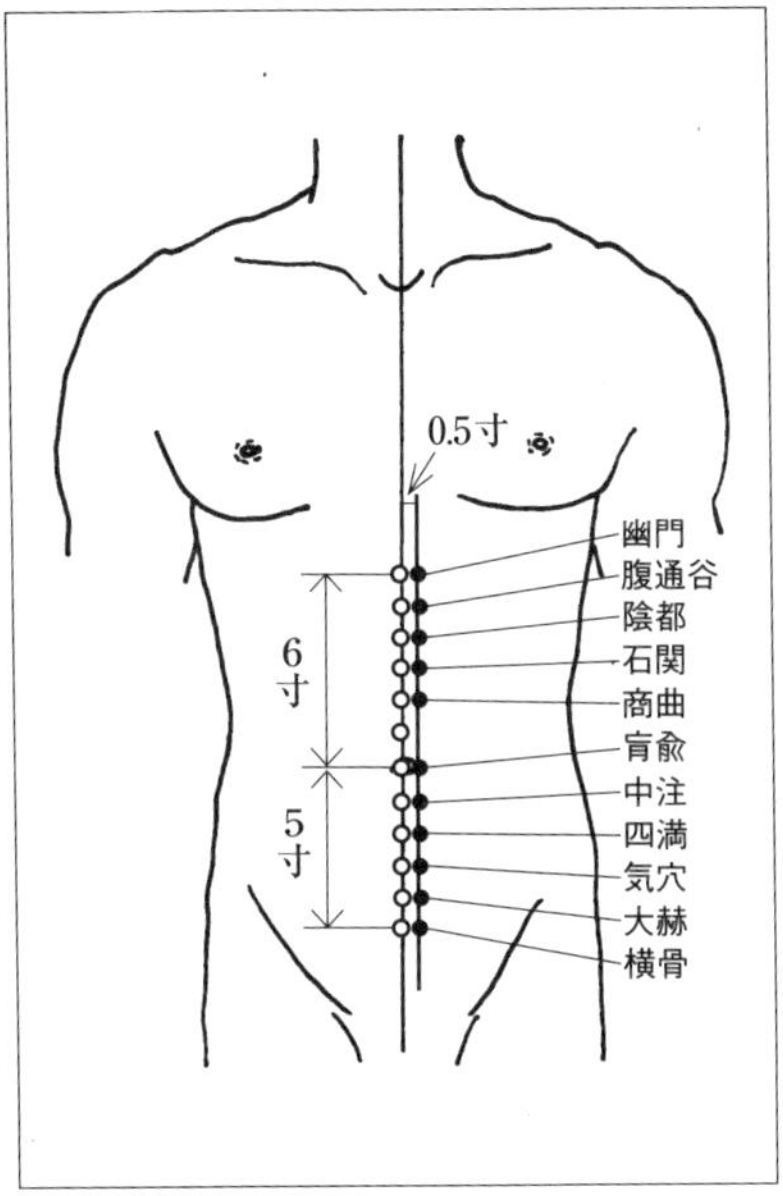

⑫大赫《だいかく》

〔取穴方法〕

下腹部にあって、臍下四寸の正中線から両側〇・五寸のところ。または恥骨結合上縁一寸の正中線上に中極をとり、その両側〇・五寸のところ。

〔主治〕

(i)消化器系の病症

下痢、下腹部の急痛

(ii)泌尿生殖器系の病症

残尿感、遺精、陰茎痛

⑬気穴《きけつ》

〔取穴方法〕

臍下三寸の前正中線から両側〇・五寸のところ。

〔主治〕

(i)消化器系の病症

下痢、腸部の痛み

(ii)泌尿生殖器系の病症

小便が出にくい、インポテンツ

(iii)婦人科系の病症

月経不順、こしけ、不妊

⑭四満《しまん》

〔取穴方法〕

臍下二寸の前正中線から両側〇・五寸のところ。

〔主治〕

(i)消化器系の病症

便秘、下痢

(ii)泌尿生殖器系の病症

残尿感、遺精、むくみ、小便が出にくい、むくみ

(iii)婦人科系の病症

月経不順、月経過多、こしけ、不妊

(iv) その他の病症

臍下の痛み、目の充血・腫れ・痛み

⑮中注《ちゅうちゅう》

〔取穴方法〕

臍下一寸の前正中線から両側〇・五寸のところ。

〔主治〕

(i) 消化器系の病症

下痢、大便が乾燥して硬結している

(ii) 泌尿生殖器系の病症

小便が出にくい

(iii) (iii) 婦人科系の病症

月経不順

(iv) その他の病症

腰腹部の冷え・痛み、目の充血・腫れ・痛み

⑯肓兪《こうゆ》

〔取穴方法〕

臍中央の両側〇・五寸のところ。

〔主治〕

(i) 消化器系の病症

嘔吐、腹脹、臍周囲痛、下腹部の熱感、下痢、便秘

(ii) 婦人科系の病症

月経不順

(iii) その他の病症

腰脊部の痛み、下腹部痛、目の充血・痛み

⑰商曲《しょうきょく》

〔取穴方法〕

臍上二寸の前正中線から両側〇・五寸のところ。

〔主治〕

(i) 消化器系の病症

下痢、腹痛、食欲不振

(ii) その他の病症

目の充血・痛み

⑱石関《せきかん》

〔取穴方法〕

臍上三寸の前正中線から両側〇・五寸のところ。

〔主治〕

(i) 消化器系の病症

嘔吐、げっぷ、胃痛、腹脹、便秘

(ii) 婦人科系の病症
不妊、産後腹痛、月経痛、月経不順

⑲陰都《いんと》
〔取穴方法〕
臍上四寸の前正中線から両側〇・五寸のところ。
〔主治〕
(i) 呼吸器系の病症
ぜん息
(ii) 消化器系の病症
腹脹、腹鳴、胃痛、便秘、黄疸

⑳腹通谷《はらつうこく》
〔取穴方法〕
臍上五寸の前正中線から両側〇・五寸のところ。
〔主治〕
(i) 呼吸器系の病症
せき、あえぎ
(ii) 循環器系の病症
心痛、動悸、胸脇急痛
(iii) 消化器系の病症
腹痛、腹脹、嘔吐

㉑幽門《ゆうもん》
〔取穴方法〕
臍上六寸の前正中線から両側〇・五寸のところ。
〔主治〕
(i) 消化器系の病症
胃痛、腹脹、嘔吐、下痢
(ii) 婦人科系の病症
乳汁の出が悪い
(iii) その他の病症
胸痛の関連痛が腰背部まで達する、目の充血・痛み

㉒歩廊《ほろう》
〔取穴方法〕
胸部にあって、第５肋骨と第６肋骨の間で前正中線から両側二寸のところ。
〔主治〕
(i) 呼吸器系の病症
胸肋の彭満痛、せき、あえぎ、鼻づまり
(ii) 消化器系の病症
嘔吐、食欲不振

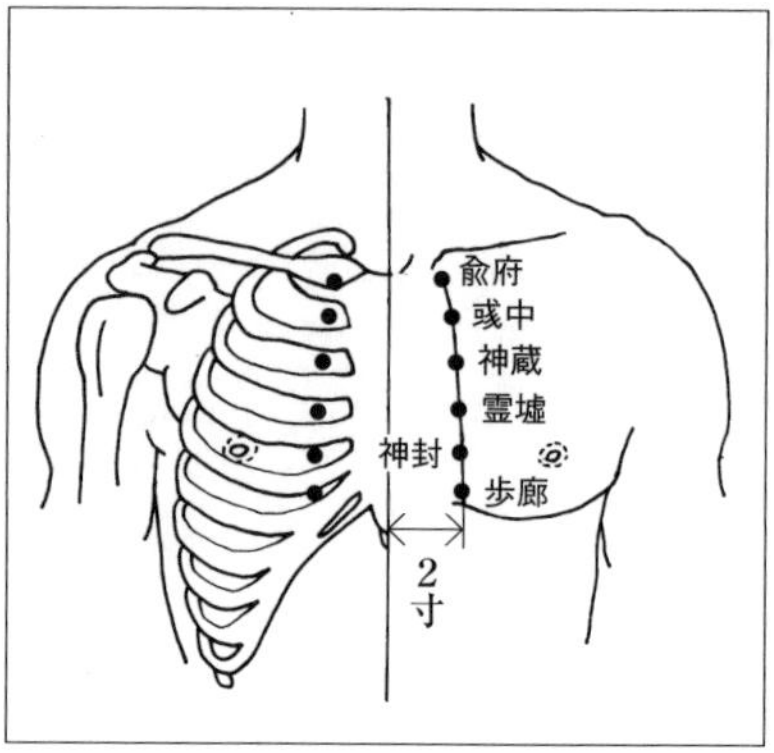

㉓ 神封《しんぽう》

〔取穴方法〕

胸部にあって、第4と第5肋骨間にあり前正中線から両側二寸のところ。

〔主治〕

(i) 呼吸器系の病症

せき、あえぎ、胸がつまって呼吸困難

(ii) 消化器系の病症

嘔吐、食欲不振

㉔ 霊墟《れいきょ》

〔取穴方法〕

胸部にあって、第3と第4肋骨間にあり前正中線から両側に二寸のところ。

〔主治〕

(i) 呼吸器系の病症

せき、あえぎ、痰が多い、胸脇脹痛

(ii) 消化器系の病症

嘔吐、食欲不振

㉕ 神蔵《しんぞう》

〔取穴方法〕

胸部にあって、第2と第3肋骨間にあり前正中線から両側に二寸のところ。

〔主治〕

(i) 呼吸器系の病症

せき、あえぎ、痰が多い、胸脇彭満感

(ii) 消化器系の病症

嘔吐、食欲不振

㉖ 彧中《いくちゅう》

〔取穴方法〕

胸部にあって、第1と第2肋骨間にあり前正中線の両側二寸のところ。

〔主治〕

(ⅰ)呼吸器系の病症

せき、あえぎ、痰が多い、胸脇の彭満痛

(ⅱ)消化器系の病症

嘔吐、食欲不振

㉗兪府《ゆふ》

〔取穴方法〕

胸部にあって、鎖骨下縁で前正中線から両側に二寸のところ。

〔主治〕

(ⅰ)呼吸器系の病症

せき、あえぎ、胸痛、胸満して呼吸困難

(ⅱ)消化器系の病症

腹脹、嘔吐、食欲不振

手厥陰心包経（九穴）——多血少気

走行路線

胸中に始まって横隔膜を下り、上焦（呼吸器・循環器系）・中焦（消化器系）・下焦（泌尿器系）につながります。その支脈は胸をめぐって側胸部に流れ、上行して腋下に至り、上腕内側の肺経と心経の間を通って肘の中央凹みに入り、前腕前面の中央を下行して掌に入り、第3指（中指）先端に出ます。

病症

この経脈に異常が現れると、前腕のけいれん、腋下の腫れ、側胸の膨満感、動悸などが起こり、顔面が赤く変化して目は黄色になります。また絶えず笑いたがります。

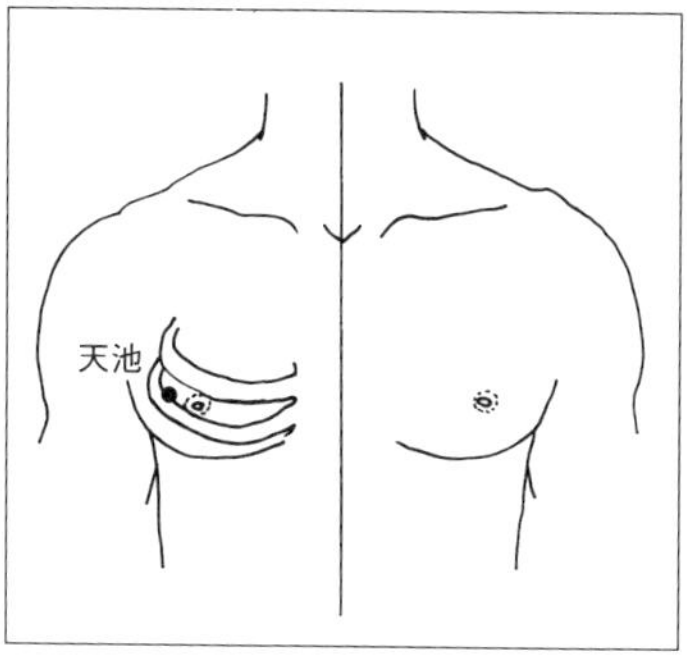

さらに、心部痛、手掌の熱感なども生じます。

①天池《てんち》

〔取穴方法〕

胸部にあって、第4・5肋間で乳頭の外側一寸、前正中線から外側五寸のところ。婦女は、第4・5肋間で鎖骨中線の外側一寸のところにとる。

〔主治〕

(i)循環器系の病症

心痛、胸痛

(ii)呼吸器系の病症

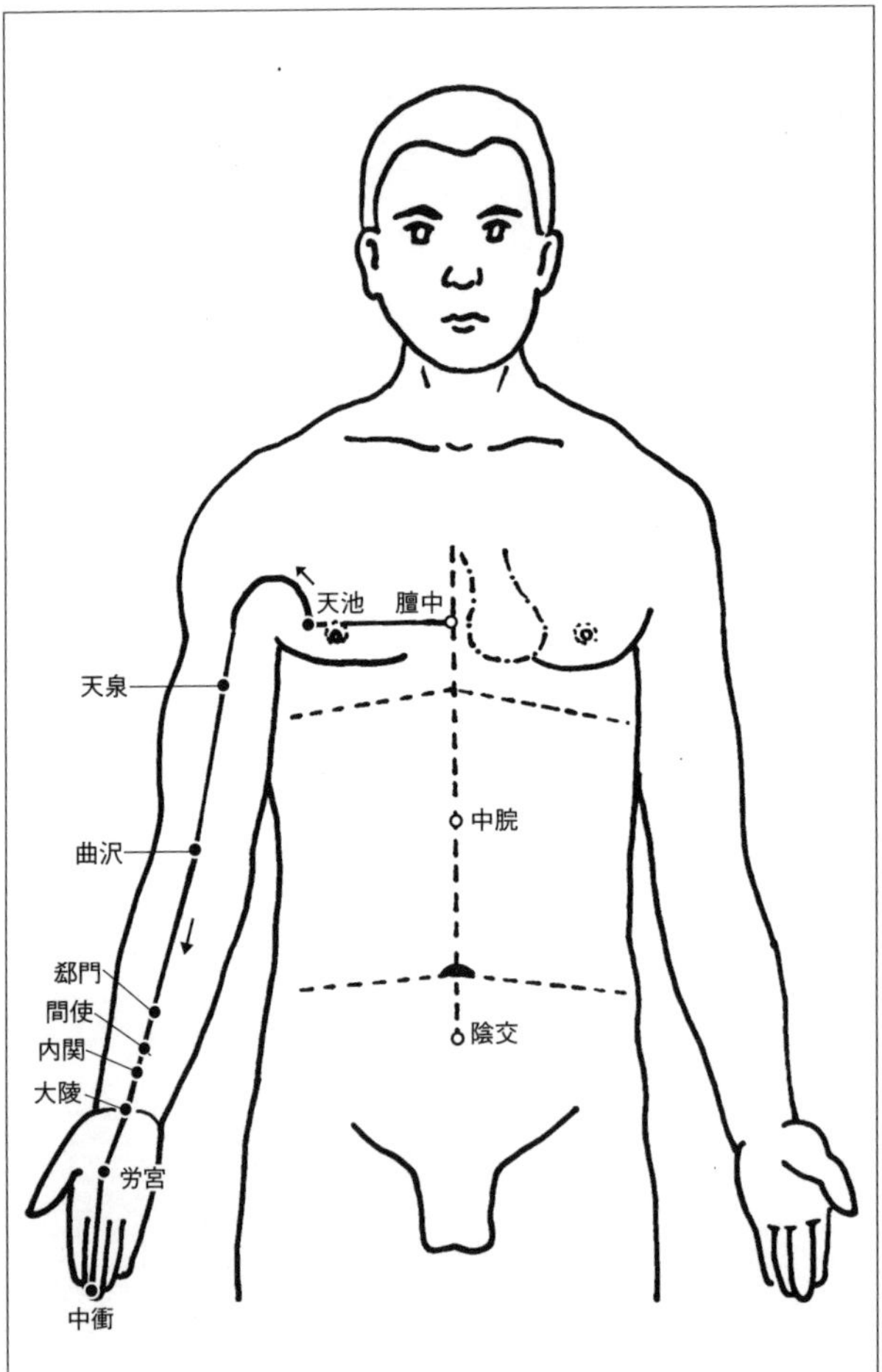

手厥陰心包経

せき、あえぎ、痰が多い

(iii) その他の病状

胸脇部の痛み、熱病で汗がでない

②天泉《てんせん》

〔取穴方法〕

上腕の内側で、腋窩横紋（しわ）前端の下二寸のところ。上腕2頭筋の長頭短頭の間にとる。

〔主治〕

(i) 経路の走行部の病症

胸背部および上肢内側の痛み

(ii) 循環器系の病症

心痛、動悸、胸脇部の脹満

(iii) 呼吸器系の病症

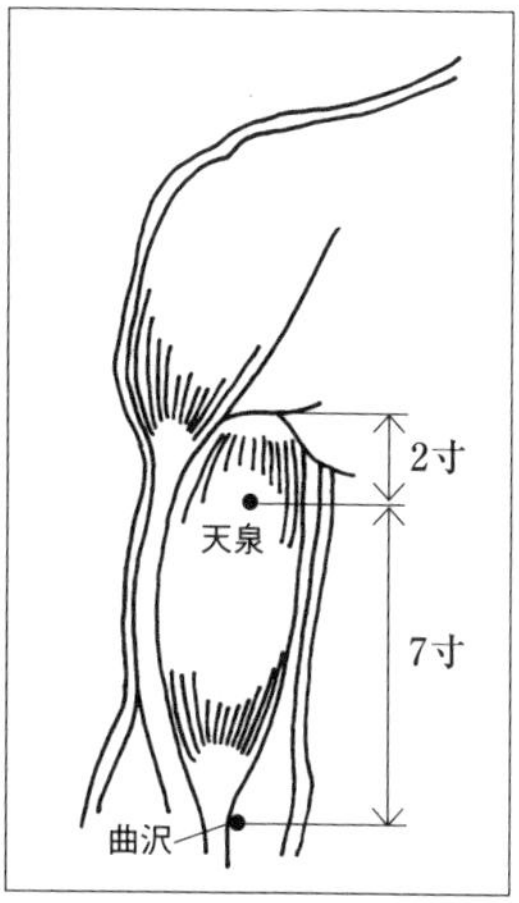

せき、胸痛

(iv) その他の病症

げっぷ、足のマヒ、痛みによる歩行障害、視力減退

③曲沢《きょくたく》

〔取穴方法〕

手掌を上にして、肘窩横紋（しわ）の上で上腕2頭筋の尺側縁にとる。

〔主治〕

(i) 経絡の走行部の病症

肘・上腕の痛み、上肢のふるえ

(ii) 循環器系の病症

心痛、動悸

(iii) 消化器系の病症

胃痛、嘔吐、吐血

(iv) 呼吸器系の病症

せき

(v) その他の病症

熱中症、口の乾き

④郄門《げきもん》

〔取穴方法〕

上肢を伸ばして掌面を上にする。手関節横紋（しわ）の中央の直上五寸のところ。

〔主治〕

(i)経絡の走行部の病症

片マヒ、肩・上腕の痛みとマヒ

(ii)循環器系の病症

心痛、動悸、胸痛

(iii)消化器系の病症

吐血

(iv)呼吸器系の病症

せき、喀血

(v)精神面の病症

対人恐怖症、ヒステリー

⑤間使《かんし》

〔取穴方法〕

前腕手掌側にあって、手関節横紋（しわ）の中央から直上三寸のところ。

〔主治〕

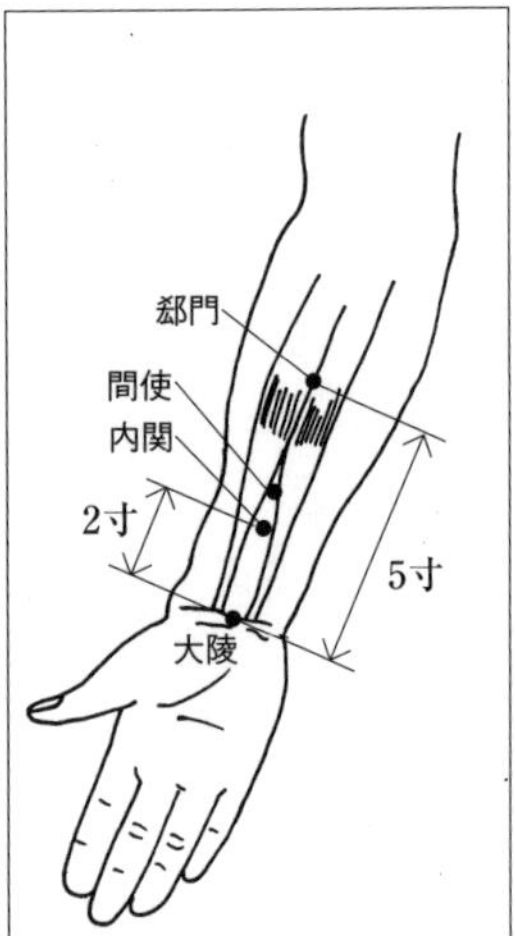

(i)経絡の走行部の病症

腋の下の腫れ、上腕痛、ひじのけいれん、掌の煩熱

(ii)循環器系の病症

心痛、動悸、不整脈

(iii)消化器系の病症

胃痛、嘔吐

(iv)その他の病症

失音（声が出ない）、ヒステリー、心中不安

⑥内関《ないかん》

〔取穴方法〕

前腕手掌側にあって、手関節横紋（しわ）の中央の直上二寸のところ。

〔主治〕

(i) 経絡の走行部の病症

上腕・肘のけいれんと痛み、片マヒ

(ii) 頭顔面部の病症

片マヒ、目まい

(iii) 循環器系の病症

心痛、動悸、胸脇部の痛み

(iv) 消化器系の病症

胃痛、胃脹、腹脹、嘔吐、げっぷ、下痢

(v) 呼吸器系の病症

せき、あえぎ、息が荒く短い

(vi) 精神面の病症

熱中症、遺精、熱病で汗がでない

⑦大陵《だいりょう》

〔取穴方法〕

手関節前面横紋（しわ）の中央にとる。

〔主治〕

(i) 経絡の走行部の病症

上腕・肘のけいれん、手関節の痛み、掌の発熱

(ii) 頭顔面部の病症

頭痛、喉の痛み、目の充血・痛み、舌の強ばり

(iii) 循環器系の病症

心痛、動悸、胸脇部の痛み

(iv) 消化器系の病症

胃痛、嘔吐、吐血、口臭

(v) その他の病症

湿疹、じんましん、身熱し汗が出ない、熱中症

⑧労宮《ろうきゅう》

〔取穴方法〕

手掌のほぼ中央。第2・第3中手骨の間にあって、手を握ると中指の先端があたるところ。

〔主治〕

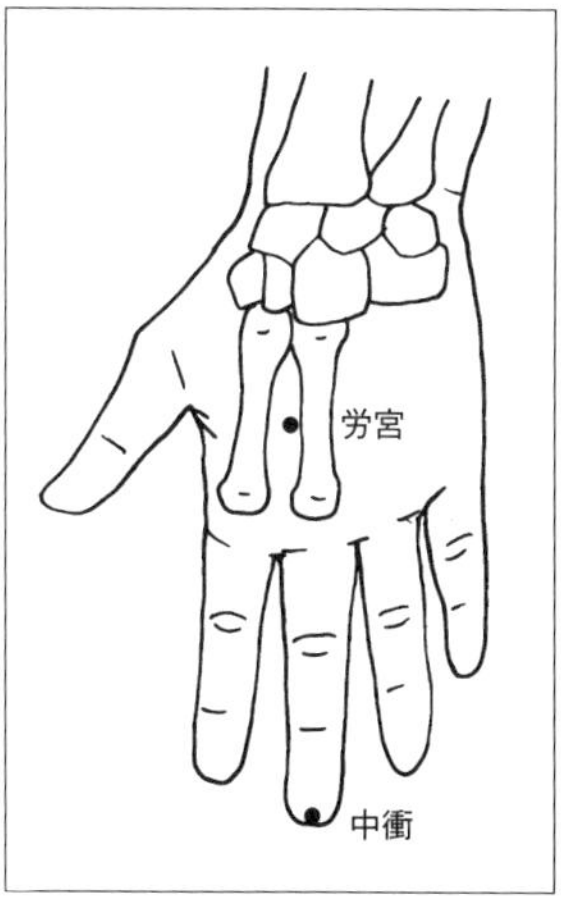

(i) 経絡の走行部の病症
掌と指の多汗、手指のマヒ、掌の発熱
(ii) 頭顔面部の病症
頭痛、三叉神経痛、歯肉の腫れ、口臭、鼻血、喉の腫れ・痛み、嚥下困難
(iii) 循環器系の病症
心痛、胸脇部の痛み
(iv) 消化器系の病症
胃痛、嘔吐、血便
(v) 精神面の病症
意識昏迷、ヒステリー
(vi) その他の病症
血尿、身熱、熱中症

⑨中衝《ちゅうしょう》
〔取穴方法〕
1 = 中指先端中央にとる。
2 = 中指爪甲の橈側縁から下ろした線と爪の基底部の横の線との交点にとる。
〔主治〕
(i) 経絡の走行部の病症
手指先端のマヒ
(ii) 頭顔面部の病症
頭痛、耳鳴り、舌の強ばり、舌下の腫れ・痛み
(iii) 循環器系の病症
心痛、動悸
(iv) 消化器系の病症
胃痛、吐瀉
(v) その他の病症
高熱、中風、熱中病

手少陽三焦経（二十三穴）――少血多気

走行路線

第4指（くすり指）の先端から起こり、第4、第5中手骨の間を上がって手関節の背側をめぐり、前腕背面の橈骨と尺骨の間を経て肘をつらぬき、上腕外側から肩に上がり、そこで胆経脈と交わります。

さらに鎖骨上窩に入り、下行して両乳房の中間の中部に至って、そこで心包に連絡し横隔膜をつらぬいて腹部に入ります。

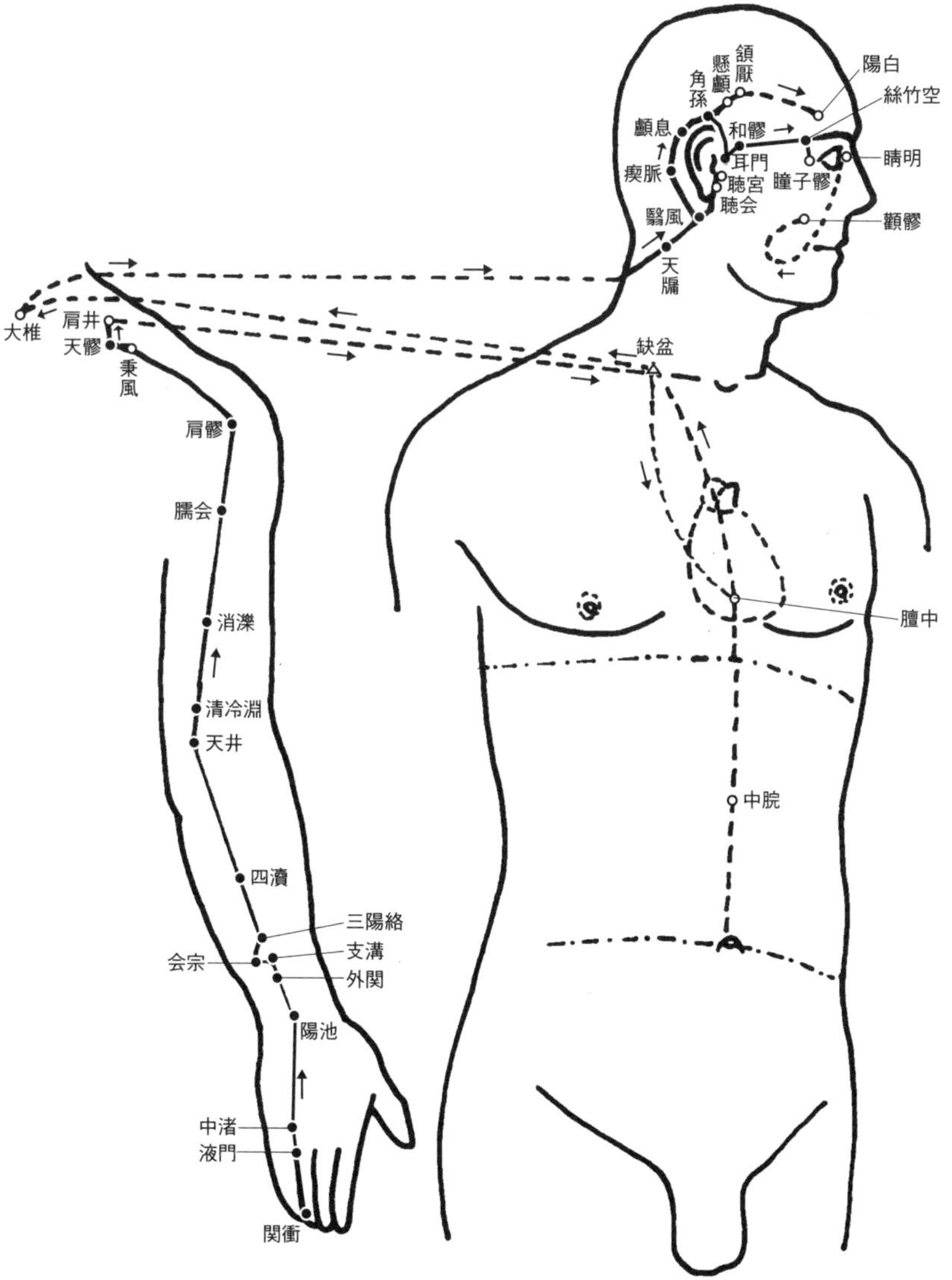

頷厭
懸顱
角孫
陽白
絲竹空
顱息
和髎
睛明
瘈脈
耳門
聴宮
瞳子髎
聴会
顴髎
翳風
天牖
大椎
肩井
天髎
秉風
缺盆
肩髎
臑会
膻中
消濼
清冷淵
天井
中脘
四瀆
三陽絡
会宗
支溝
外関
陽池
中渚
液門
関衝

手少陽三焦経

その一支脈は中から上がって鎖骨上窩に行き、首から耳の後部に走り、耳の上部を回って頬部から眼下部に至ります。別の支脈は耳の後ろから耳中に入り、耳の前に出て頬骨の上を過ぎて外眼角（目尻の部位）に至って、足少陽胆経に接続します。

病症

この経脈に異常が生じると、聴力が減退し喉が腫れて痛み閉塞します。また発汗が起こり、外眼角（目尻）や頬が痛みます。さらに耳の後部、肩、上肢の内側と外側、肘などが痛み、手の第4指（くすり指）がマヒして動かなくなります。

①関衝《かんしょう》

〔取穴方法〕

手の甲側で、くすり指末節の尺側の、爪甲部の角から〇・一寸のところ。

〔主治〕

(i) 経絡の走行部の病症

手第4指末端のしびれ・マヒ

(ii) 頭顔面部の病症

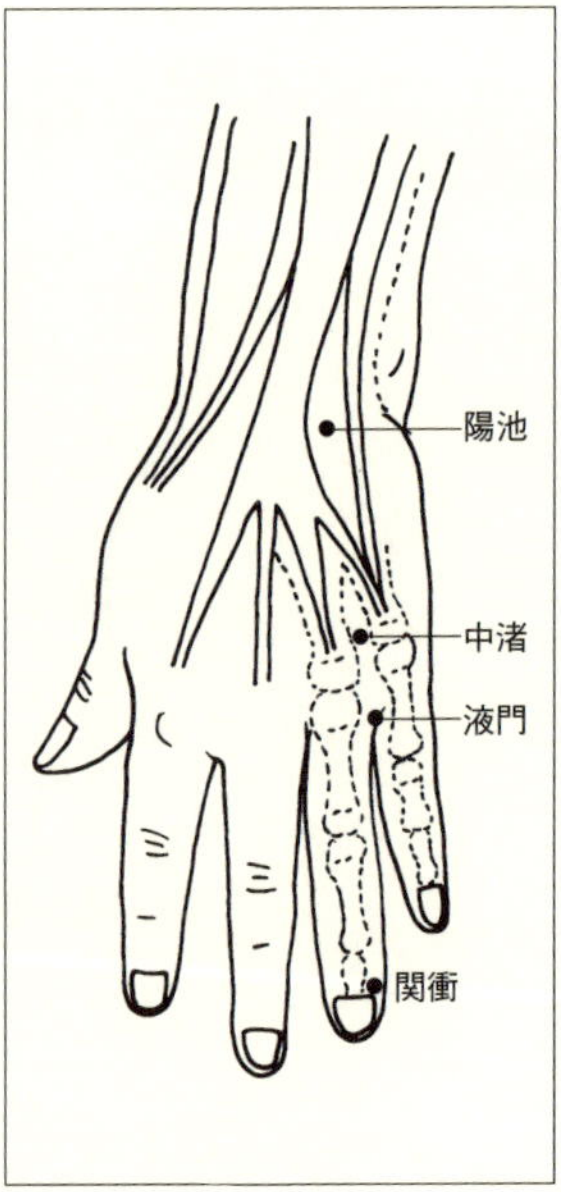

頭痛、目まい、耳鳴り、目の充血・痛み、水晶体の混濁、舌の強ばり、口の乾燥

(iii) 消化器系の病症

嘔吐、食欲減退、小児の消化不良

(iv) その他の病症

中風、熱中症、意識の昏迷

②液門《えきもん》

〔取穴方法〕

手背側で、第4・第5中手骨頭の間で、水かきの縁後方の赤白肉際にとる。

〔主治〕

(i) 経絡の走行部の病症

上肢の痛み、手背の発赤と腫れ、手の指の強ばり

（ⅱ）頭顔面部の病症

頭痛、目まい、顔面紅潮、涙が出る、目の充血・腫れ痛み、難聴、耳鳴り、歯痛、口内の潰瘍、喉の腫れ痛み

（ⅲ）精神面の病症

よく驚きでたらめな言動を発するもの

③中渚《ちゅうしょ》

〔取穴方法〕

手背部で、第４中手指節関節の上、第４・第５中手骨の間の陥凹部にとる。

〔主治〕

（ⅰ）経絡の走行部の病症

背骨の痛み、肩背部・肘・上肢の痛み、手指の屈伸障害、寝違え

（ⅱ）頭顔面部の病症

頭痛、目まい、顔面紅潮、目の充血、目の痛み、視力低下、耳鳴り、難聴、喉の腫れ痛み

④陽池《ようち》

〔取穴方法〕

掌を伏せて、第３・第４中手骨間の真上で手首の横紋（しわ）との交点陥凹部にとる。

〔主治〕

（ⅰ）経絡の循行部の病症

手関節部の痛み・無力、手関節部の発赤腫脹による屈伸障害、前腕および肘の痛み、首の痛み

（ⅱ）頭顔面部の病症

難聴、目の充血・腫れ、喉の腫れ痛み

（ⅲ）消化器系の病症

小児の下痢、消化不良、口の乾燥、便秘

（ⅳ）泌尿器系の病症

残尿感

⑤外関《がいかん》

〔取穴方法〕

前腕背側で、手関節横紋（しわ）上の陽池の直上二寸、尺骨と橈骨の間、内関と相対する位置にとる。

〔主治〕

（ⅰ）経絡の走行部の病症

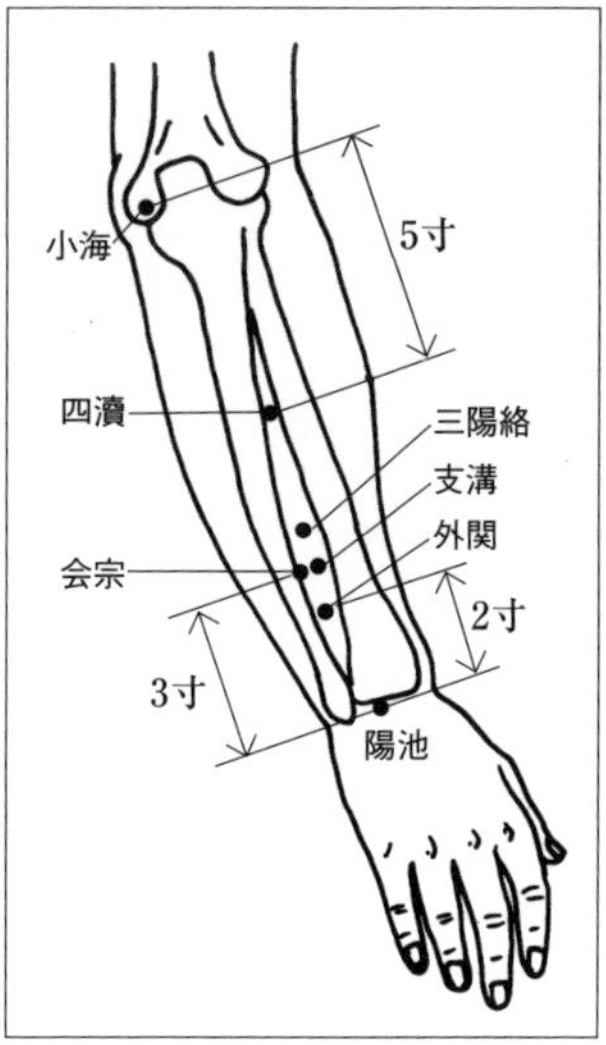

肘関節の屈伸障害、上肢筋骨の痛み、手のふるえ、手指の痛み、手指の運動障害、片マヒ、季肋部痛、寝違え

(ii)頭顔面部の病症

眼の充血・腫れ・痛み、耳鳴り、難聴、鼻血、歯痛

(iii)消化器系の病症

腹痛、便秘、食欲不振

(iv)精神面の病症

イライラ、怒りっぽい

(iv)その他の病症

熱病、感冒

⑥支溝《しこう》

〔取穴方法〕

陽池の直上三寸で、尺骨と橈骨の間の陥凹部にとる。

〔主治〕

(i)経絡の走行部の病症

肩・上肢・腰背部の痛み、季肋部痛、首の回旋困難

(ii)頭顔面部の病症

難聴、耳鳴り、突然失声症、眼の充血・痛み、喉の腫れ

(iii)消化器系の病症

便秘、下痢、嘔吐

(iv)婦人科系の病症

月経痛、閉経、人事不省

(v)精神面の病症

イライラ、怒りっぽい

(vi)その他の病症

胸脇苦満、熱病

⑦会宗《えそう》

〔取穴方法〕

前腕甲側、手関節横紋の上三寸、支溝穴の尺側よりで、尺骨の橈側縁にとる。

〔主治〕

(i) 経絡の走行部の病症

上肢のマヒ痛、皮フの痛み

(ii) 頭顔面部の病症

耳鳴り、難聴

(iii) その他の病症

てんかん

⑧三陽絡《さんようらく》

〔取穴方法〕

陽池穴の上四寸、尺骨と橈骨の間にとる。

〔主治〕

(i) 経絡の走行部の病症

ぎっくり腰、上肢痛による運動制限

(ii) 頭顔面部の病症

突然の失声症、難聴

⑨四瀆《しとく》

〔取穴方法〕

腕を伸ばし掌を伏して、手関節横紋（しわ）上の陽池の上七寸、尺骨と橈骨の間にとる。

〔主治〕

(i) 経絡の走行部の病症

前腕痛

(ii) 頭顔面部の病症

突発性の失声、突発性の難聴、歯痛、喉のつまり

⑩天井《てんせい》

〔取穴方法〕

手を腰にあて、肘頭の上一寸の陥凹部にとる。

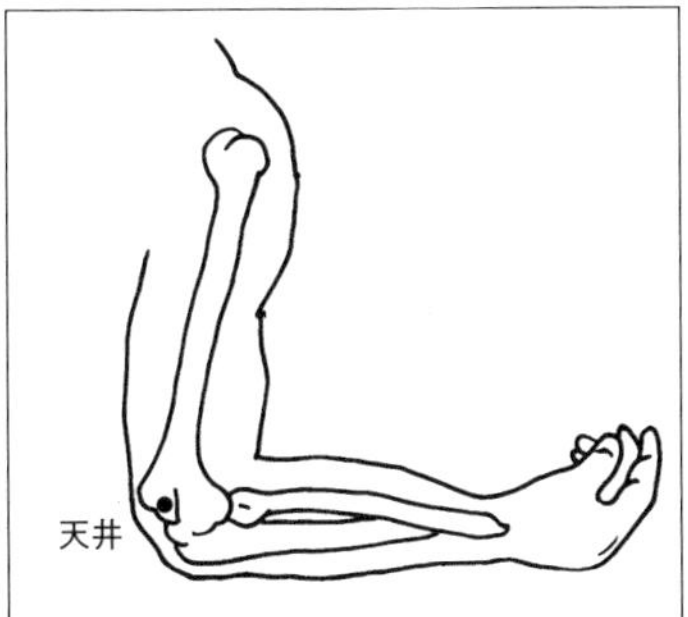

〔主治〕
（i）経絡の走行部の病症
肩の痛み、上腕の痛み・マヒ、肘の痛み、季肋部痛
（ii）頭顔面部の病症
側頭部痛、難聴、耳鳴り、眼痛、喉の痛み、頬部の腫れ
（iii）呼吸器系の病症
膿の混った喀血
（iv）循環器系の病症
心痛、胸痛

⑪清冷淵《せいれいえん》
〔取穴方法〕

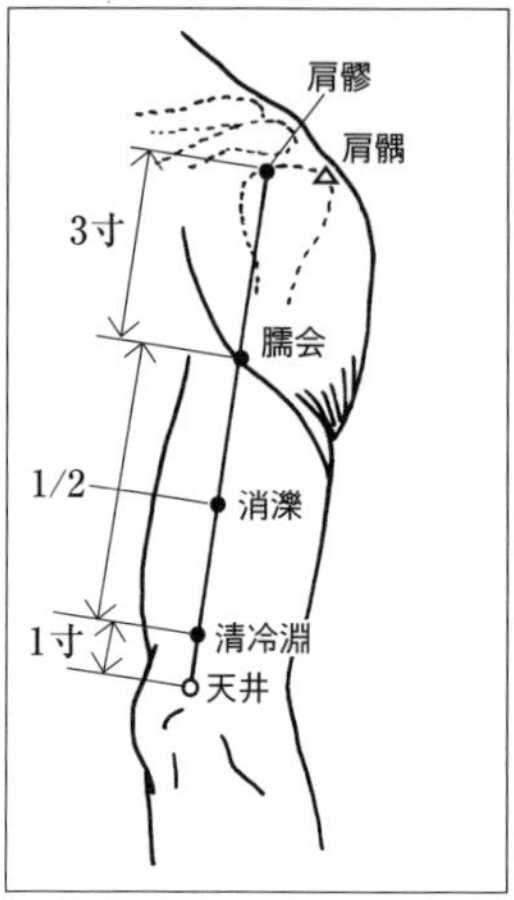

手を腰にあて肘頭の上二寸、天井の真上にとる。
〔主治〕
（i）経絡の走行部の病症
肩の拳上不能
（ii）頭顔面部の病症
眼痛、頭痛
（iii）その他の病症
発熱悪寒

⑫消濼《しょうれき》
〔取穴方法〕
まっすぐ座り肩を垂らし、まず三角筋の後縁と上腕骨の交点に臑会をとり、臑会と清冷淵の中間点にとる。
〔主治〕
（i）経絡の走行部の病症
首の強ばり・痛み、上腕痛
（ii）頭顔面部の病症
頭痛

⑬臑会《じゅえ》
〔取穴方法〕

上腕の外側で、肩関節上部後側の凹みに肩髎《けんりょう》穴をとり、その下三寸三角筋の後下縁にとる。

〔主治〕

(i) 経絡の走行部の病症

肩甲部の痛み、上肢の痛み・マヒ

(ii) 頭顔面部の病症

眼の疾患

⑭肩髎《けんりょう》

〔取穴方法〕

上肢を持ち上げて九〇度外転させると、肩関節部に二つの凹みができるが、そのうち後方の凹みにとる。

〔主治〕

(i) 経絡の走行部の病症

上肢痛、肩の運動障害

⑮天髎《てんりょう》

〔取穴方法〕

まっすぐ座って肩を垂らし、肩甲骨の上角端にとる。

〔主治〕

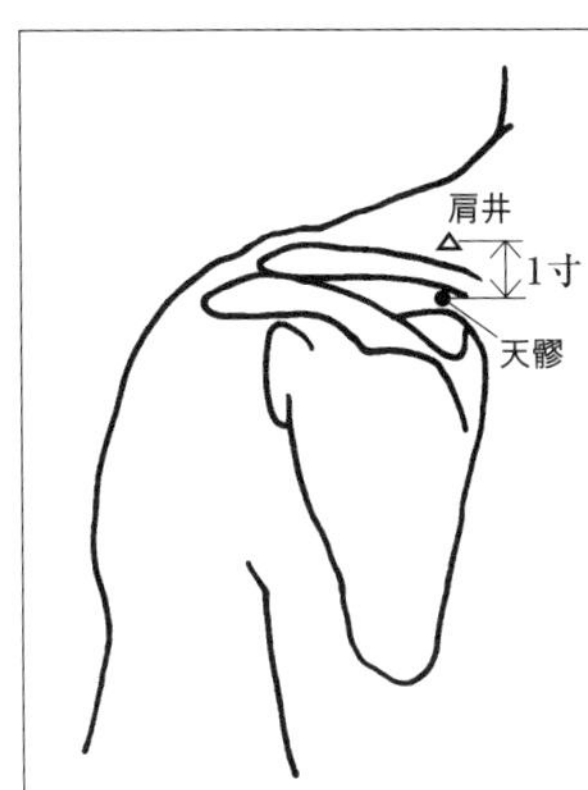

(i) 経絡の走行部の病症

肩・上肢の痛み、首の痛み

(ii) その他の病症

胸中煩悶（いらいら）、熱病無汗、発熱悪寒

⑯天牖《てんゆう》

〔取穴方法〕

側頸部にあって、乳様突起の後方直下で下顎角（下アゴの角）の高さの胸鎖乳突筋の後縁にとる。

〔主治〕

(i) 頭顔面部の病症

頭痛、目まい、顔面部の腫れ、眼痛、視力低下、突発性難聴、耳鳴り、鼻血、喉の腫れ

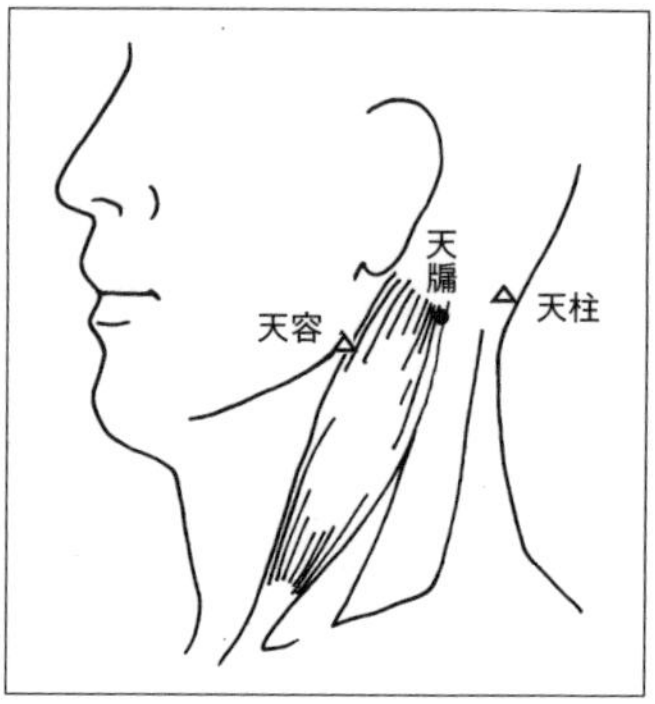

(ii) その他の病症

首が強ばり回らない

⑰ 翳風《えいふう》

〔取穴方法〕

耳垂（耳たぶ）をわずかに内側に折り曲げ、乳様突起前方の凹んだところにとる。

〔主治〕

(i) 頭顔面部の病症

口眼歪斜（ゆがみ）、難聴、耳鳴り、耳痛、耳が湿って痒い、視力低下、角膜混濁、歯痛、喉の腫れ・痛み、流行性耳下腺炎

⑱ 瘈脈《けいみゃく》

〔取穴方法〕

まず耳介を前に折り曲げて、その尖端から直上して髪際に入ったところに角孫《かくそん》穴をとり、角孫と翳風の間で耳輪に沿った線上の三分の一のところにとる。あるいは、耳の後の髪際（髪の生えぎわ）で外耳孔と同じ高さのところにとる。

〔主治〕

(i) 頭顔面部の病症

耳鳴り、難聴、視力低下

(ii) 消化器系の病症

嘔吐、下痢

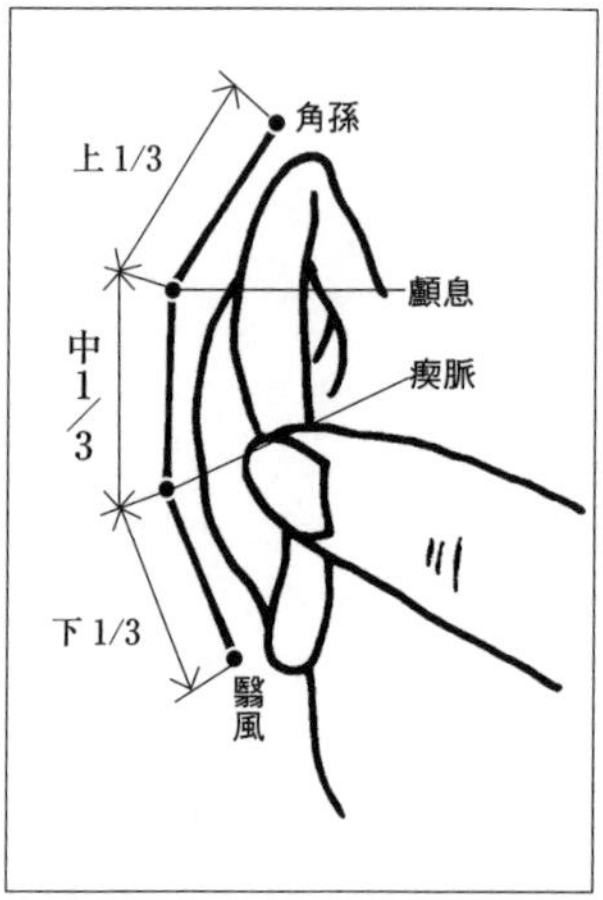

⑲顱息《ろそく》
〔取穴方法〕
頭部で角孫と翳風の間で、耳輪に沿った線上の上三分の一のところ。
〔主治〕
(i)頭顔面部の病症
頭痛、耳鳴り、難聴、耳の腫れ・痛み・膿
(ii)その他の病症
ぜん息、胸肋痛で寝返りできない、身熱

⑳角孫《かくそん》
〔取穴方法〕
耳の外側を前に折り曲げて、その尖端から直上して髪際に入ったところ。
〔主治〕
(i)頭顔面部の病症
耳の腫れ・痛み、目の充血・腫れ・痛み、角膜混濁、歯痛、唇の乾き、口腔のただれ、咀しゃく困難、耳下腺炎、首の強ばり、頭痛

㉑耳門《じもん》
〔取穴方法〕
耳の直前で、少し口を開けてできる陥凹部が聴《ちょう》宮《きゅう》穴。その直上〇・五寸のところにとる。
〔主治〕
(i)頭顔面部の病症
耳鳴り、難聴、みみだれ、耳の内部痛、歯痛、咀しゃく困難、首・アゴの腫れ痛み、口眼歪斜（ゆがみ）

㉒和髎《わりょう》
〔取穴方法〕
耳門の前上方、耳介根の前、もみ上げの毛の後縁、動脈拍動部にとる。
〔主治〕

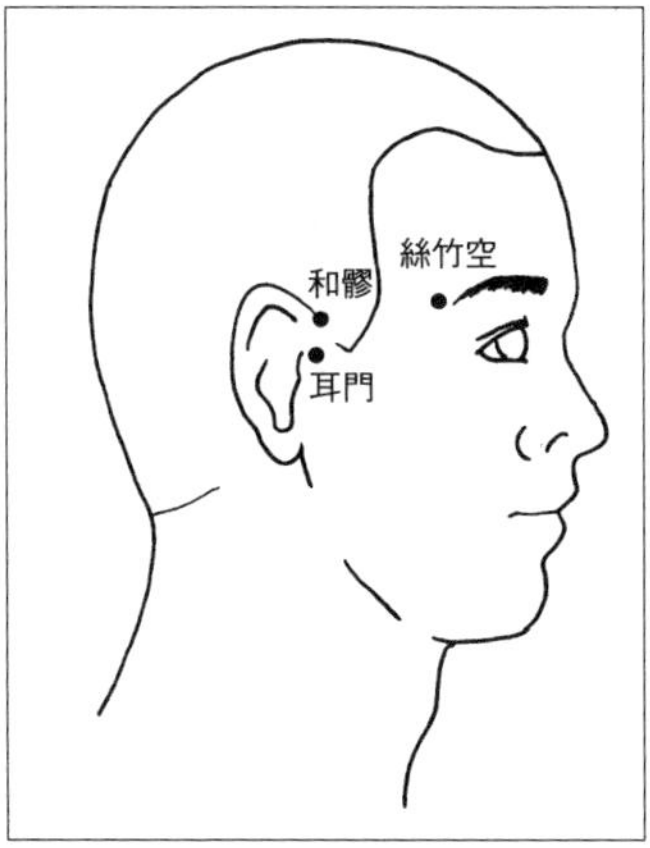

(i) 頭顔面部の病症

頭重痛、歯をくいしばって開かない、鼻先の腫れ・痛み、鼻水、口の歪み

㉓絲《し》竹《ちく》空《くう》

〔取穴方法〕

眉毛の外側端陥凹部にとる。

〔主治〕

(i) 頭顔面部の病症

頭痛、目まい、目の充血・痛み、光を嫌い涙を流す、まぶたのけいれん

足少陽胆経（四十四穴）——少血多気

走行路線

外眼角（目じり）から起こり、側頭部を上行して耳の上部に登り、下行して耳の後ろに至ります。さらに頸部から肩上部を過ぎて鎖骨上窩（くぼみ）に入ります。

その支脈は耳の後ろから分かれて耳中に入り、耳前に出て目じりの後方に至ります。また別の一支脈は、目じりから分かれて胃経脈の大迎穴（下アゴのところ）に下り、手少陽三焦経脈と合流して、頬の陽明胃経脈の頬車穴（下アゴのところ）に至り、再び首を下がって鎖骨上窩に入ります。

その後、さらに下行して胸中に入って、横隔膜を通過して肝に連絡し、胆に所属して、脇の肋骨のところから鼠径部に下がって股関節に至ります。

直行する経脈は、鎖骨の凹みから腋窩（ワキの凹み）を下がり側胸部をめぐって下り、股関節で前の支脈と合流します。

その後さらに大腿、膝の外側を通って腓骨頭の前を走り、下腿の外側を降りて外くるぶしの前に出て、足背に沿って第4趾外側の先端に至ります。

その支脈は足背で分かれ、第1趾の外側を経て厥陰肝経脈と結合します。

病症

この経脈に異常が生じると、口が苦くなったり、ため息をつきやすくなったりします。側胸部が痛み、寝返りがうてなくなったりもします。重症になると、顔

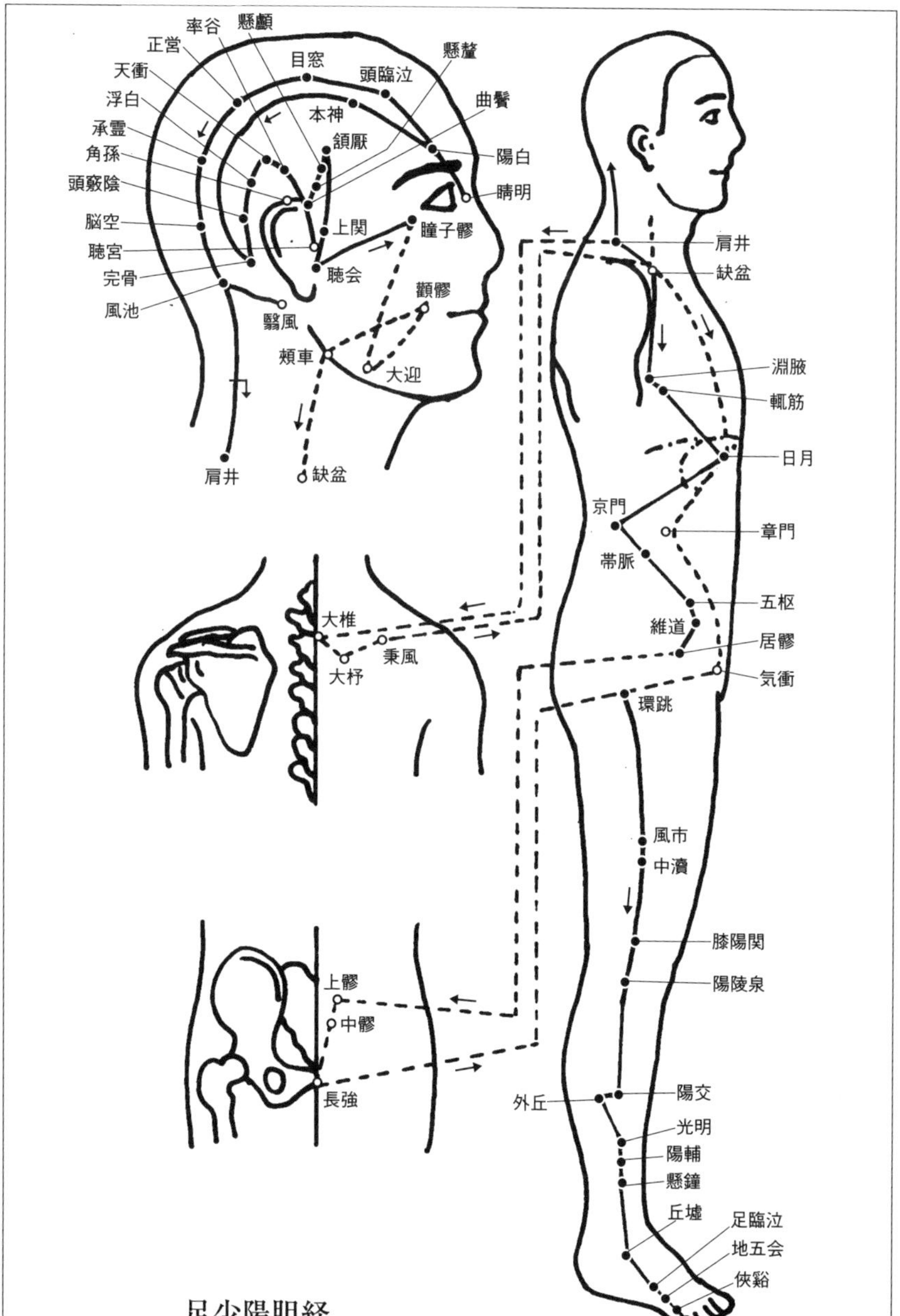
率谷
懸顱
正営
目窓
懸釐
天衝
頭臨泣
曲鬢
浮白
本神
承霊
頷厭
陽白
角孫
頭竅陰
睛明
脳空
上関
瞳子髎
聴宮
聴会
完骨
顴髎
風池
翳風
頬車
大迎
肩井
缺盆
肩井
缺盆
淵腋
輒筋
日月
京門
章門
帯脈
五枢
維道
居髎
気衝
環跳
大椎
大杼
秉風
風市
中瀆
膝陽関
陽陵泉
上髎
中髎
長強
外丘
陽交
光明
陽輔
懸鐘
丘墟
足臨泣
地五会
侠谿
足竅陰

足少陽胆経

面に灰が付着したようになり、すべての肌が潤いを失い、足の外側に熱感が起こります。

　また、頭痛が現われ、下アゴや目じりが痛み、鎖骨上窩（くぼみ）は腫れて痛みが生じます。腋下や首の両側にグリグリができ、汗が出て、悪寒、発熱が起こります。さらに側胸部から下肢にかけての胆経脈走行部の関節痛や足の第4趾の運動マヒが起こります。

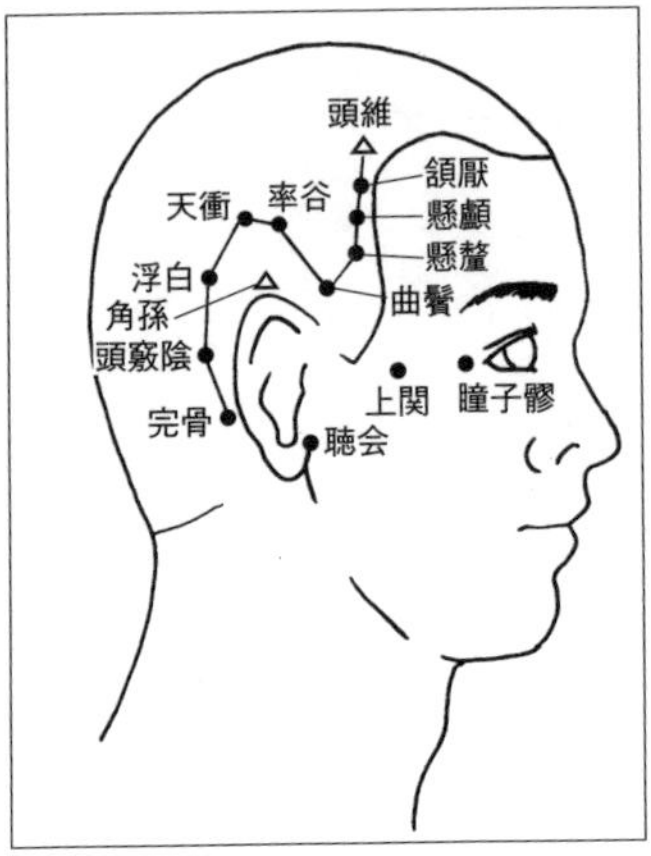

①瞳子髎《どうしりょう》
〔取穴方法〕
　顔面部で外眼角（目じり）のそば、眼窩の外側縁にとる。
〔主治〕
　目の充血、白内障、目痛、風に当たると流涙する。
近視、口眼歪斜（口と目がゆがむ）、頭痛

②聴会《ちょうえ》
〔取穴方法〕
　顔面部で下顎骨関節の後縁、口を開けたときにできる凹み。
〔主治〕
(i) 頭顔面部の病症
頭痛、耳下腺の腫れ、耳鳴り、難聴、耳だれ、歯痛、口眼歪斜（口や眼がゆがむ）
(ii) 精神面の病症
中風、手足のマヒ、目まいがして倒れる
(iii) その他
下アゴの脱臼

③上関《じょうかん》（客主人ともいう）
〔取穴方法〕
耳の前、頬骨の上側、口を開いたとき孔のできるところ。
〔主治〕

片頭痛、顔面痛、耳鳴り、耳だれ、口眼歪斜、口が開かない、歯痛、目まい

④頷厭《がんえん》

〔取穴方法〕

頭部鬢毛（側頭部毛髪）の上で、側頭上部の毛髪生え際と耳尖の高さで毛髪に一寸入ったところを結ぶ線の、上からほぼ四分の一のところ。

〔主治〕

片頭痛、頭部痛、目尻の痛み、歯痛、耳鳴り、口眼歪斜、目まい

⑤懸顱《けんろ》

〔取穴方法〕

側頭の毛髪生え際と、耳尖の高さで毛髪に一寸入ったところを結ぶ線の中間にとる。

〔主治〕

片頭痛、顔面の腫れ、外眼角痛、歯痛、鼻血

⑥懸釐《けんり》

〔取穴方法〕

側頭の毛髪生え際と耳尖の高さで毛髪に一寸入ったところを結ぶ線の下から四分の一のところ。

〔主治〕

(i)頭顔面部の病症

顔面の腫れ、目尻の痛み、耳鳴り、歯痛

(ii)消化器系の病症

食欲不振、吐き気はあるが吐けない

(iii)精神面の病症

イライラする

(iv)その他の病症

熱があるが無汗、頻繁なくしゃみ

⑦曲鬢《きょくびん》

〔取穴方法〕

耳の前の鬢毛の後縁の垂線と、耳尖からの水平線との交点にとる。

〔主治〕

片頭痛、アゴ・頬の腫れ、目の充血・腫れ痛み、首が回らない、口眼歪斜、突然の失声

⑧率谷《そっこく》

〔取穴方法〕

耳を前に折り曲げ、その尖端の直上で髪際に入

ること一・五寸にとる。

〔主治〕

(i)頭顔面部の病症

頭痛、片頭痛、目まい、目の充血・腫れ痛み、耳鳴り、難聴

(ii)消化器系の病症

胸がつかえて嘔吐する、飲食不能

(iii)呼吸器系の病症

せき、痰を吐く

⑨天衝《てんしょう》

〔取穴方法〕

率谷の後方で約〇・五寸のところにとる。

〔主治〕

頭痛、歯肉の腫れ・痛み、甲状腺の腫れ、耳鳴り、難聴

⑩浮白《ふはく》

〔取穴方法〕

耳の後方下の乳様突起直下の凹みと天衝をとり、この二穴間で耳輪と平行な弧の上三分の一のところにとる。

〔主治〕

(i)この経脈の走行する部位の病症

首の強ばり、上肢の拳上困難、歩行障害、下肢マヒ

(ii)頭顔面部の病症

耳鳴り、難聴、歯痛、喉のマヒ、目痛

(iii)呼吸器系の病症

胸の膨満感・胸痛、ぜん息、多痰

⑪頭竅陰《あたまきょういん》

〔取穴方法〕

耳の後方、乳様突起の後上方でまず突起下凹みにある完骨と天衝をとり、耳輪に平行に両穴を結ぶ弧を描き、下から三分の一のところにとる。

〔主治〕

(i)この経脈の走行部の病症

胸肋部の痛み、手足の煩熱、首の強ばり・痛み、下肢マヒ

(ii)頭顔面部の病症

難聴、耳鳴り、耳痛、目痛、喉のマヒ、舌の強ばり、目まい、頭痛、口苦

⑫完骨《かんこつ》

〔取穴方法〕

耳の後ろで、乳様突起の後下方の陥凹部にとる。

〔主治〕

(i)この経脈の走行部の病症

足が萎えて無力、下肢マヒ、首の強ばり

(ii)頭顔面部の病症

頭痛、顔のむくみ、歯痛、口眼歪斜、開口障害、頬の脹れ、耳後痛

(iii)精神面の病症

不眠

⑬本神《ほんじん》

〔取穴方法〕

頭部で、前正中線の傍ら三寸で髪際を入ること〇・五寸のところ。

〔主治〕

(i)この経脈の走行部の病症

片マヒ、胸肋痛、首の強ばり痛み

(ii)頭顔面部の病症

頭痛、目まい、目の充血・腫れ痛み

⑭陽白《ようはく》

〔取穴方法〕

眉《まゆ》の中央の直上一寸のところ。

〔主治〕

(i)頭顔面部の病症

頭痛、目まい、目痛、目が痒い、近視、夜盲症、上まぶたが垂れる、まぶたのけいれん

(ii)その他の病症

嘔吐、首の強ばり痛み

⑮頭臨泣《あたまりんきゅう》

〔取穴方法〕

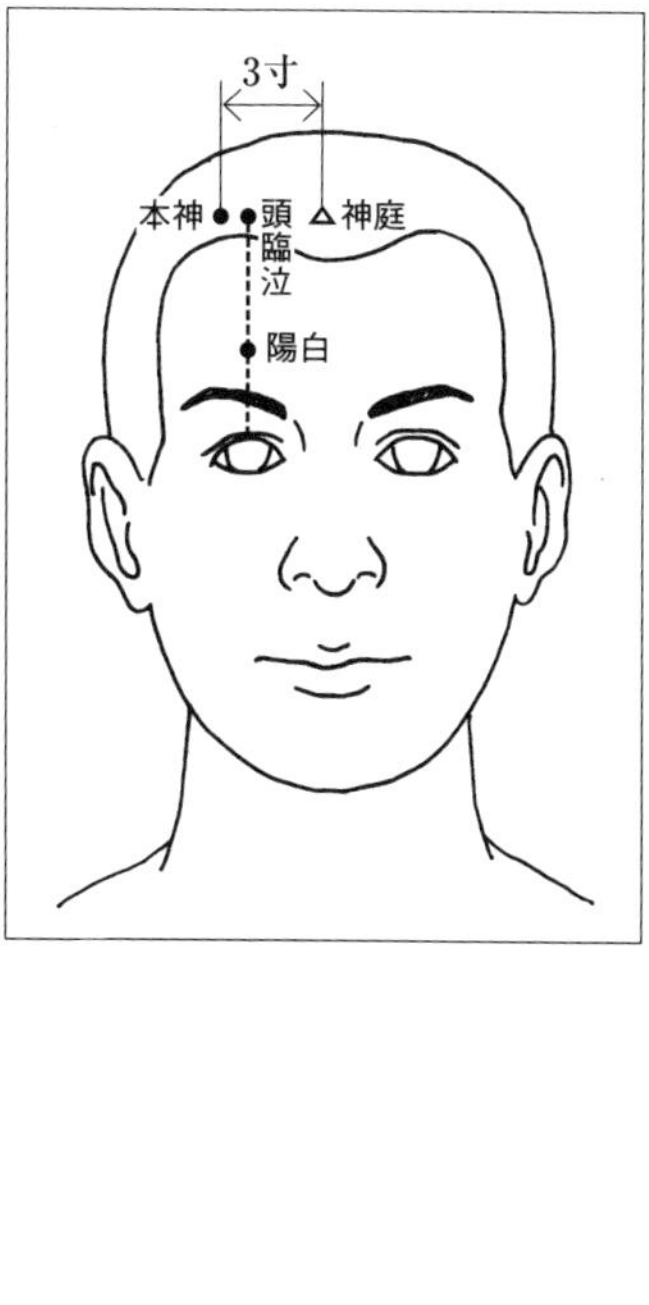

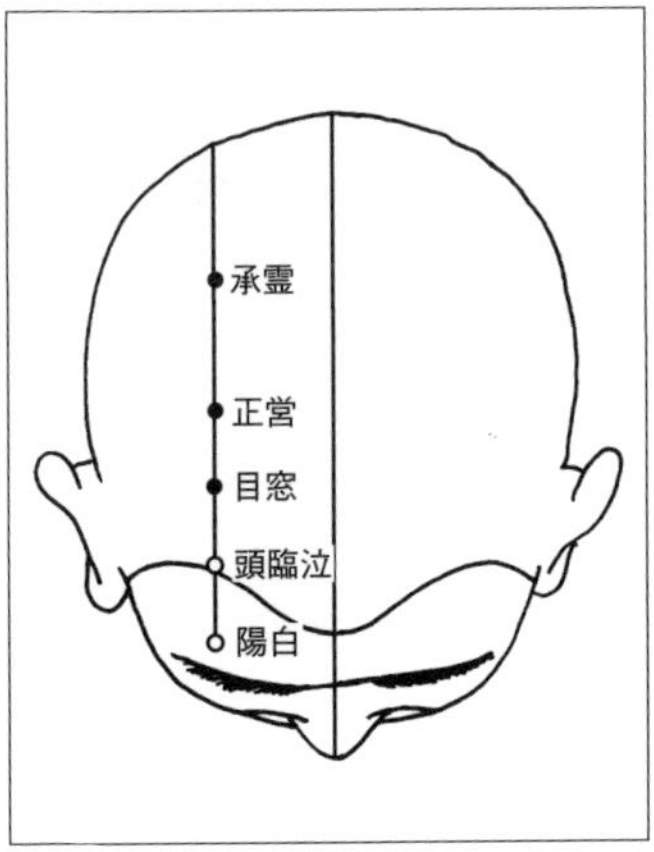

頭部で、前髪際直上〇・五寸の神庭《しんてい》と、頭髪上部生え際角の頭維《ずい》を結ぶ線の中点にとる。

〔主治〕

(i)頭顔面部の病症

頭痛、目まい、目尻の痛み、角膜混濁、鼻づまり、副鼻腔炎、耳鳴り、難聴

(ii)循環器系の病症

心痛で寝返りできない

(iii)精神面の疾患

脳卒中、昏迷、てんかん

(iv)その他の病症

熱病、腋窩の腫れ

⑯目窓《もくそう》

〔取穴方法〕

頭部で前髪際の直上一・五寸、頭の前正中線の傍ら二・二五寸のところ。

〔主治〕

(i)頭顔面部の病症

頭痛、目まい、顔面のむくみ、目の充血・腫れ痛み、遠視、近視、上歯痛、難聴、鼻づまり

(ii)その他の病症

悪寒、発熱無汗

⑰正営《しょうえい》

〔取穴方法〕

頭部で前髪際の上二・五寸、頭の前正中線の傍ら二・二五寸のところ。

〔主治〕

(i)頭顔面部の病症

頭痛、後頭部の強ばり、目まい、唇の硬直、歯痛

(ii)その他の病症

片マヒ、悪風寒

⑱承霊《しょうれい》

〔取穴方法〕

頭部で前髪際の上四寸、頭の前正中線の傍ら二・二五寸のところ。

⑲脳空《のうくう》

〔取穴方法〕

頭部で外後頭隆起（後頭部の出っ張った骨）の上縁にある脳戸《のうこ》の傍ら二・二五寸のところにとる。

〔主治〕

(i) 頭顔面部の病症

頭痛、目まい、目の充血・腫れ痛み、鼻痛、鼻血、

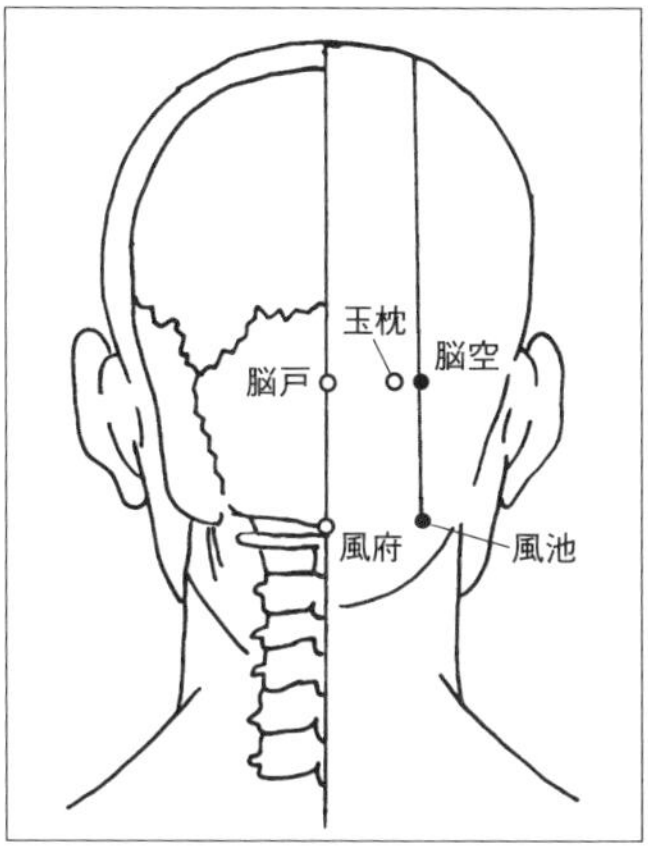

耳鳴り、難聴、首の強張り痛み

(ii) その他の病症

びっくりして心拍が上がる、てんかん

⑳風池《ふうち》

〔取穴方法〕

後髪際前正中線の一寸の高さで、両サイドの胸鎖乳突筋と僧帽筋の間の陥凹部にとる。

〔主治〕

(i) この経絡の走行部の病症

首後方部痛、寝違い、肩・上腕痛、腰背痛、片マヒ、下肢マヒ

(ii) 頭顔面部の病症

頭痛、片頭痛、目まい、目の充血・腫れ痛み、視力低下、迎風流涙、上まぶたの下垂、鼻づまり・鼻水、鼻血、副鼻腔炎、耳鳴り、難聴、歯痛、喉の腫れ痛み、口眼歪斜、嚥下困難

(iii) 臓腑の病症

発熱悪寒、全身のだるさ、熱中症

(iv) その他の病症

じんま疹、丹毒（連鎖球菌による症状。発赤、高熱・

悪寒戦慄発作など）

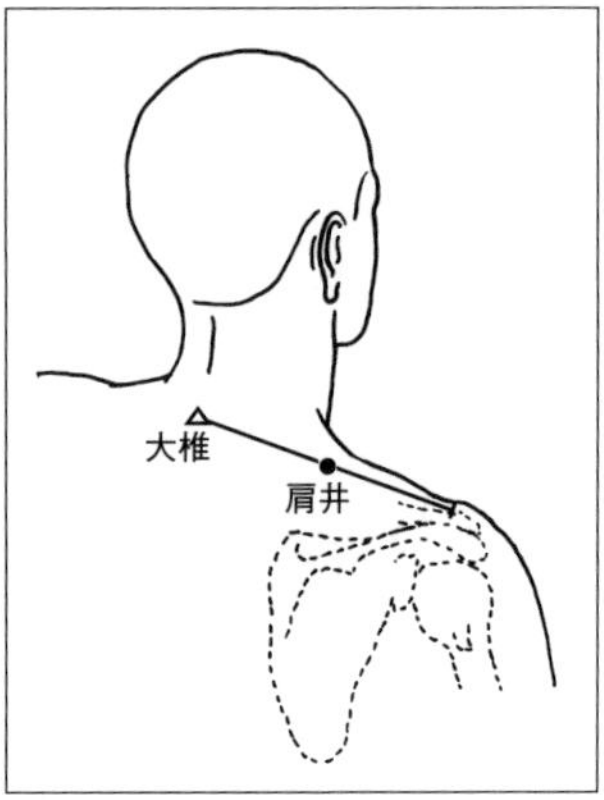

㉑肩井《けんせい》

〔取穴方法〕

第7頸椎と鎖骨肩峰端を結ぶ線の中間点にとる。まっすぐ下りると乳頭にぶつかる。

〔主治〕

(i)この経絡の走行部の病症

首の強ばり・痛み、片マヒ、肩背痛、寝違え

(ii)婦人科・外科の病症

難産、後産がおりない、月経過多

(iii)その他の病症

高血圧、息が短く荒い、下腹部痛、胃痛

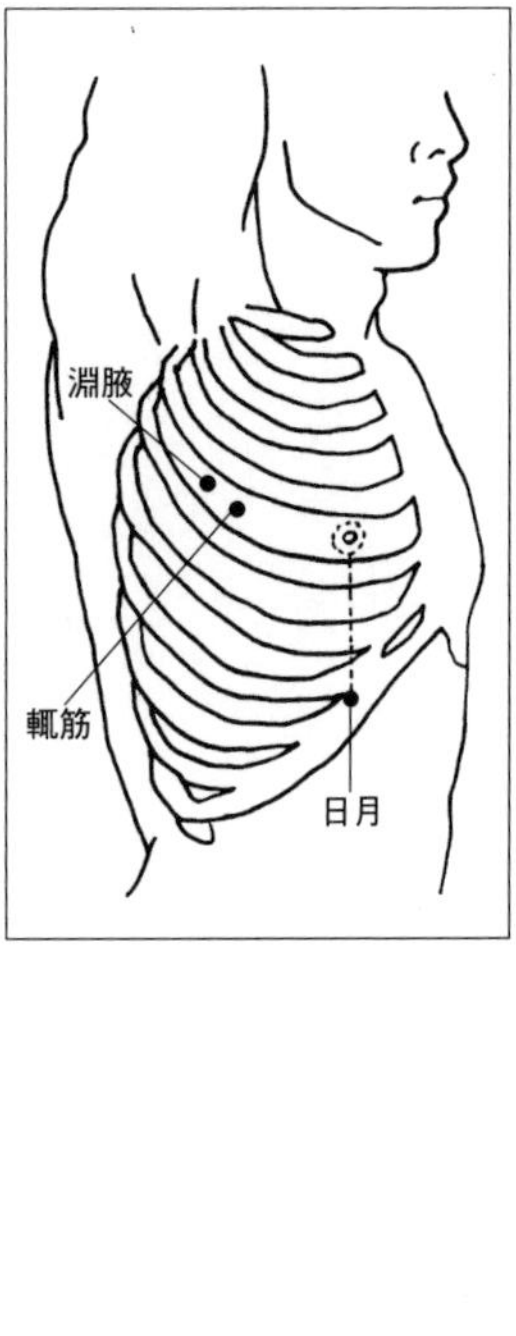

㉒淵腋《えんえき》

〔取穴方法〕

側胸部にあり、上肢を挙げ腋窩中央から三寸下の第4肋間にとる。

〔主治〕

(i)呼吸器系の病症

胸の膨満感、せき、悪寒、発熱

(ii)その他の病症

脇痛、腋下の腫れ、上肢の挙上不能

㉓輒筋《ちょうきん》

〔取穴方法〕

側胸部で淵腋の前一寸、第4肋間にとる。

〔主治〕

(i)呼吸器系の病症

ぜん息、胸満のため横になれない、あるいは眠れない

(ii)消化器系の病症

嘔吐、げっぷ、多涎

(iii)精神面の病症

言語障害、四肢マヒ

㉔日月《じつげつ》

〔取穴方法〕

上腹部で乳頭の直下、鎖骨中線上で第7肋間にとる。前正中線の傍ら四寸のところ。

〔主治〕

(i)消化器系の病症

胃痛、嘔吐、げっぷ、腹脹、多唾、黄疸

(ii)その他の病症

脇肋痛・脹満、よく悲しむもの

㉕京門《けいもん》

〔取穴方法〕

側腹部で第12肋骨の先端下際にとる。

〔主治〕

(i)消化器系の病症

下痢、腹鳴、腹脹、嘔吐

(ii)泌尿器系の病症

小便が出にくい、尿黄、顔面のむくみ

(iii)その他の病症

悪寒発熱、肩甲骨内縁の痛み、腰脇痛

㉖帯脈《たいみゃく》

〔取穴方法〕

腋窩中央から下ろした線と、臍水平線の交点にとる。

〔主治〕

(i)婦人科系の病症

月経不順、おりもの、下腹部痛

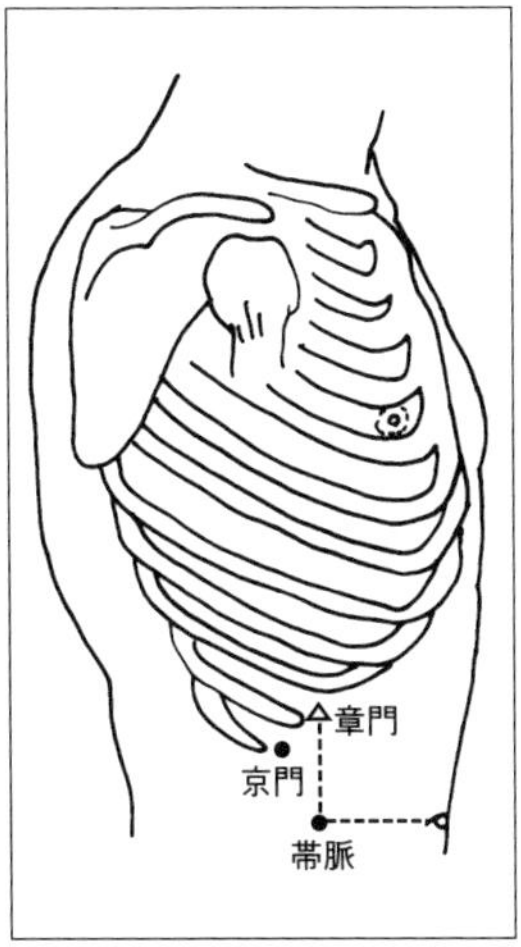

(ii) その他の病症

腰痛、腰のだるさ・無力、下肢が萎えて力がない

㉗五枢《ごすう》

〔取穴方法〕

側腹部で上前腸骨棘の前方〇・五寸、臍の下三寸のところにとる。

〔主治〕

(i) 消化器系の病症

便秘、しぶり腹

(ii) 生殖器系の病症

子宮脱、下腹部痛、おりもの、月経不順

(iii) その他の病症

腰・股関節痛

㉘維道《いどう》

〔取穴方法〕

側腹部で上前腸骨棘の前下方で五枢の前下方〇・五寸、鼠径溝の中にとる。

〔主治〕

(i) 消化器系の病症

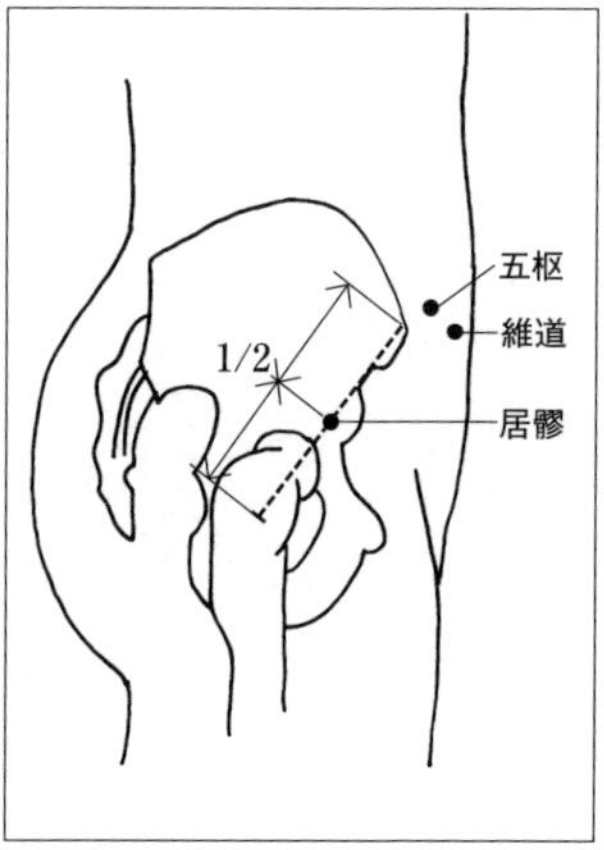

嘔吐、食欲不振、便秘

(ii) 生殖器の病症

子宮脱、月経不順、下腹部痛、こしけ

(iii) その他の病症

腰・股関節・下腿の痛み、むくみ、せきが止まらない

㉙居髎《きょりょう》

〔取穴方法〕

腸骨部で、上前腸骨棘と大腿大転子のもっとも高いところを結び、その中点の陥凹部にとる。

〔主治〕

(i) この経絡の走行部の病症

腰痛、下肢痛、マヒ、足が萎えて力が入らない

(ii) 生殖器系の病症

下腹部痛、月経不順、こしけ

(iii) 消化器系の病症

下痢

㉚環跳《かんちょう》

〔取穴方法〕

側臥位で下方の足を伸ばし上方の足を九〇度屈曲させる。母指の関節横門を大転子につけ母指を脊柱に向ける。母指尖端のあたるところが本穴。

〔主治〕

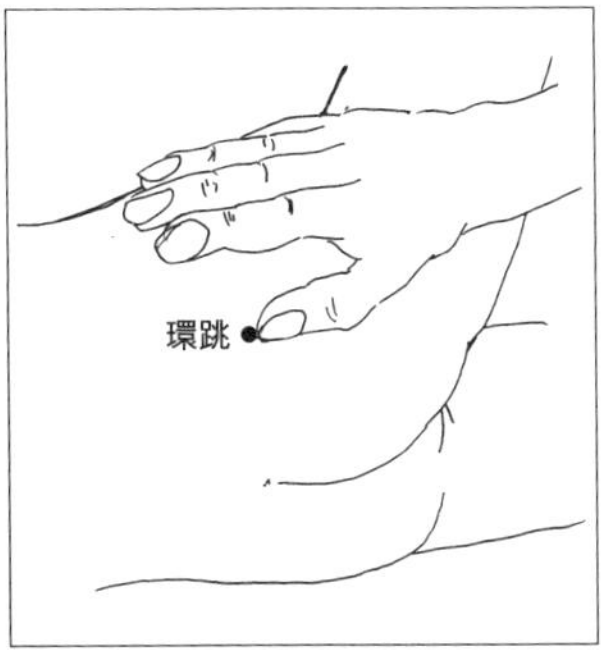

(i) この経絡の走行部の病症

片マヒ、下肢マヒ、腰脊痛、腰・股関節の痛み、ギックリ腰

(ii) 皮膚科の病症

風疹、じんま疹

(iii) その他の病症

むくみ、脚気

㉛風市《ふうし》

〔取穴方法〕

直立して両手を自然に垂らし、中指の尖端が当たるところにとる。

〔主治〕

(i) この経絡の走行部の病症

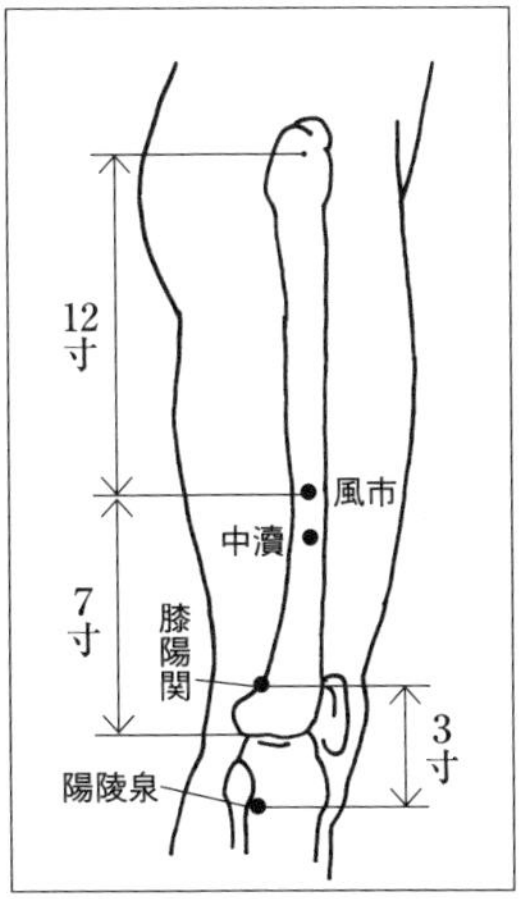

下肢マヒ、腰腿痛

(ii)頭顔面部の病症

頭痛、耳鳴り、難聴、目の充血・腫れ痛み

(iii)その他の病症

全身の痛み、陰のうの腫れ痛み、下腹部痛、脚気

㉜中瀆《ちゅうとく》

〔取穴方法〕

大腿の外側で風市の下二寸、腸脛靭帯と大腿二頭筋の間にとる。

〔主治〕

(i)この経絡の走行部の病症

下肢に力が入らない、しびれ、片マヒ、腰・股関節・下腿の痛み、脚気

㉝膝陽関《ひざようかん》（足陽関ともいう）

〔取穴方法〕

腓骨小頭の直下の凹みに陽陵泉《ようりょうせん》をとり、その直上三寸のところ。

〔主治〕

(i)この経絡の走行部の病症

片マヒ、膝関節部の腫れ痛み、下腿のしびれ・脚気

(ii)その他の病症

嘔吐、よだれが多い

㉞陽陵泉《ようりょうせん》

〔取穴方法〕

下腿の外側で腓骨頭前下方の陥凹部にとる。

〔主治〕

(i)この経絡の走行部の病症

腰仙部の痛み、片マヒ、下肢マヒ・しびれ、脇肋痛

(ii)頭顔面部の病症

頭痛、喉の腫れ痛み、目の充血・腫れ痛み、耳鳴り、難聴

(iii)消化器系の病症

胃痛、腹脹、腹鳴、黄疸、便秘

(iv)呼吸器系の病症

過労によるせき

(v)泌尿器系の病症

残尿感、むくみ

(iv) 精神面の病症
てんかん、けいれん

㉟陽交《ようこう》

〔取穴方法〕
下腿の外側、外くるぶしの上方七寸、腓骨後縁にとる。

〔主治〕
(i) この経絡の走行部の病症
下肢に力が入らない、片マヒ、胸脇痛
(ii) 呼吸器系の病症
ぜん息、喉のマヒ、失声

㊱外丘《がいきゅう》

〔取穴方法〕

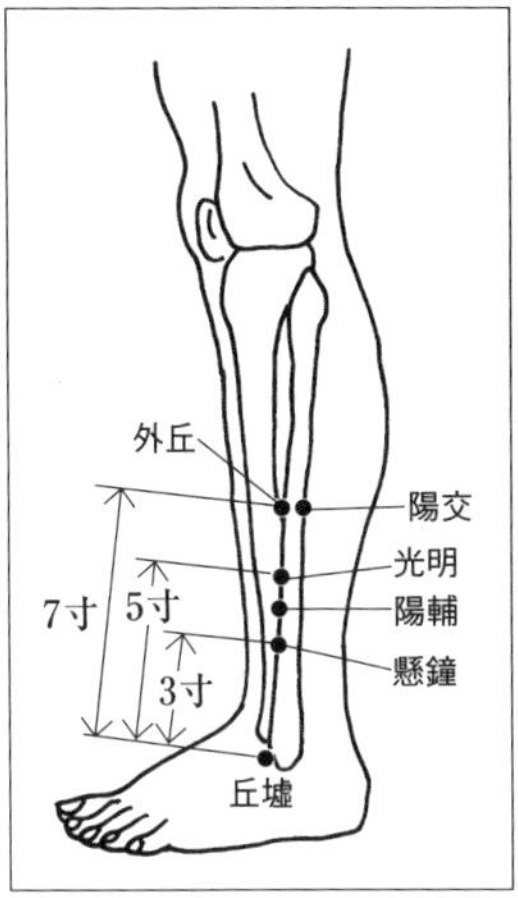

下腿で外くるぶしの上方七寸、腓骨前縁で陽交の並びにとる。

〔主治〕
(i) この経絡の走行部の病症
頭痛、首の強ばり、下肢の萎え、胸脇苦満
(ii) 精神面の病症
てんかん

㊲光明《こうめい》

〔取穴方法〕
外くるぶしの最高点の上五寸、腓骨前縁にとる。

〔主治〕
(i) この経絡の走行部の病症
下肢の萎え、片マヒ、乳房の脹れ痛み
(ii) 頭顔面部の病症
目痛、目の痒み、白内障、夜盲症、視神経萎縮
(iii) その他の病症
片頭痛、狂犬病、小児鳩胸

㊳陽輔《ようほ》

〔取穴方法〕
下腿外側で外くるぶしの最高点の上方四寸で前

三分、腓骨前縁にとる。

〔主治〕

(i)この経絡の走行部の病症

片マヒ、胸脇脹満・疼痛、下肢外側の痛み、腰のだるさ、腰の無力感、下肢のむくみ、脚気

(ii)頭顔面部の病症

片頭痛、目尻の痛み、喉のマヒ

(iii)その他の病症

悪寒発熱、心脇痛

㊴懸鐘《けんしょう》

〔取穴方法〕

下腿外側で外くるぶしの最高点の上方三寸、腓骨後縁にとる。

〔主治〕

(i)この経絡の走行部の病症

胸脇痛、片マヒ、首の強ばり痛み、腰仙部の痛み、下肢外側の痛み

(ii)頭顔面部の病症

片頭痛、喉のマヒ、鼻血、鼻中の乾き・痛み

(iii)消化器系の病症

胃熱、食欲不振、排便困難

(iv)泌尿器系の病症

小便が出にくい

(v)呼吸器系の病症

寒気に当った後の大熱、せき

㊵丘墟《きゅうきょ》

〔取穴方法〕

外くるぶしの前縁に沿って垂直に下ろした線と、下縁に沿って水平に引いた線の交わるところ。

〔主治〕

(i)この経絡の走行部の病症

首の痛み、胸脇脹満・疼痛、腰・肢関節・下肢の痛み、片マヒ、くるぶしの捻挫、脚気

(ii)頭顔面部の病症

片頭痛、目の充血・腫れ痛み、角膜混濁、視力低下

㊶足臨泣《あしりんきゅう》

〔取穴方法〕

足背外側で第4中足指節関節の後方で、小指伸筋腱の外側の凹みにとる。

〔主治〕

(i)頭顔面部の病症

片頭痛、目尻の痛み、目まい、目の乾き、耳鳴り、難聴

(ii)その他の病症

中風による片マヒ、月経不順

㊷地五会《ちごえ》

〔取穴方法〕

足背で第4・5中足骨の間で、小指伸筋腱の内側凹みにとる。

〔主治〕

(i)この経絡の走行部の病症

足背の腫れ痛み、胸満、脇痛、腰痛、下肢痛

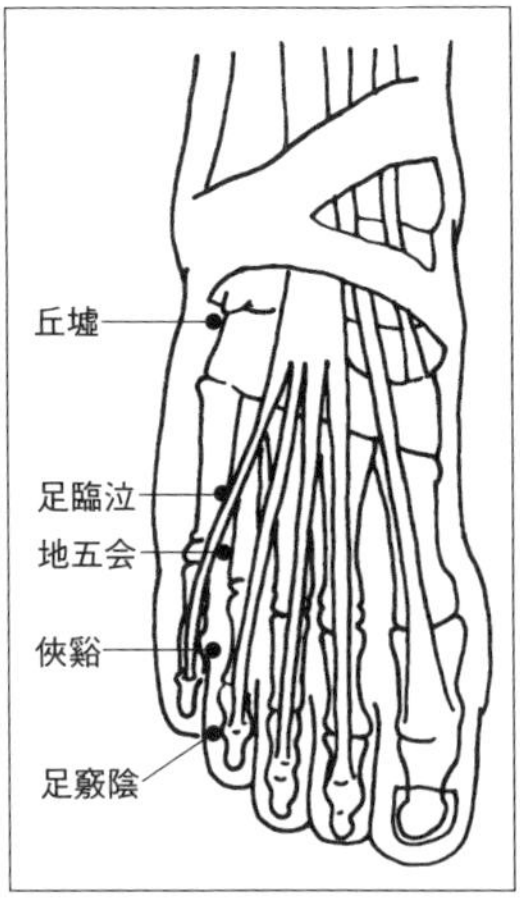

(ii)頭顔面部の病症

片頭痛、目の充血・腫れ痛み、耳鳴り、難聴

(iii)その他の病症

内傷による吐血

㊸侠谿《きょうけい》

〔取穴方法〕

足背外側で、第4・5指の間の凹みにとる。

〔主治〕

(i)この経絡の走行部の病症

胸脇痛、片マヒ、足背部の腫れ

(ii)頭顔面部の病症

片頭痛、目まい、耳下腺腫大、耳鳴り、難聴、目尻の充血・痛み、多涙

(iii)その他の病症

閉経、風寒に当っての発熱無汗

㊹足竅陰《あしきょういん》

〔取穴方法〕

足第4指末節外側で、爪甲根部の角の傍ら〇・一寸のところ。

〔主治〕

（i）この経絡の走行部の病症
片マヒ、胸脇脹満
（ii）頭顔面部の病症
片頭痛、目まい、目の充血・腫れ痛み、耳鳴り、難聴、喉のマヒ、舌の強ばり
（iii）呼吸器系の病症
せき、ぜん息
（iv）婦人科系の病症
月経不順、閉経
（v）精神面の病症
不眠、多夢

足厥陰肝経（十四穴）――多血少気

走行路線

足の母趾爪甲部に始まって、足背に沿って上がり内くるぶしの前を通過して膝の内側を上がり、大腿の内側をめぐって陰毛中に入り性器に至ります。

そこからさらに下腹部に上がって足の陽明胃経と並んで上行し、肝に所属し胆に連絡します。さらに横隔膜を貫き側胸部に分布し、喉の後面をめぐってアゴおよび鼻部を通って目に連絡し、額《ひたい》に出て頭頂部に上がって督脈と合流します。

また支脈は、肝から分かれて横隔膜を貫き、上がって肺に入ります。

病症

この経脈に異常が生じると、腰が痛み俯せたり仰向けになることができなくなります。男性では陰のうが腫れ下腹が痛み、女性では性器が腫れます。重症になると喉が乾き、顔はアカがついたように光沢がなくなります。

また、胸部膨満感が起こり、嘔吐や下痢などが現われ、尿失禁、尿閉、脱腸などが生じます。

①大敦《だいとん》
〔取穴方法〕
足の母趾末節外側で、爪甲の角の傍ら〇・一寸のところ。
〔主治〕

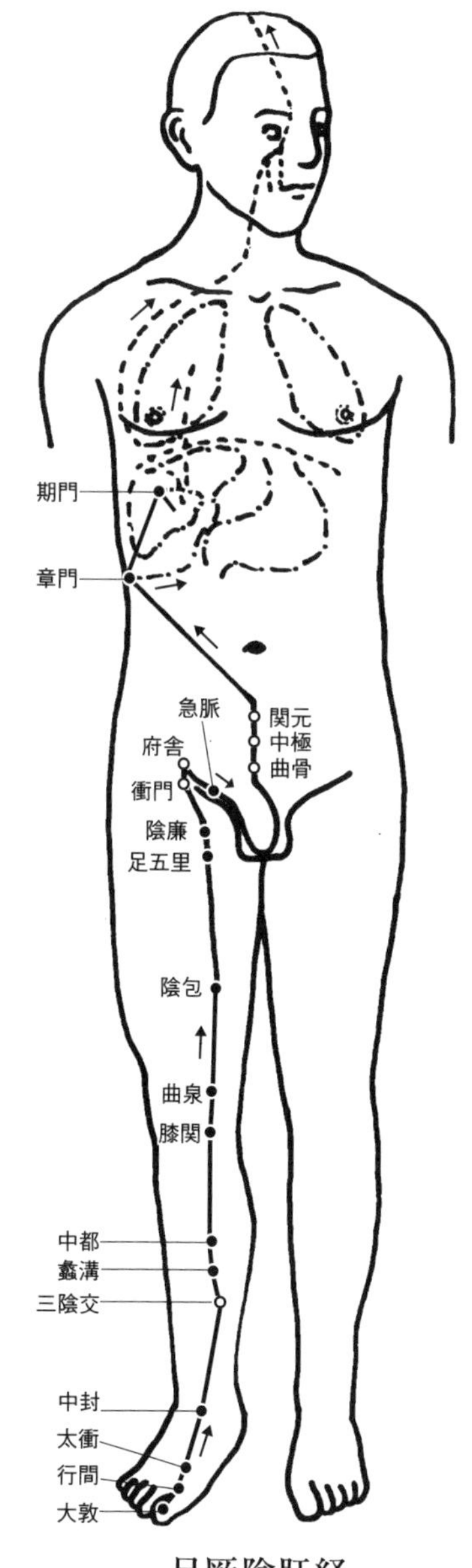

足厥陰肝経

(i) 消化器系の病症

胃痛、便秘、血便

(ii) 生殖器系の病症

性器痛、性器の痒み、月経不順、月経過多、閉経、睾丸の腫れ

(iii) 泌尿器系の病症

血尿、残尿感、頻尿

(iv) 精神面の病症

てんかん、中風、嗜眠（いつでも眠気がある）

(v) その他の病症

下腹部痛、視力低下

② 行間《こうかん》

〔取穴方法〕

足背で第1・2指間の陥凹部にとる。

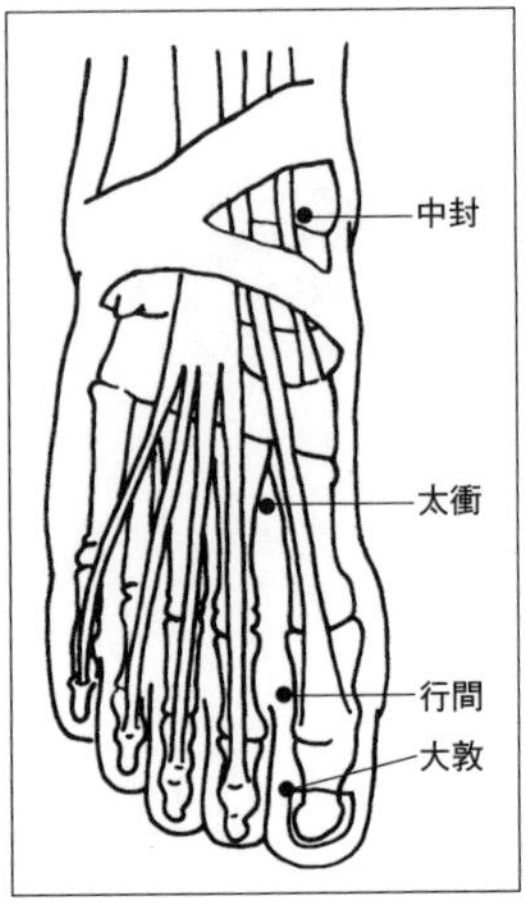

〔主治〕

(i) この経絡の走行部の病症

膝・大腿内側の痛み、胸肋痛、腰痛のため前後屈できない

(ii) 頭顔面部の病症

頭痛、目まい、目の充血・腫れ痛み、視神経の萎縮、中風による口の歪み、喉の乾いた痛み、歯痛

(iii) 呼吸器系の病症

せき、過労

(iv) 消化器系の病症

胃痛、吐血、腹脹、こしけ、性器痛

(v) 泌尿器系の病症

残尿感

(iv) 精神面の病症

てんかん、ヒステリー、イライラして怒りっぽい、気分がふさぐ

(vii) その他の病症

高血圧、下腹部痛

③太衝《たいしょう》

〔取穴方法〕

足背部で第1・2中足骨の間隙後方の凹み。

〔主治〕

(i) この経絡の走行部の病症

下肢の萎え、胸肋痛

(ii) 頭顔面部の病症

頭痛、目まい、目の充血・腫れ痛み、視神経萎縮、中風による口の歪み、歯痛、喉の乾いた痛み

(iii) 呼吸器系の病症

せき、胸悶（胸がつかえて苦しい）

(iv) 消化器系の病症

腹脹、腹鳴、胃痛、下痢、排便困難、黄疸

(v) 生殖器系の病症

月経不順、月経痛、閉経、月経過多、こしけ、
産後に汗が止まらない、性器痛

(iv) 精神面の病症

てんかん、イライラして怒りっぽい、気分がふさぐ

(vii) その他の病症

高血圧、心痛、下腹部痛

④中封《ちゅうほう》

〔取穴方法〕

足背でくるぶしの前方、前脛骨筋腱の内側陥凹にとる。

〔主治〕

(i) この経絡の走行部の病症

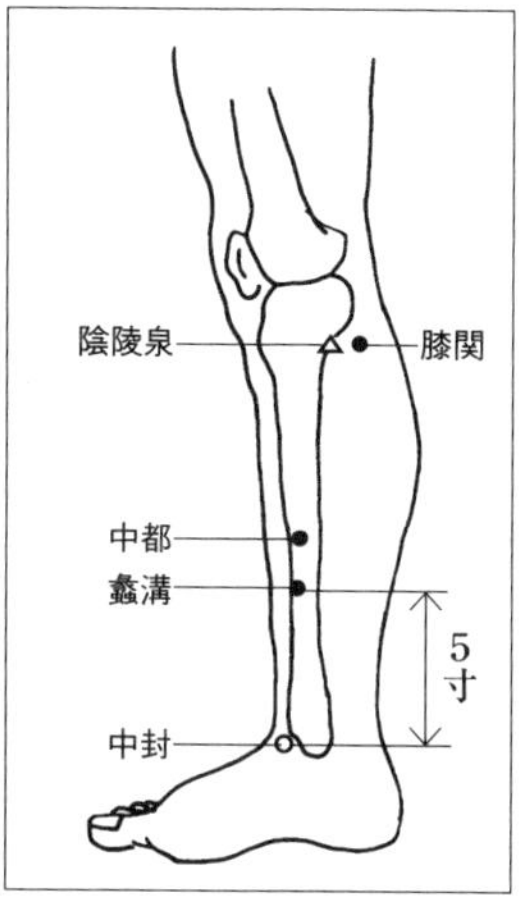

下肢が萎えて力が入らない、足背の腫れ痛み、
脇肋痛

(ii) 頭顔面部の病症

頭痛、目まい、中風による口の歪み、喉の腫れ痛み

(iii) 消化器系の病症

食欲不振、黄疸

(iv) 泌尿生殖器系の病症

小便が出にくい、生殖器痛、遺精、下腹部痛

(v) その他の病症

胸脇脹満

⑤蠡溝《れいこう》

〔取穴方法〕

内くるぶしの最高点の上五寸、脛骨内側面上にとる。

〔主治〕

(i) この経絡の走行部の病症

脛《すね》部のだるさ・痛み、屈伸困難、脇肋痛

(ii) 泌尿生殖器系の病症

小便が出にくい、月経不順、月経過多、こしけ、

睾丸の腫れ痛み、下腹部の腫れ痛み

⑥中都《ちゅうと》

〔取穴方法〕

内くるぶし最高点の上方七寸、脛骨内側面上の中央にとる。

〔主治〕

(i)この経絡の走行部の病症

下肢が萎えてマヒ・疼痛、脇肋痛

(ii)消化器系の病症

下痢、腹脹

(iii)生殖器系の病症

下腹部痛、月経過多、こしけ、後産が下りない

⑦膝関《しっかん》

〔取穴方法〕

膝を曲げて、まず脛骨内側顆の後縁に陰陵泉をとり、さらにその後方一寸のところ。

〔主治〕

下肢のマヒ、膝関節の腫れ痛みによる屈伸障害

⑧曲泉《きょくせん》

〔取穴方法〕

膝を曲げ膝関節内側横紋端の陥凹にとる。

〔主治〕

(i)この経絡の走行部の病症

下肢の萎えとマヒ、膝の腫れ痛み

(ii)頭顔面部の病症

頭痛、目まい、目痛、鼻血

(iii)消化器系の病症

下痢、腹脹、食欲不振

(iv)生殖器系の病症

月経不順、月経痛、こしけ、陰部のかゆみ、陰

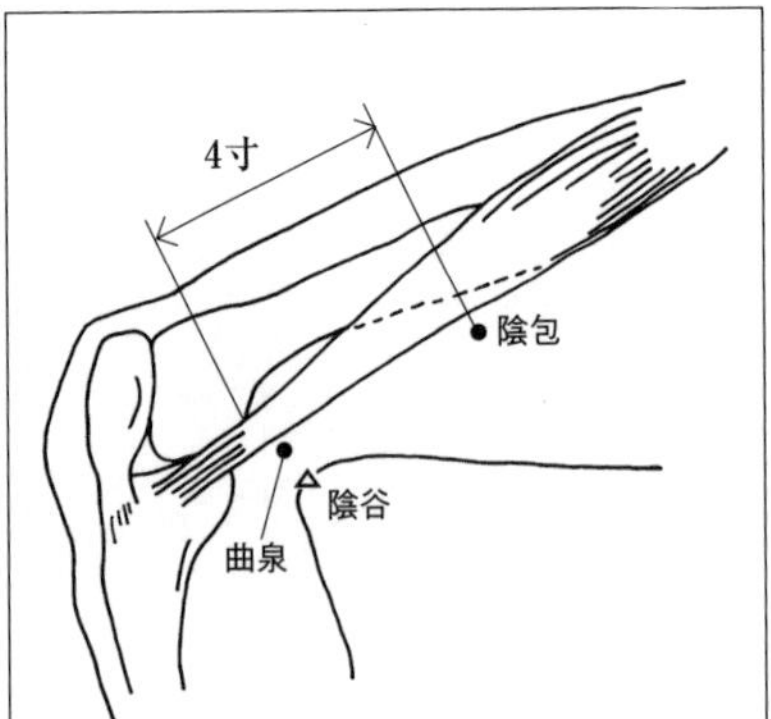

部の腫れ、産後腹痛、遺精、陰茎痛、インポテンツ

(v) 泌尿器系の病症

小便が出にくい

(iv) 精神面の病症

てんかん

⑨陰包《いんぽう》

〔取穴方法〕

膝を曲げ曲泉の上四寸、内側広筋と縫工筋の間に取穴する。

〔主治〕

(i) 泌尿生殖器系の病症

月経不順、残尿感、小便が出にくい

⑩足五里《あしごり》

〔取穴方法〕

大腿内側で、まず恥骨結合直上に曲骨《きょくこつ》穴をとり、その傍ら二寸のところに気衝《きしょう》穴をとって、その直下三寸に取穴する。

〔主治〕

(i) 泌尿生殖器系の病症

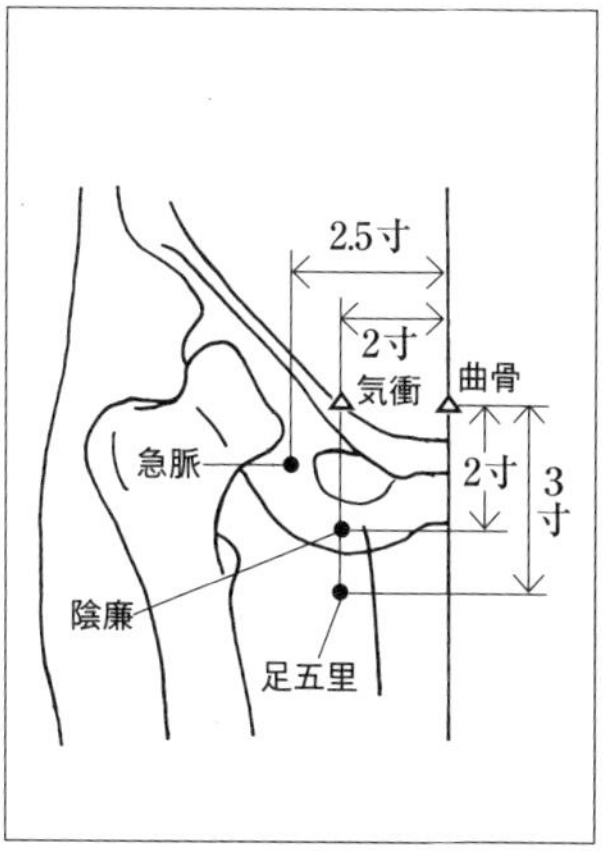

小便が出にくい、残尿感、こしけ、睾丸の腫れ痛み、陰のうが湿り痒い

⑪陰廉《いんれん》

〔取穴方法〕

大腿内側で、曲骨〔前記〕穴の傍ら二寸に気衝穴をとり、さらにその下二寸のところにとる。

〔主治〕

(i) この経絡の走行部の病症

大腿内側部の痛み、下肢のけいれん

(ii) 生殖器系の病症

月経不順、こしけ

⑫急脈《きゅうみゃく》

〔取穴方法〕

まず恥骨結合の下縁を定め、その傍ら二・五寸のところにとる。

〔主治〕

(i)この経絡の走行部の病症

大腿内側の痛み

(ii)生殖器系の病症

下腹部痛、陰茎痛

⑬章門《しょうもん》

〔取穴方法〕

側腹部で、第11肋骨前端下方にとる。

〔主治〕

(i)呼吸器系の病症

せき、ぜん息、呼吸が短い

(ii)消化器系の病症

腹痛、下痢、便秘、腹脹、腹鳴、胃痛、嘔吐、食欲不振、小児疳積、黄疸

(iii)泌尿器系の病症

多尿、白濁、小便が出にくい

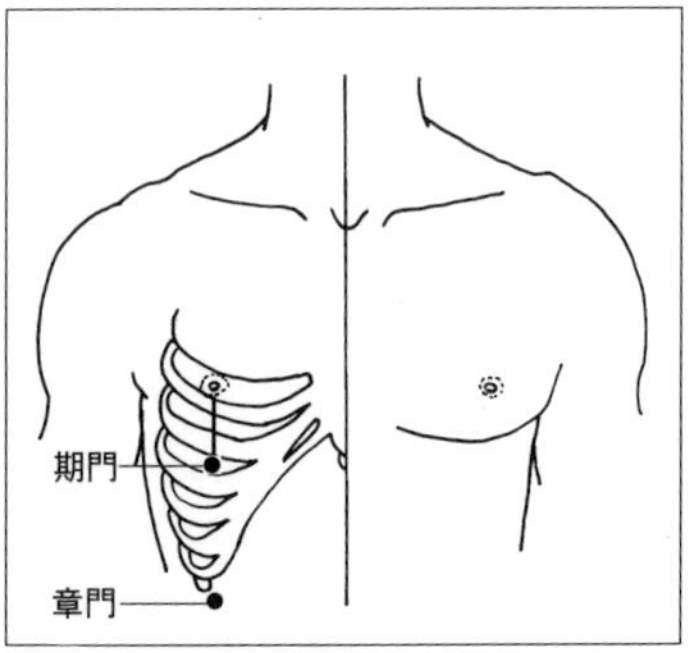

(iv)その他の病症

胸脇痛、腰脊痛、精神疲労、倦怠

⑭期門《きもん》

〔取穴方法〕

胸部で乳頭の直下、第6第7肋間で前正中線の傍ら四寸のところにとる（女性は鎖骨中線上の下にとる）。

〔主治〕

(i)呼吸器系の病症

せき、あえぐ

(ii)消化器系の病症

下痢、嘔吐、呃逆《あくぎゃく》（しゃっくり）、呑酸《どんさん》（胃酸の逆上）、腹脹、食欲不振、胃痛

(iii) 泌尿器系の病症

小便が出にくい、残尿感

(iv) その他の病症

胸脇脹満、奔豚症（気が下腹部から腹部や胸部さらに喉に向かって衝き上げる）

ここまでで十二正経の解説はすべて終了しましたが、最後に、奇経八脈のうちで最もよく活用されている督脈と任脈上の経穴を紹介して、経絡・経穴論のまとめと致します。

督脈・任脈は奇経八脈に属していますが、十二経脈（十二正経）の間の連係をさらに密接にするとともに、十二経脈を流れる気血を調整し、経脈中の気血が旺盛になれば奇経に注がれて蓄えられ、不足すれば奇経から補充される関係にあります。

そのため、十二経脈は大河に、奇経は湖やダムにたとえられます。

督　脈（二十八穴）

「督脈」の督には、総監督の意味があり、頭部・頸部・背部の正中線を運行し、六本の陽経脈と大椎で交差して陽経脈を調整、監督しています。督脈は脳脊髄の状態を反映し、さらに、脳・脊髄と生殖器官とを相互に連係させています。

走行路線

会陰部から起こり、脊柱に沿って後頭部に至り、頭内に入って脳に所属します。表面を行くものは、後頭部から頭頂部に上がり、さらに下行して額から鼻柱を通って上口唇に入ります。また支脈は、腎に連絡しています。

病症

督脈に異常が起こると、脊柱強直、角弓反張（首と背がそり返って、弓を引いたような状態になる）などが起こります。また、下腹部から心部に突き上げるよう

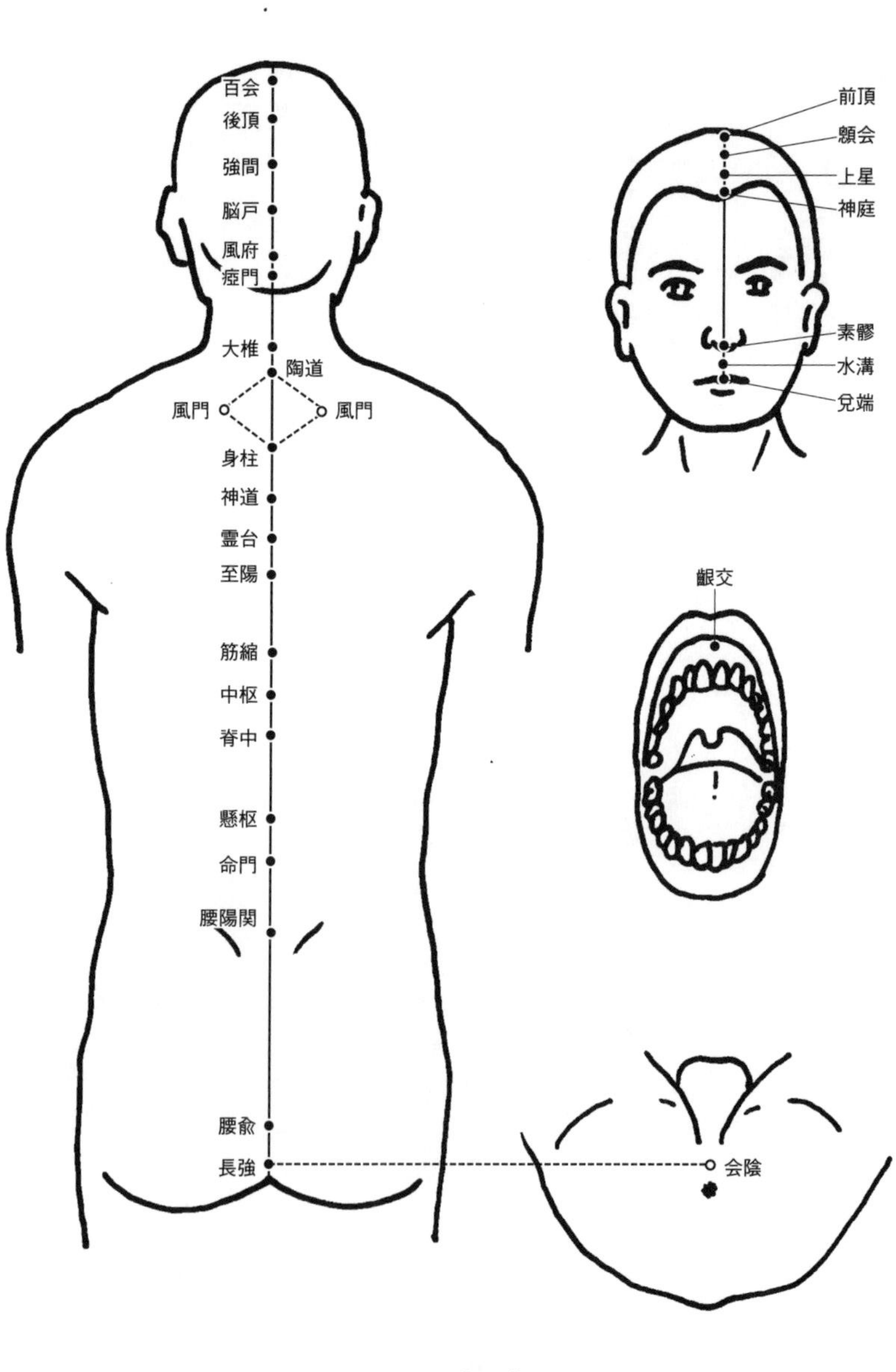
百会
後頂
強間
脳戸
風府
瘂門
大椎
陶道
風門
風門
身柱
神道
霊台
至陽
筋縮
中枢
脊中
懸枢
命門
腰陽関
腰兪
長強
前頂
顖会
上星
神庭
素髎
水溝
兌端
齦交
会陰

督脈

な痛みをはじめ、尿閉、便秘、痔疾、遺尿、喉の乾きなどの病状が現われます。

①長　強《ちょうきょう》

〔取穴方法〕

尾骨下端と肛門の間の陥凹部にとる。

〔主治〕

(i) 消化器系の病症

下痢・便秘、痔疾、脱肛、吐血

(ii) 泌尿器系の病症

小便困難、陰部湿痒

(iii) 生殖器系の病症

遺精、インポテンツ、婦女外陰掻痒

(iv) その他の病症

腰椎・仙椎・尾骨部の痛み

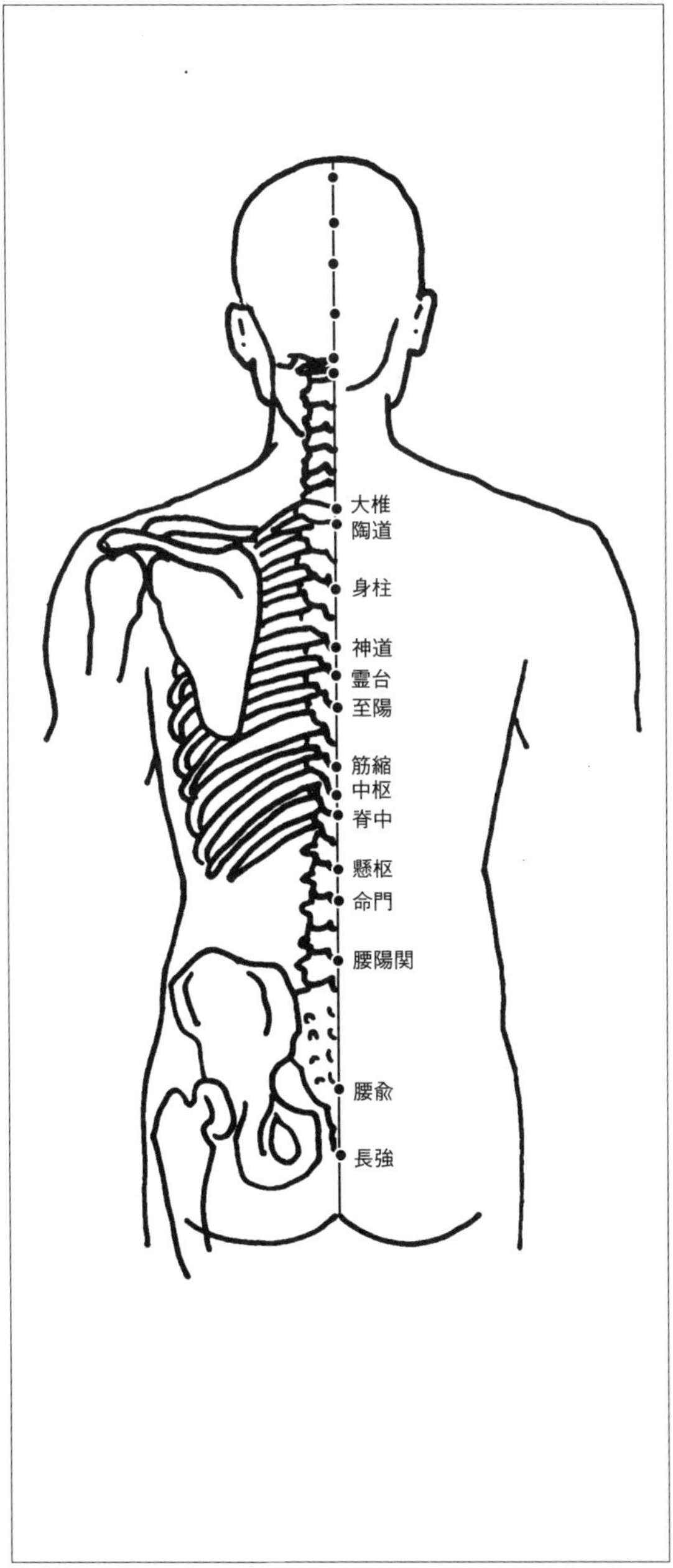

②腰兪《ようゆ》

〔取穴方法〕

仙骨部後正中線上で、仙骨裂孔の中央陥凹部にとる。

〔主治〕

(i)消化器系の病症

下痢、便秘、血便、痔疾、脱肛

(ii)泌尿器系の病症

尿赤、遺尿

(iii)生殖器系の病症

月経不順、こしけ、遺精

(iv)神志の病症

てんかん、腰脊の強ばり痛み、下肢の萎え・マヒ

(v)その他の病症

発熱無汗

③腰陽関《こしようかん》

〔取穴方法〕

両腸骨稜を結ぶ水平線と後正中線の交点が第4腰椎棘突起。その棘突起の下方の陥凹部にとる。

〔主治〕

(i)消化器系の病症

血便・下腹脹満、嘔吐

(ii)生殖器系の病症

月経不順、こしけ、遺精、インポテンツ

(iii)その他の病症

破傷風、下腹部痛、腰仙骨の痛み、下肢の萎え、膝痛による屈伸障害

④命門《めいもん》

〔取穴方法〕

腰部後正中線上で、第2腰椎棘突起の下の陥凹部にとる。

〔主治〕

(i)消化器系の病症

下痢、血便、脱肛、痔疾

(ii)生殖器系の病症

インポテンツ、こしけ、月経痛、習慣性流産

(iii)泌尿器系の病症

遺尿、頻尿、小便不利（尿が少ない）

(iv)各種虚弱症

不眠、目まい、耳鳴り、手足逆冷、悪寒

(v) その他の病症

身熱無汗、頭痛、下腹部痛、むくみ

⑤懸枢《けんすう》

〔取穴方法〕

腰部後正中線上で、第1腰椎棘突起下の陥凹部にとる。

〔主治〕

(i) 消化器系の病症

腹脹、腹痛、下痢、脱肛

(ii) その他の病症

腰脊部の強ばり・痛み・屈伸障害

⑥脊中《せきちゅう》

〔取穴方法〕

背部後正中線上で、第11胸椎棘突起下の陥凹部にとる。

〔主治〕

(i) 消化器系の病症

胃痛、腹脹、下痢、血便、小児疳積、食欲不振、黄疸、吐血、痔疾、脱肛

⑦中枢

〔取穴方法〕

背部後正中線上で、第10胸椎棘突起下の陥凹部にとる。

〔主治〕

(i) 消化器系の病症

胃痛、腹痛、嘔吐、食欲不振、黄疸

(ii) その他の病症

悪寒発熱、視力減退、腰脊部の強ばり痛み、うつ俯せにできない

⑧筋縮《きんしゅく》

〔取穴方法〕

背部後正中線上で、第9胸椎棘突起下の陥凹部にとる。

〔主治〕

(i) 消化器系の病症

胃痛、嘔吐、黄疸

(ii) その他の病症

腰背部の強ばり痛み、うつ俯せにできない

⑨至陽《しよう》

〔取穴方法〕

背部後正中線上で、第7胸椎棘突起下の陥凹部にとる。

〔主治〕

(i) 呼吸器系の病症

せき、ぜん息、胸脇脹満・疼痛

(ii) 消化器系の病症

胃痛、腹脹、腹鳴、黄疸

(iii) その他の病症

身熱、腰背部の強ばり・痛み

⑩霊台《れいだい》

〔取穴方法〕

背部後正中線上で、第6胸椎棘突起下の陥凹部にとる。

〔主治〕

(i) 呼吸器系の病症

せき、ぜん息、首の痛み、身熱、悪寒

(ii) 消化器系の病症

胃痛

(iii) その他の病症

熱病

⑪神道《しんどう》

〔取穴方法〕

背部後正中線上で、第5胸椎棘突起下の陥凹部にとる。

〔主治〕

(i) 呼吸器系の病症

せき、ぜん息、悪寒発熱

(ii) 虚証の病症

精神的ストレス、自汗、盗汗

(iii) 神志の病症

てんかん、不眠、健忘、恍惚

(iv) その他の病症

腰背部の強ばり・痛み、肩背痛、頭痛

⑫身柱《しんちゅう》

〔取穴方法〕

背部後正中線上で、第3胸椎棘突起下の陥凹部にとる。

〔主治〕

(i) 呼吸器系の病症

身熱、頭痛、せき、ぜん息、胸中煩熱

(ii) 神志の病症
てんかん、中風による言語障害
(iii) その他の病症
腰背部の強ばり・痛み、うつ俯せにできない

⑬陶道《とうどう》
〔取穴方法〕
背部後正中線上で、第１胸椎棘突起の下の陥凹部にとる。
〔主治〕
(i) 呼吸器系の病症
頭頂部の強ばり・痛み、発熱悪寒、汗不出、ぜん息
(ii) 神志の病症
てんかん、筋肉のひきつり、脊椎の強ばりと反張
(iii) その他の病症
骨蒸盗汗（骨が蒸されるような熱感と寝汗）、脊背部のだるさ・痛み、肩上腕痛、運動制限、じんま疹

⑭大椎《だいつい》
〔取穴方法〕
後正中線上で、第７頸椎棘突起下の陥凹部にとる。
〔主治〕
(i) 呼吸器系の熱病
熱中症、風疹、黄疸、発熱、悪風寒、頭痛、首の強ばり、せき
(ii) 虚証
精神的ストレス、自汗、盗汗
(iii) 神志の病症
脊柱の強ばり反張、てんかん
(iv) その他の病症
肩背部・腰脊部の痛み、じんま疹

⑮瘂門《あもん》
〔取穴方法〕
頸部の後髪際の正中で、髪際を五分入った陥凹部、第１頸椎棘突起下の陥凹部にとる。
〔主治〕
(i) 頭顔面部・五官の病症
頭痛、頭重、言語障害、音唖

(ii) 神志の病症

中風、てんかん

(iii) その他の病症

鼻血、嘔吐

⑯風《ふう》府《ふ》

〔取穴方法〕

頸部で、後髪際正中線の直上一寸、後頭隆起の直下、両側の僧帽筋の間の陥凹部にとる。

〔主治〕

(i) 頭顔面部・五官の病症

頭痛、目まい、鼻づまり、鼻血、喉の腫れ痛み

(ii) 神志の病症

てんかん、中風、言語障害

(iii) その他の病症

下肢の萎え、黄疸、感冒、発熱

⑰脳《のう》戸《こ》

〔取穴方法〕

頭部後髪際後正中線の直上二・五寸、風府の上一・五寸、後頭隆起の上縁の陥凹部にとる。

〔主治〕

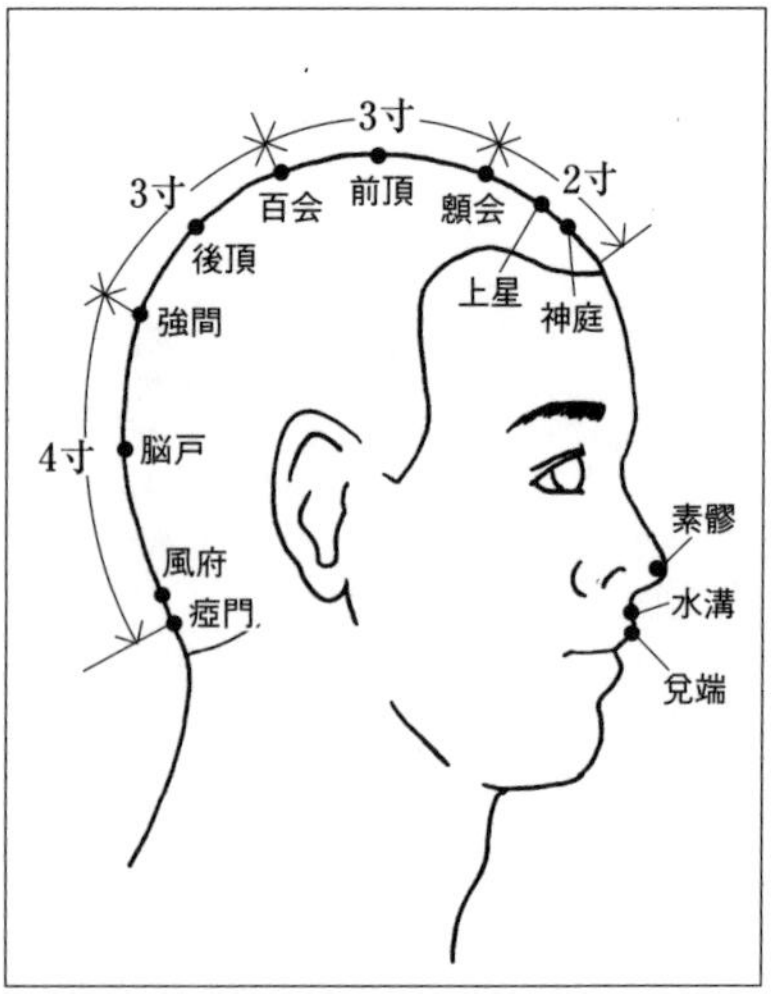

(i) 頭顔面部・五官の病症

頭重、目まい、頭痛、顔面紅潮、目黄、目が痛くて遠くが見れない、顔面痛、顔面の腫れ、舌本出血

(ii) 神志の病症

てんかん、中風

(iii) その他の病症

黄疸

⑱強間《きょうかん》

〔取穴方法〕

頭部、後髪際正中線の直上四寸、脳戸の上一・五寸の陥凹部にとる。

〔主治〕

(i)頭顔面部・五官の病症
頭痛、目まい、首の左右回旋不可

(ii)神志の病症
てんかん

(iii)その他の病症
嘔吐、煩心

⑲後頂《ごちょう》

〔取穴方法〕

頭部後髪際線直上二・五寸の脳戸のさらに上三寸のところ。

〔主治〕

(i)頭頂部・五官の病症
頭頂痛、片頭痛、目まい、視力低下、首の強ばり・痛み

(ii)神志の病症
てんかん、不眠

⑳百会《ひゃくえ》

〔取穴方法〕

頭部前髪際正中線直上五寸のところ、または両耳尖を結ぶ線上の中点。

〔主治〕

(i)頭顔面部・五官の病症
頭痛、目まい、耳なり、難聴、頭重、視力低下、目の充血、鼻血、鼻づまり

(ii)消化器系の病症
飲食無味、脱肛、下痢、胃下垂

(iii)生殖・泌尿器系の病症
腎下垂、遺尿、インポテンツ

(iv)神志の病症
健忘、ショック、中風不語、半身不随

(v)その他の病症
高血圧

㉑前頂《ぜんちょう》

〔取穴方法〕

頸部前髪際正中線の直上三・五寸（百会の前一・五寸）。

〔主治〕

(ⅰ)頭顔面部・五官の病症

目まい、鼻づまり、鼻汁、鼻血、目の充血・腫れ・痛み、視力低下

(ⅱ)神志の病症

てんかん、中風

(ⅲ)その他の病症

高血圧、むくみ

㉒顖会《しんえ》

〔取穴方法〕

頭部前髪際正中線直上二寸のところ。

〔主治〕

(ⅰ)頭顔面部・五官の病症

頭痛、目まい、鼻血

(ⅱ)神志の病症

てんかん、中風、不眠または嗜睡（いつも眠たい）

(ⅲ)その他の病症

高血圧

㉓上星《じょうせい》

〔取穴方法〕

頭部前髪際正中線で直上一寸のところ。

〔主治〕

(ⅰ)頭顔面部・五官の病症

頭痛、ふらつき、顔面のむくみ、目の充血・腫れ・痛み、風に当たると流涙する、近視、鼻血、嗅覚減退

(ⅱ)神志の病症

てんかん、中風

(ⅲ)その他の病症

熱病、嘔吐

㉔神庭《しんてい》

〔取穴方法〕

頭部前髪際正中線直上〇・五寸のところ。

〔主治〕

(ⅰ)頭顔面部・五官の病症

頭痛、目まい、目の充血・腫れ・痛み、鼻水、鼻づまり、鼻血

㉕素髎《そりょう》

〔取穴方法〕

顔面部、鼻尖中央。

〔主治〕

（ⅰ）頭顔面部・五官の病症

鼻詰まり、鼻血、鼻水、酒渣鼻

（ⅱ）消化器系の病症

嘔吐

㉖水溝《すいこう》

〔取穴方法〕

顔面部、人中溝を三等分した上三分の一と下三分の二の交点にとる。

〔主治〕

（ⅰ）頭顔面部・五官の病症

歯痛、鼻づまり、鼻血、顔面浮腫、歯をくいしばる

（ⅱ）神志の病症

てんかん、熱中症、脊柱の強ばり反張

（ⅲ）その他の病症

黄疸、腰部捻挫、寝違え

㉗兌端《だたん》

〔取穴方法〕

上唇の尖端と人中溝下端の皮膚と唇の移行部にとる。

〔主治〕

（ⅰ）頭顔面部・五官の病症

口渇、歯痛、歯肉痛、唇の強ばり、鼻づまり、鼻血

（ⅱ）消化器系の病症

舌乾、黄疸、小便黄

（ⅲ）神志の病症

てんかん、ヒステリー

㉘齦交《ぎんこう》

〔取穴方法〕

上唇をめくり、上唇小帯と歯齦との移行部にとる。

〔主治〕

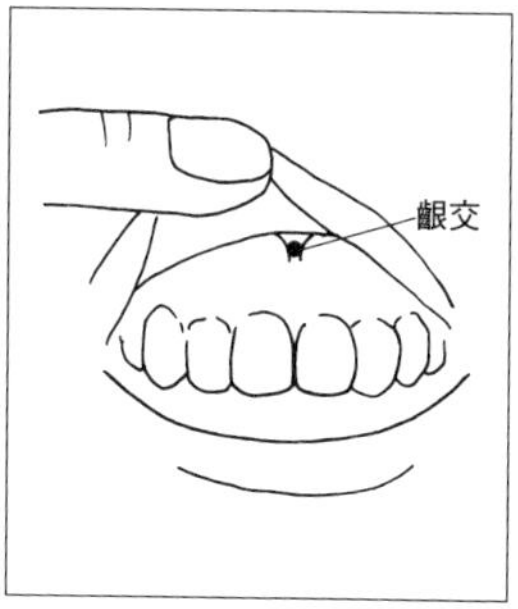

(i)頭顔面部・五官の病症
歯齦の腫れ痛み、口歪、口臭、唇の強ばり
(ii)神志の病症
てんかん
(iii)その他の病症
首の強ばり

任脈（二十四穴）

「任脈」の「任」には、総担任の意味があります。頸《くび》、喉《のど》、胸腹部の正中線を走行し、足の三本の陰経脈（肝経・脾経・腎経）と下腹部で交差し、また、左右両側の陰経脈を調整しています。

そのため任脈は「陰脈の海」とも呼ばれます。また、月経を調節し、胎児の育生にも関与しています。

走行路線

内生殖器に起こり、下がって会陰部に至ります。さらに陰毛部に上がって、腹内を巡り関元を過ぎ、腹部・胸部の正中線を上行して咽頭部に至り、下顎の中央を経て、下唇部の正中を巡って、ここで左右二枝に分かれて、顔面を走って眼内に入ります。

病症

任脈に異常が生じると、男性では各種の疝症（下腹部の痛みや塊りの発生）が起こり、また、心部におよぶ疼痛、精巣に達する痛み、睾丸の腫れ、腰痛なども起こります。

女性では月経不順、無月経、帯下《こしけ》、性器腫瘍、下腹部の膨満、流産、不妊、極度な腰部の冷感などが現われます。

①会陰《えいん》

〔取穴方法〕

会陰部の正中。男性は肛門と陰のうの付け根、女性は肛門と大陰唇後縁を結ぶ線の中点にとる。

〔主治〕

(i)泌尿器系の病症
排尿困難、遺尿
(ii)生殖器系の病症

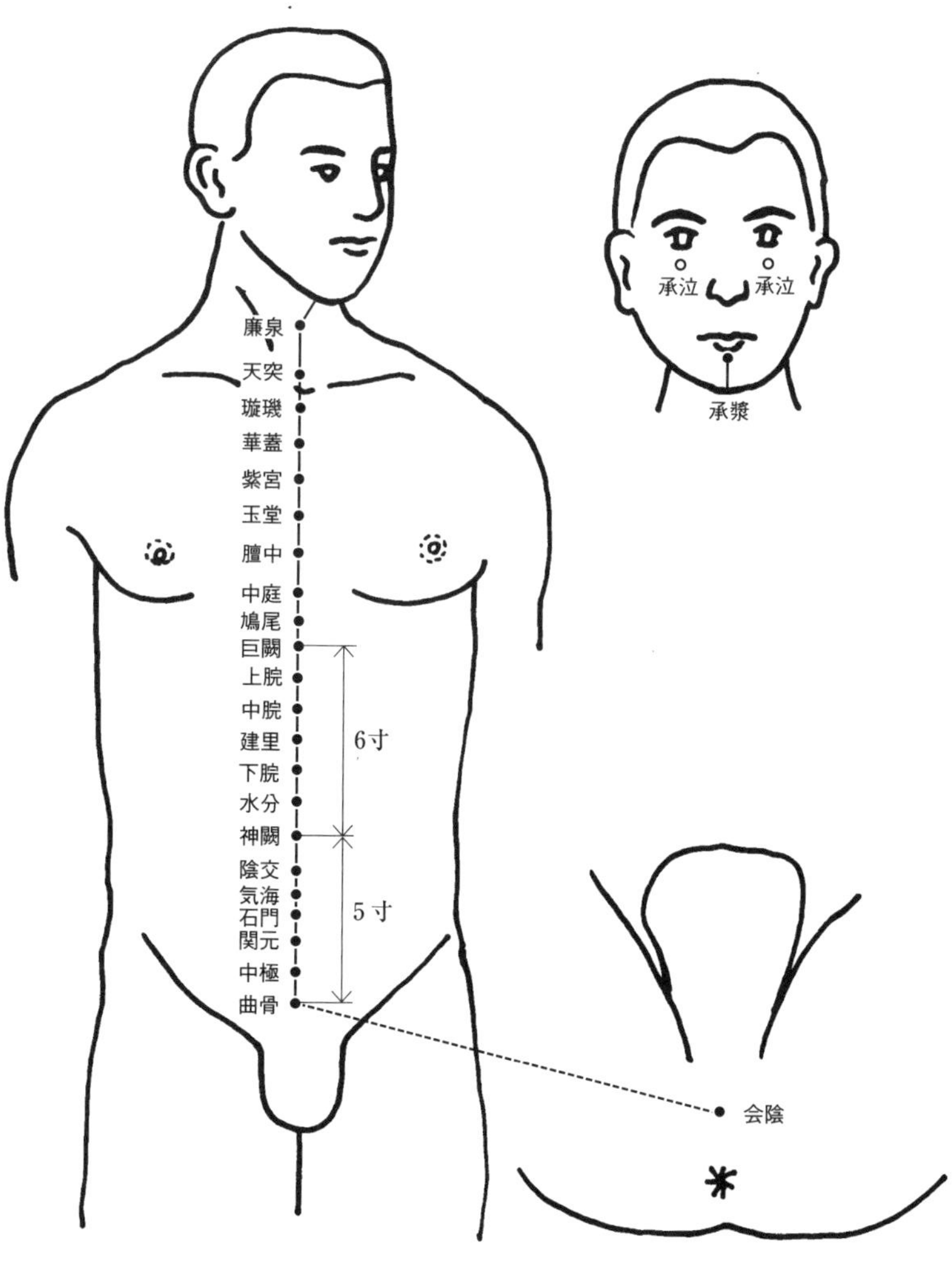

承泣
承泣
承漿
廉泉
天突
璇璣
華蓋
紫宮
玉堂
膻中
中庭
鳩尾
巨闕
上脘
中脘
建里
下脘
水分
神闕
陰交
気海
石門
関元
中極
曲骨
6寸
5寸
会陰

任脈

陰部痛、陰部の痒み、陰部発汗湿潤、遺精、月経不順

(iii)その他の病症

溺水による窒息、新生児の窒息、下腹部痛、脱肛

②曲骨《きょくこつ》

〔取穴方法〕

下腹部の前正中線上で、恥骨結合上縁の中央。

〔主治〕

(i)泌尿器系の病症

下腹部の脹満、乏尿、遺尿

(ii)生殖器系の病症

遺精、インポテンツ、月経不順、こしけ、月経痛、不妊

(iii)その他の病症

陰部湿痒、下腹部痛、むくみ

③中極《ちゅうきょく》

〔取穴方法〕

下腹部の前正中線上で、臍の下四寸。

〔主治〕

(i)泌尿器系の病症

小便不利、頻尿、尿痛、遺尿

(ii)生殖器系の病症

遺精、インポテンツ、月経不順、月経痛、月経過多、産後の胎盤不下、不妊

④関元《かんげん》

〔取穴方法〕

下腹部の前正中線上、臍の下三寸。

〔主治〕

(i)呼吸器系の病症

せき、ぜん息、無力感

(ii)消化器系の病症

嘔吐、下痢、腹痛、血便、脱肛、腹脹、黄疸

(iii)泌尿器系の病症

遺精、インポテンツ、月経不順、閉経、月経過多、こしけ、性器掻痒、胎盤不下、子宮脱

(iv)神志の病症の病症

熱中症、不眠、多夢、記憶力減退

(v)その他の病症

全身の無力感、腰のだるさ、足のだるさ、動悸、息切れ

⑤石門《せきもん》

〔取穴方法〕

下腹部の前正中線上で、臍の下二寸。

〔主治〕

(i) 消化器系の病症

腹脹、下痢、便秘、嘔吐

(ii) 泌尿器系の病症

乏尿、頻尿、尿意急進、排尿痛、血尿、遺尿

(iii) 生殖器系の病症

遺精、インポテンツ、不妊、月経不順、閉経、月経痛、こしけ、月経過多、胎盤不下

⑥気海《きかい》

〔取穴方法〕

下腹部の前正中線上、臍の下一・五寸。

〔主治〕

(i) 呼吸器系の病症

せき、ぜん息・息切れ

(ii) 消化器系の病症

胃痛・脹満、嘔吐、大便不通、下痢

(iii) 生殖器系の病症

遺精、インポテンツ、不妊、月経不順、月経痛、月経過多、こしけ、胎盤不下

(iv) その他の病症

下腹部痛、腰痛、臍周辺の痛み、四肢の冷え、ぜん息、四肢乏力、小児の泉門不合（頭がい骨縫合部が結合しない）

⑦陰交《いんこう》

〔取穴方法〕

下腹部前正中線上で、臍の下一寸。

〔主治〕

(i) 消化器系の病症

下痢・腹鳴、腹脹、慢性下痢

(ii) 泌尿器系の病症

小便不利、腹満、むくみ

(iii) 生殖器系の病症

月経不順、こしけ、胎盤不下

(iv) その他の病症

下腹部痛、腰痛

⑧神闕《しんけつ》

〔取穴方法〕

腹部で臍の中央。

〔主治〕

（i）消化器系の病症

下痢、便秘、大便困難

（ii）泌尿器系の病症

乏尿、むくみ

（iii）生殖器系の病症

月経不順、月経過多、不妊

（iv）神志の病症の病症

熱中症、人事不省、脊柱の硬直と反張

（v）その他の病症

潮熱（発熱の周期的くり返し）、盗汗（寝汗）、アレルギー性じん麻疹、アレルギー性気管支ぜん息、過敏性大腸炎、下腹部痛、臍周辺の痛み、易疲労、四肢逆冷

⑨水分《すいぶん》

〔取穴方法〕

上腹部で、前正中線上で臍の上一寸。

〔主治〕

（i）消化器系の病症

臍周囲の痛み、腹鳴、下痢、食欲不振、脱肛

（ii）泌尿器系の病症

むくみ、尿意があるが出にくい

（iii）その他の病症

下腹部痛、腰背部の強ばり・痛み

⑩下脘《げかん》

〔取穴方法〕

上腹部で、前正中線上の臍上二寸。

〔主治〕

（i）消化器系の病症

胃痛、腹脹、腹痛、嘔吐、げっぷ、腹鳴、下痢

（ii）泌尿器系の病症

小便赤

⑪建里《けんり》

〔取穴方法〕

上腹部、前正中線上で上臍の上三寸。

〔主治〕

（i）消化器系の病症の病症

胃痛、腹脹、嘔吐、食欲不振、腹鳴

（ii）その他の病症

胸悶、水腫（むくみ）

⑫中脘《ちゅうかん》

〔取穴方法〕

上腹部、前正中線上で臍の上四寸。

〔主治〕

(i)呼吸器系の病症

ぜん息、多痰、吐血

(ii)消化器系の病症

胃痛、腹脹、嘔吐、げっぷ、呑酸（胸やけ）、食欲不振、腹痛、腹鳴、下痢、血便、便秘、むくみ、黄疸

(iii)循環器系の病症

動悸、心痛

(iv)神志の病症

不眠・てんかん、中風

(v)その他

じん麻疹、顔色萎黄、全身無力、熱中症、身熱、小便黄

⑬上脘《じょうかん》

〔取穴方法〕

中脘穴の直上一寸にとる。

〔主治〕

(i)呼吸器系の病症

せき、ぜん息、多痰、喀血

(ii)消化器系の病症

胃痛、腹脹、腹痛、腹鳴、下痢、嘔吐、げっぷ、食欲不振、消化不良、つわり、黄疸

(iii)その他の病症

身熱、無汗

⑭巨闕《こけつ》

〔取穴方法〕

臍の上の直上六寸。あるいは中脘穴と胸骨下端を結ぶ線上の中点にとる。

〔主治〕

(i)呼吸器系の病症

胸満、息切れ、せき、ぜん息、喀血

(ii)消化器系の病症

胃痛、上腹脹満、嘔吐、胸やけ、下痢、黄疸

(iii)循環器系の病症

胸悶、胸痛、心痛、心煩

(iv)神志の病症
てんかん、健忘、不眠

⑮鳩尾《きゅうび》

〔取穴方法〕
上腹部、前正中線上で、胸骨下端の下一寸。

〔主治〕
(i)頭顔面部・五官の病症
片頭痛、喉の腫脹

(ii)循環器系の病症
心痛、動悸、心煩、胸悶、胸痛、息切れ、精神疲労

(iii)その他の病症
脱肛、房事過多による精神衰弱、小児の泉門（頭蓋骨縫合部）陥凹

⑯中庭《ちゅうてい》

〔取穴方法〕
胸部前正中線上で、第5肋間の高さ、胸骨と剣状突起の接合部。

〔主治〕
(i)消化器系の病症
腹脹、胸がつまって飲食物が通らない、吐食、嘔吐、小児吐乳

(ii)循環器系の病症
心痛、動悸、胸悶、胸痛

(iii)その他の病症
梅核気（喉の梗塞感があり、吐いても飲み込んでもとれない）、喉の痛み

⑰膻中《だんちゅう》

〔取穴方法〕
胸部前正中線上で、第4肋間の高さ。

〔主治〕
(i)呼吸器系の病症
せき、ぜん息、息切れ、膿血を吐くもの

(ii)消化器系の病症
喉の梗塞感、嘔吐とよだれ

(iii)循環器系
胸痛、心痛、動悸、心煩

⑱玉堂《ぎょくどう》

〔取穴方法〕
胸部前正中線上で、第3肋間の高さ。

〔主治〕

(i) 呼吸器系の病症

前胸部の痛み、せき、ぜん息、喉の腫れ

(ii) 消化器系の病症

嘔吐

(iii) その他の病症

両乳房の腫れと痛み

⑲紫宮《しきゅう》

〔取穴方法〕

胸部前正中線上で、第2肋間の高さ。

〔主治〕

(i) 呼吸器系の病症

前胸部の痛み、せき、ぜん息、喉の腫れ

(ii) 消化器系の病症

嘔吐、飲食不下

(iii) その他の病症

両乳房の腫れ痛み

⑳華蓋《かがい》

〔取穴方法〕

胸部前正中線上で、第1肋間の高さ。

〔主治〕

(i) 呼吸器系の病症

せき、ぜん息、吐血、前胸部の痛み

(ii) 消化器系の病症

嘔吐

㉑璇璣《せんき》

〔取穴方法〕

胸部前正中線上で、天突の下一寸。

〔主治〕

(i) 呼吸器系の病症

せき、ぜん息、前胸部の痛み

㉒天突《てんとつ》

〔取穴方法〕

頸部前正中線上で、胸骨上窩中央。

〔主治〕

(i) 呼吸器系の病症

せき、ぜん息、喉の腫れ痛み、突然の失声

(ii) 循環器系の病症

心痛

(iii) その他

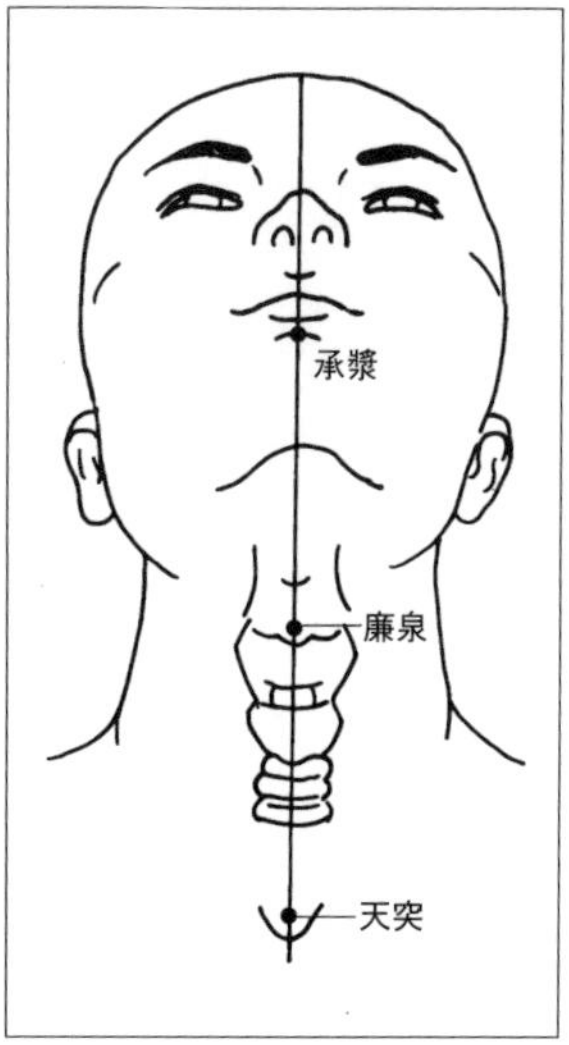

梅核気、項部の腫れ、肩の痛み

㉓廉泉《れんせん》

〔取穴方法〕

頸部前正中線上で、喉頭隆起の上方、舌骨舌縁陥凹部

〔主治〕

(i)頭顔面部・五官の病症

舌下の腫れ痛み、舌根痛、舌の強ばり、舌や口中の乾燥、口舌の瘡、突然の失声、嚥下困難

(ii)消化器系の病症

食不下、慢性的喉の渇き

(iii)神志の病症

中風による失語、小児けいれん、てんかん

㉔承漿《しょうしょう》

〔取穴方法〕

顔面部、オトガイ唇溝の正中陥凹部。

〔主治〕

(i)頭顔面部・五官の病症

口眼歪斜、顔のむくみ、歯痛、歯肉出血、歯肉の腫れ、よだれが出る、口舌の瘡

(ii)消化器系の病症

慢性的な渇きと飲水

(iii)泌尿器系の病症

頻尿、小児遺尿

(iv)神志の病症の病症

てんかん、小児けいれん

(v)その他の病症

中風による半身不随

気功外気の医療への応用

これ迄、医療気功と健康つくりのための養生気功の基礎となる中医学について、①陰陽論、②五行論、③精・気・神論、④臓腑論、⑤経絡・経穴論の五本の柱の基本的な内容をとりあげて説明してきました。

本講座の最後のしめくくりとして、気功の外気と医療への応用面について紹介してまいります。気という生命エネルギーが体内を循環しているときは「内気《ないき》」といい、健康法や養生法ではこの「内気」の量を増やし滞りなく流通させることを目的として自己鍛錬していきます。気功健康法として日本中のスポーツクラブやカルチュア教室などで行われているのは、この「内気」の鍛錬法ということになります。

一方「外気《がいき》」とは、「内気」が経穴（ツボ）などを通して体外に放出された生命エネルギーのことをいい、中国では医療気功の一分野として現在でも用いられています。格闘技としての「硬気功」は、この「外気」の爆発力を応用したものといえます。

「内気」も「外気」も同じエネルギーですが、前者がゆっくりと少量をジワジワと燃焼させる原子力発電とすれば、後者は極めて短時間で爆発させる原子爆弾にたとえられるかも知れません。

気功外気の物質的な基礎

中医学古典はもちろん、近代まで「気」は人体の生命活動を維持する一種の基本物質と捉えられていました。しかし一九七〇年代後半に入って、中国上海の原子核研究所において、有名気功師である林厚省氏を被験者としてさまざまな科学的実験を行い以下のような事実が明らかにされました。

(1)**外気の遠赤外線反応**

林厚省氏の手から放出される外気に、波長八～一四ミクロンの遠赤外線反応が認められました。また中国人民解放軍総医院での実験では、気功師が労宮穴あるいは両眼から外気を放つと、掌と眼部のサーモグラフィー反応で一度C前後上昇したことが分かりました。

以上の実験の示すことは、気功外気の物質的基礎の一つに遠赤外線があり、経穴（ツボ）の部位の組織に外気が反応しているということになります。

(2)**外気の静電気反応**

上海市原子核研究所での実験によると、気功師の労宮穴から二センチの距離にセンサーをおいて測定すると、マイナスの電荷が認められました。また気功師によって、電荷の強度や極性（プラス・マイナス）が異なることも分かりました。そして、気功師がベテランであればあるほど、外気を意識で制御できる能力が高いことが分かりました。

(3)**外気の微粒子流反応**

原子核研究所での測定で、気功師の放つ外気を測定したところ、微粒子の流れとなっていることが分かり、気功師の指から三五センチ離れた所の速度が最も大きく、一・五メートルの所の微粒子流信号強度は三分の一に減衰しました。外気の微粒子流の到達距離は気功師によっても異なりますが、大体二～三メートル迄到達することが分かりました。

(4)**外気の磁気反応**

人体は脳や心臓など微弱な電気を発生する部位には、ごくごく微弱な磁気が発生しますが、それを検知するには、外界の磁気ノイズを遮へいする特殊な部屋の中でないと不可能です。

一般に地球の磁気は場所によって異なりますが、〇・三～〇・五ガウス（磁気の強さ）程度で、通常人の体の部位で測定される磁気の強さは地磁気の強さの一兆分の一程度というとてつもなく微弱なものです。ところが中国での気功師の磁気反応実験によると、地球磁気の数百から数千分の一にも及ぶということでした。

強度の数値の正確性はともかくとして、気功鍛錬によっては、とてつもない能力が発揮できるようになるということでしょうか。

(5)気功の音波反応

人民解放軍総医院と電子工業部第三研究所（ともに北京在）との共同実験によりますと、三名の気功師の労宮穴から発せられる外気を掌に接触した場合と非接触（五センチ離れている）の場合の測定で、いずれも耳には聞こえない低周波の音波が検知できました。

そしてその音波信号は、気功師が意念によって外気を放つ場合は、通常の意識状態で自然放出される場合に比べて、周波数が一五～二〇ヘルツ高くなることが分かりました。

音波は電磁波と違ってタテ波（振動方向と進行方向が同じ）なので、血管に何らかの原因でツマリが出きる「脈管炎」という症状に臨床応用されているということです。


以上、外気の物質的基礎として五種類がこれ迄（一九七〇年代後半）に測定されていることを紹介しましたが、しかし、これらの一つ一つ、あるいはすべてを足しても気という生命エネルギーにはならないのです。

なぜかというと、別の実験で、外気は鉛の中にある写真転板を感光させたり、進行中に蛇行しスピードを変えたり、気功師の額にアルミの一円硬貨を一〇個もくっつけたり、急性の痛みや炎症を数秒間で消滅させたり、等々といった現象を、これらの五つの要素あるいは全てを以ってしても説明できないのです。「気」を神秘化するのも正しい方向とは言えませんが、しかし、現在のレベルの科学で「気」をすぐに説明できるのだという独断も行き過ぎだと思います。

「気」についての、地道なさらなる探求が要求されています。

外気の生物に及ぼす影響

前述したように、中国ではほとんどの中医学の病院で、日本でもごく少数ですが臨床の現場で外気療法が施されています。次に、外気が人体に及ぼす作用について述べます。

(1)外気の皮膚温度に及ぼす作用

上海市気功研究所の林雅谷《りんがこく》氏（故）は、次のような実験をしました。気功師が距離をおいて被験者の大椎穴（背側にある経穴）に外気を放ち、サーモグラフィーによって、被験者の掌の変化を観察しました。その結果、掌の中心温度が二七度Cから三〇度Cに上昇し、次第に手の五本の指へと拡散していきました。

しかし気功師が発気を停止すると、受け手の掌の温度は次第に下がり、最終的に二八度Cになりました。この実験で示すことは、外気は、どんな人でも受けることができ、しかも受け手側の皮膚温度を高めることができる、ということです。

(2)外気の筋肉運動に及ぼす作用

人民解放軍総医院気功科で、中風、半身不髄のような麻痺のある患者に外気を放ち観察する実験を行いました。すると、外気導引によって、ほとんどの患者の麻痺している肢体が、それぞれ異った温度で自発的（意志と関係のない）な運動が現れました。

この運動の強弱は、患者の外気に対する敏感度によって差があり、感受性の高い患者ほど自発運動の強度は高く、また外気を受けてから自発運動が生じる時間は短く、感受性の鈍い患者はその逆の結果でした。

また、肢体の自発運動と外気療法を受けた回数とは相関があって、最初の数回は自発運動は比較的弱く、ある場合は全く反応を示さないこともあるのですが、外気療法の回数が増えるにしたがって、患者の肢体の自発運動はますます顕著になり、結果として運動機能が改善されるという報告が示されています。

⑶外気が動物の免疫機能に及ぼす作用

元北京中医学院の李彩熙氏は、動物実験で外気がマウスの免疫機能に及ぼす影響を観察しています。

まず、健康なマウス六八匹を無作為に二組に分け、その一組の三二匹を実験組として免疫物質を与えると同時に、最初から気功師が一日一回、毎回一〇分間、連続四日間外気を放ちました。一方の対照組三六匹は、免疫物質を与えるだけで外気は与えませんでした。

五日目になって、すぐこのマウスから採血し血清分離を行い、その凝集値を測定しました。その結果、明らかに外気組の方が高い値を示し、マウスの体内に抗体を産生させる能力が高まっていることが分かりました。

また別の実験では、外気組のマウスのグループの方が非外気組のグループよりも、免疫細胞のひとつであるマクロファージ（呑食細胞）の呑食率と殺菌率が高まったことが分かりました。この実験は、気功外気が動物の免疫能力を高める可能性のあることを示唆しています。

外気療法の方法

⑴患者に接触せずに外気を放つ療法

この方法は、気功師と患者との間に一定の距離をおき、外気を放って治療する療法ですが、その中で、当面もっとも常用されている幾つかの方法を紹介します。

①外気療法の距離

外気療法を施す場合、その距離がどのくらい離れれば患者がもっとも気を感じ、最良の効果が得られるのかが、問題となります。この問題についての気功師の考え方は一致しておらず、現段階ではまだ統一した基準は設けられていません。外気療法の効果については、ごく至近距離から数千キロメートルのリモコン治療まで可能だという説がありますが、一・五メートル以内の外気による反応がもっとも著名であり、三メートルも離れるとかなり効果は減衰することがわかっています。長距離のリモコン発気の反応については、まだ充分な科学的データが得られていないので、今後の課題として残されています。

気功師が外気療法を行う場合、主に掌の労宮穴あるいは井穴を用いますが、発射源と患者の体との距離は、およそ以下の原則にもとづいて決められます。

ⓐ気功師の外気の強さ

外気が強い場合、外気を放つ距離は比較的遠く、ふつう一～一・五メートル前後が好ましいとされています。しかし一般的には一〇～二〇センチの距離で発気するのが最適です。

ⓑ患者の経絡の外気に対する感受性

経絡の感受性の強い患者に対して外気を放つ距離は、その強さに相応した距離で行わないと、場合によってはその反応が強すぎて患者本人が不快感を覚えることがあるのです。

逆に感受性の弱い患者に対しては、距離を短くし、大体一〇センチ前後がよいとされています。場合によっては点穴（患者の経穴に触れる方法）方式を用いて、はじめて気を感じることもあります。

ⓒ患者の病名、病状、体質を考慮

病状が長引き、くり返し発作を起こす患者に対しての外気療法の距離は近くします。通常は五〇センチを越えないようにします。しかし、老人、虚弱体質の患者に対しての距離は比較的遠くすることがよいとされます。

人民解放軍総医院リハビリ科の元教授で医博の黄美光先生によりますと、外気を放つ距離は固定されたものではなく、柔軟に対応すべきであり、場合によっては同じ患者に遠近を両用することがあり、外気を放つ方向、意念の強弱をも同時に応用することで、効果を挙げることができたと述べています。

②気功師の外気発功のときの姿勢

外気発功のときの姿勢も、患者の体質、病状を病気の部位を考慮して柔軟に応用することで最良の効果を挙げることができます。以下に常用されている幾つかの姿勢を紹介します。

ⓐ站位《たんい》発功姿勢

自然に立ち、全身の筋肉をリラックスさせ、眼を軽く閉じ、歯は上下噛み合わせ、舌を上の硬口蓋につけ、両眼は気を放つ部位を凝視し、気分は平常を保って、呼吸を整え意念を集中させます。

片方の手で気を放つ場合、もう一方の手は握りこぶしを作るかまたは自然に開きます。あるいは両手で同時に発功してもよいです。

ⓑ座位発功姿勢

椅子に座り、上半身は真直ぐにしてリラックスし、両膝は自然に曲げ、以下ⓐの通り行います。

ⓒ自由式発功姿勢

決められた姿勢はなく、主として患者の病状や病巣の部位によって姿勢を決めます。ある時は立位、ある時は座位で発功しますが、時には身をかがめて患部に放射します。

いずれの姿勢にせよ、体と四肢は自然にリラックスすることが重要で、意念を集中し、両眼は患部を凝視し、心を静め呼吸を整えます。

ⓓ発功のときの手の形

ほとんどの気功師は、手を用いて発功しますが、手の形と発功のときの気の強さと量には一定の関係があります。

・推掌式

五本の指を少し開いて、手首の関節を甲側に四五度前後曲げ、掌の労宮穴を外に向け発功します。この方法は通常、患者の全身に向かって発功する時に用いられ、患者の受ける気場面積が大きくなります。

・剣指式

示指（人さし指）と中指を自然に伸ばしてそろえ、母指と薬指、小指は自然に曲げて剣指にします。この形での発功は、外気が比較的目標に向かって集中され、通常患者の穴位（ツボ）あるいは患部に外気を放つ時に用いられます。

・単指式

示指あるいは中指を伸ばし、その他の指は握りこぶし状にします。この時、外気のエネルギーは一本の指から放たれ、方向性も強く集中して外気が注入されます。この方式も②と同じく、患者の穴位あるいは患部に発功する時に用いられます。

③外気発功のときの気功師体内での伝達経路

ほとんどの気功師は、外気を放つ時のエネルギーの流れは経絡の循環ルートに沿って進められると考えています。すなわち、手の三陰経（肺・心包・心）は、胸部から上肢内側に沿って手の指先に至り、手の三陽経（大腸・三焦・小腸）は、手から上肢外側に沿って頭部に至ります。また足の三陽経（胃・胆・膀胱）は、頭部から背部に沿って大腿の外側を通って足の指先に至り、足の三陰経（肝・脾・腎）は足から大腿の内側に沿って腹部に至ります。

外気発功も、意念によって、これらの経絡の流れに沿って運行されると、省力的で安全であり、また気血の運行を促し、さらに放たれた外気のパワーも大きく方向性も正確となります。常用される外気発功の経路と具体的方法は以下の通りです。

ⓐ丹田→膻中穴→労宮穴→患者

気功師は心身ともにリラックス状態（気功態）に入った後、意念によって内気を下丹田から次第に上に向かって運行し、胸部の膻中穴に到達させ、さらに両方の腕の内側の手の三陰経を通って掌の労宮穴に運んで、ここから外気に変えて患者の体に向かって発功します。これはもっとも常用されている経路であり、またもっとも効果のある方法とされています。

ⓑ命門穴→大椎穴→外労宮穴→患者

気功師は気功態に入った後、意念によって内気を命門穴から次第に上に向かって運行し、大椎穴に到達させ、さらに両方の腕の外側の手の三陽経を通り、手の背側の外労宮穴に運んで、ここから外気に変えて患者の体に向かって発功します。

ⓒ労宮穴→指先の十宣穴→患者

気功師は気功態に入った後、意念によって上述した二つの経路で労宮穴に内気を運び、さらに十宣穴（指先尖端にある経穴）に到達させ、ここから外気に変えて発功します。

これは、丹田と命門の気を指先に運行し外に向かって放出する方法で、この方法も治療によく常用されています。

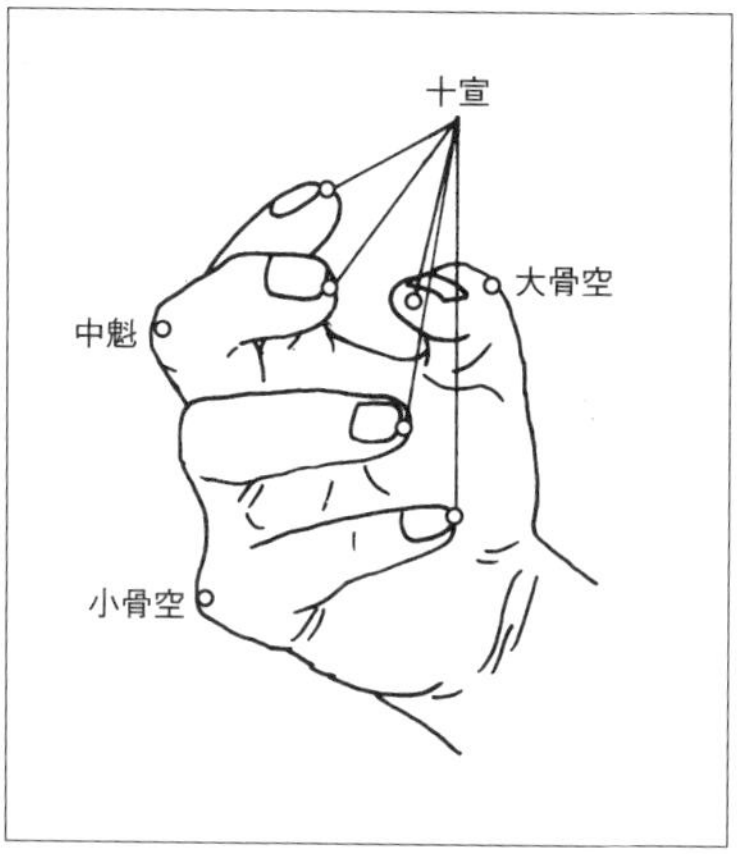

ⓓ片方の手の十宣穴→大椎穴→もう一方の手の十宣穴→患者

気功師は気功態に入った後、意念によって外界（自然界）の気を片方の手の十宣穴から採りこみ、腕の外側の陽経絡を経て大椎穴に運び、さらにもう一方の腕の外側の陽経絡を経て手の十宣穴に到達させ、ここで外気として患者に発功します。

この方法で発功される外気は、気功師本人の元気を用いないので（自然界の気）、体力の消耗は前記の三種の方法より少なくて済みます。

④外気を発功する患者の部位

外気療法を施す時は、必ず患者の病気に対応する幾つかの部位を目標として、外気放出を行います。そうすることによってはじめて治療効果を挙げることができるのです。

中国での多くの気功師の臨床経験によりますと、常用する部位は下記のいくつかから選ぶことができます。

ⓐ**患者の経絡**

患者の経絡に的をしぼって外気を発功すると、容易に患者の体内の内気を移動させることができ、気血の運行を促進させることができます。この方法は、次に示す患者の穴位（ツボ）を目標として発功する方法と併用して行うと、さらに顕著な効果が得られます。

ⓑ**患者の穴位（ツボ）**

患者の病状、病気の性質にもとづいて、この病気を関係のある穴位を目標として選び、外気発功を行います。この方法は即応性が強く、患者本人の気感も強くなり、顕著な効果が得られます。

ⓒ**患者の患部**

患者の患部に的をしぼり外気を発功します。この方法は、患者が明確に部位が限定される場合に適用されます。とくに一種の疼痛性疾患、炎症性疾患およびガン等の治療にはこの方法が用いられます。またこの方法は、通常、患者の体全体に外気発功する方法と併用して行なわれます。

ⓓ**患者の全身**

気功師は患者の全身を目標として外気発功します。この方法は、気功師が発功する外気のエネルギーが作用する空間（気場）を利用して、患者の体全体を気功師が放った気場の中に置き、患者が受ける外気の面積を大きくするのです。

しかし、患者が受ける外気のパワーは比較的ゆるやかであり、全身性疾患の治療に適しています。

⑤**患者の姿勢と協力法**

患者は外気療法を受ける場合、一定の姿勢を維持しなければなりません。通常は仰臥位と座位の二種類があります。

仰臥位の場合は、患者は約二〇センチ程度の枕を用い、両腕は自然に伸ばして両側に置きます。両手の指は軽く開き、掌は内側に向け、両足は自然に伸ばします。

座位の場合は普通、椅子を用います。両膝の関節を九〇度になるように曲げ、両足底は床に着けます。両腕は自然に下に垂らし、体の横につけますが、両手を大腿の上にのせてもよいです。上半身は真直ぐな姿勢を維持して、両眼は半眼とします。

上記二つのいずれの姿勢をとる場合でも、患者は筋肉をリラックスさせ、できるだけ雑念を除き丹田を意守します。場合によっては、患者自身に気功師が発功する外気の部位あるいは患部を意守させます。

中国での多くの臨床経験で、このように患者の協力が得られると、外気を受ける気感が強く、治療効果が高いことが証明されています。

上記二種の姿勢以外に、患者の病状を患部の状況にもとづいて、その他の姿勢を用いる場合ももちろんあります。例えば、腎部痛と腰腿痛の場合、側臥位あるいは伏臥位（うつぶせ）を採用します。このようなケースでは、患部がはっきりと体の表面に表れ、容易に外気を受け入れられるため、治療効果も上がります。

⑥外気療法を受けるときの患者の感覚（気感）

気功師の外気を受ける患者は、各種各様の気感があります。経絡の敏感な患者は、気感が現れる時間が早く、またはっきりしています。通常は、気功師が発気してから数秒の間に気を感じ、感覚の程度も針治療を受けた場合の気感に達することができます。しかし、経絡の敏感でない患者の場合は、治療を開始したばかりのときの気感は、まだはっきりとは現れませんが、治療時間も治療回数が増えるにしたがい、気感も次第にはっきりと現れてきます。

また、患者自身の気功の外気信号に対する受け入れ能力の差異によっても気感が異なってきます。しかしこの差は、外気療法の回数が増えるにしたがって次第に小さくなってくるし、消失してしまいます。患者の気感の強弱は、患者側の原因以外に、気功師が発する外気パワーの強弱や放出量にも関係します。つまり、気功師の発する外気パワーが強く、外気の放出量が大きい場合、患者の気感も鮮明となり、その逆の場合は不鮮明となります。

中国側の人民解放軍総医院や上海市気功研究所等での臨床経験の報告によりますと、外気療法を施す場合、患者は以下のような気感のうちの一種あるいは数種を感じています。

ⓐ **熱感（発熱感）**

外気療法を施すと、ほとんどの患者にこの熱感が生じます。患者によって、この発熱感が全身に及ぶことがありますが、ほとんどの患者は外気を照射されたその部位だけが暖かくなる感覚が得られます。

元解放軍総医院の黄美光教授の経験によりますと、気功師が「熱」の文字を意念して外気を放つと、患者は熱い感覚をおぼえるということです。場合によっては、皮膚温度の上昇がみられました。

ⓑ **冷感（発涼感）**

外気療法のとき、ある患者では冷感を覚えることがあり、とくに外気を照射された部位が冷たく感じます。同じく黄美光教授の経験によれば、気功師が「冷」の文字を意念して外気を放つと、患者は冷感をおぼえ、皮膚温度の下降がみられたということです。

ⓒ **しびれ感（麻）**

外気療法で患者によっては、照射部位にしびれ感をおぼえます。外気に敏感な患者の場合、療法を開始すると即座にしびれ感をおぼえ、この感覚は往々にして比較的長時間続きます。

このしびれ感はほとんどの場合、経絡に沿って、外気を照射された部位から次第に遠い部位に拡がっていきます。しかし少数の患者では、まったく拡がらず、局部に留まっていることもあります。

ⓓ **だるくなる感覚（酸）**

外気に対して比較的敏感な患者が治療を受けると、だるくなる感じを覚えます。この感覚は、通常外気を照射した局部のみに感じられます。一部の患者では、このだるい感覚とあわせて熱感をも覚えることがあります。

ⓔリラックスした快適感

外気療法を施すと、ほとんどの患者はリラックスした快適感を覚えます。この感覚は、外気を照射した局部に現れることが多く、治療を終了した段階では、患者の全身に拡がっています。

ⓕ重苦しい圧迫感

少数の患者ではありますが、外気療法のとき局部に重苦しさと、ある種の圧迫感を覚えることがあります。しかし外気の発功を停止すると、その感覚はすぐに消失し、逆に次第にその局部に快適感が生じてきます。

ⓖ押される感覚（推動感）

患者によっては、座位で外気療法をうけるとき、上半身に一種のパワーが伝わり、前後左右に押されたり揺らされることがあります。

ⓗ筋肉が震える

ある患者は、外気の作用によってピクピクと筋肉に震えが生じます。患者によっては初回からこの現象が発生する場合もあるし、また連続して数回の外気療法の後に発生する場合もあります。

筋肉の震えの強さは、通常は外気療法の回数に比例して大きくなっていきますが、治療を停止するとすぐに消失します。

ⓘ肢体の無意識な運動

外気療法を施すとき生じる最も強い気感は、肢体に無意識な運動が生じることです。患者によっては、気功師の手の動きのリズムにしたがい同じように肢体が動きます。この気感は、患者の外気に対する敏感度と関係があり、外気に非常に敏感な人の場合、肢体が動くだけでなく全身に同じような運動が生じます。

この種の無意識運動は、ひじょうに長い時間持続しても疲労せず、逆に、治療が終了した後には快適感を覚えます。また、効果の早い患者では、悪かった手足の機能がただちに改善することもあります。

ⓙ呼吸が深くなり回数が減少

療法が進むにつれ、患者によっては呼吸が深くなって回数が減少します。またなかば睡眠状態に陥ることもあります。これは外気によって、患者の入静《にゅうせい》（外界からの刺激に対しての反応が低下する）が促進された結果です。

ⓚ腹腔臓器のぜん動が促進する

気功師が患者の腹部に向かって外気を照射すると、ほとんどの患者の内臓のぜん動が促進され、腸のぜん動音（ゴロゴロと空気の移動する音）が増えます。そして治療が終了すると、腹の張っていた状態がやわらげられます。

ⓛ疼痛をやわらげる

痛みを訴える患者は、ほとんどの場合、外気の作用でその局部的な疼痛がやわらげられ、場合によっては痛みが消失します。

以上の通常みられる気感以外に、患者によっては、局部が痒くなったり、汗をかいたり、また極端な場合では、ある種の幻覚症状（外気作用によって、脳内の麻薬用物質であるエンドルフィンが知覚に影響を及ぼす）が現れますが、治療が終ると元の状態にもどります。

⑵外気による点穴療法

点穴療法は、気功師の「内気」を意念によって丹田から指先まで運行し、その後、患者の体調の経穴（ツボ）を押圧して治療を行う方法であり、臨床でもよく用いられています。

点穴療法の効果は、気功師の発功する外気のパワーと、患者の穴位（ツボ）の取穴の正確さによるといわれます。ツボ取りの選択は、患者の病気の種類、病状にもとづいて行われますが、その原則は針灸治療の場合と同じです。

以下に各症状にもとづくツボ取りの原則的内容の概要を説明します。具体的な経穴名はこれ迄学習してきた、十二正経と任脈・督脈上の経穴から選択しますので、皆さん各自取穴してみて下さい。

①心臓血管系統の病気

十二正経中の「手の少陰心経」、「手の太陽小腸経」、「足の少陰腎経」、「手の厥陰心包経」、「手の少陽三焦経」は、すべて「心」あるいは「心包」と関係があります。

中医学でいう「心」の概念には心臓が含まれており、またヒトの意識活動（意念）も含まれます。心臓疾患ともっとも関係のある経脈は、「手の少陰心経」、「手の厥陰心包経」と「足の少陰腎経」です。

急性の心臓疾患はすべて、心臓部の痛みと発熱が主な症状です。この場合の主な取穴は、「手の厥陰心包経」から選びます（中衝、大陵、内関、間使、天池等）。その他に心兪、曲池、足三里等もとり、正気（元気）を注ぎます。

息切れ、無力、寝汗、寒気、手足の冷え等の症状がある場合は、「心経」から取穴する以外に、関係のある督脈上の身柱、神道や任脈上の膻中、気海等をとり正気を注入します。

また、不眠、寝汗、動悸、心の煩悶、恐怖症などがある場合は、「手の厥陰心包経」上の経穴を選びますが、それ以外に「手の少陰心経」と「足の少陰腎経」のツボを選択して、心腎の強壮をはかります。その他、「手の大陰肺経」の太淵《たいえん》穴は脈の集まるところであり、脈が細く弱い病気にはこの穴位が用いられます。

高血圧症は中医学の観点からみると、その多くは「肝陽偏亢（腎陰が不足して肝が養えず、肝陽が逆上した状態）」の症状、あるいは「腎虚肝旺（腎の精気が不足し肝の精気が増えバランスを崩した状態）」となり、患者によっては、心臓、肝臓、腎臓を同時に患うことがあります。

②呼吸系統の病気

十二正経はすべて、胸背部を通るので呼吸系統の病状に関連する経穴（ツボ）がもっとも多い経絡です。「手の陽明大腸経」と「手の太陰肺経」は互いに表（陽）裏（陰）の関係にあり、また「足の太陽膀胱」は陽経で体の表面を通り皮毛の状態が反映されます。肺は皮毛の状態と関係が深いのです。

また「五行説」でいえば「手の太陽肺経」は「金」に属し、「足の少陰腎経」は「水」に属しており、「金」生「水」

で互いに母子関係にあります。したがってこれら四つの経脈は呼吸系統の病状と密接な関係があるのです。

督脈、任脈は「陽経」「陰経」を代表するので、やはり適切な穴位をとって治療が行われますが、その原則は以下の通りです。

病気の初期で、その病状が表面に現れている場合は、「陽経」の経穴を重点的に取穴します。例えば、上星、百会、風府、大椎など。

病気になってからの期間が短かく、表面に病状が現れておらず、体がまだ衰弱していない場合、「陰経」と「陽経」のツボを併用します。例えば「陰経」の太淵、列缺、尺沢、中府等と「陽経」の合谷、曲池、肺兪など。

病気になってからの期間が長く、体も衰弱し、口が熱っぽく、喉が渇き、息切れがし、喀血があり、寝汗をかき、午後微熱が出る（潮熱）等の症状がある場合、重点的に「陰経」のツボを取穴します。例えば膻中、気海（任脈）、魚際、太淵、中府（肺経）、湧泉、照海、太谿、復溜など。

もし食欲不振、消化不良、体重の大幅減、無力、などの患者に対しては、「太陰脾経」と「陽明胃経」のツボ、また健康保持のツボである足三里（胃経）、膏肓《こうこう》等を取穴します。

③消化系統の病気

消化系統と密接な関係がある経脈は、「足の陽明胃経」、「足の太陰脾経」、「足の厥陰肝経」、「手の厥陰心包経」などです。とりわけ「足の陽明胃経」は、胃と関連があるばかりではなく消化系統全体と関係があります。そのため消化系統の疾患の外気療法を行う場合は、まず「足の陽明胃経」のツボを取穴することを考え、さらに病気の性質にもとづいてその他の経脈のツボを選びます。

胃痛、嘔吐、食欲減退あるいは亢進、胃の膨満感、便秘、血便などの症状がある場合は、胃経の陥谷、内庭、解谿、下巨虚《げこきょ》、上巨虚、豊隆、足三里、天枢などのツボを選びます。その他に、胃兪、大腸兪、中脘なども併用し、もし症状がみぞおち部だけに限る場合は、内関も加えます。

げっぷ、腹脹、下痢、臍周辺の痛み、消化不良などの症状の場合、「陽明胃経」ツボ以外に「太陰脾経」の隠白、太白、大都、公孫、商丘、三陰交、陰陵泉、などのツボも取穴します。「太陽膀胱系」の脾兪を加えてもよいでしょう。口が苦く、胃酸が上がり、脇腹部の疼痛などの症状がある場合、「胃経」のツボを取穴する以外に、肝臓を治療する「足の厥陰肝経」の大敦、行間、太衝、中封、期門などのツボを取穴します。「膀胱経」の肝兪、胆兪を加えてもよいでしょう。

④神経系統の病気

中医学の見解によりますと、神経系統の疾患の多くは、中枢神経系統および自律神経系統の過労（労心過度）と過度な思い悩みによって脾を傷つける（思慮傷脾）ことが原因となっており、さらに「心」「腎」「肝」にまで影響を及ぼすと捉えています。

以下に神経系統の病伏に常用するツボを挙げます。

ⓐ神経衰弱

通常、百会、大椎、肩井、気海、曲池、内関、足三里、三陰交などのツボを取穴しますが、対症療法として次のような取穴もします。

- 頭痛・目まい：百会、印堂、頭維《ずい》、太陽、合谷、行間
- 不眠：印堂、神門、曲池、三陰交、湧泉
- 健忘症：百会、大椎、心兪、神門、足三里
- 動悸：心兪、大陵、神門、湧泉、然谷

ⓑ中風（脳卒中）

- 意識不明：百会、人中、合谷、労宮、承漿、内関、中衝、湧泉、風府、風池
- 多痰：風門、尺沢、合谷、豊隆、解谿

・顔面神経麻痺：地倉、頬車《きょうしゃ》、下関
・上肢麻痺：大椎、肩髃《けんぐう》、曲池、手三里、合谷
・下肢麻痺：腎兪、環跳、風市、陽陵泉、足三里、懸鐘《けんしょう》、照海、湧泉
・言語障害：風府、風門、唖門、廉泉《れんせん》、合谷

ⓒ てんかん

百会、風池、大椎、腰陽関、長強、中脘、巨闕《こけつ》、神門、内関、合谷、足三里、豊隆、照海

ⓓ **肋間神経痛**

関連する肋間のツボ、あるいは相応する背部のツボ。離れたツボとしては、支溝、外関、曲池、陽輔、行間。

ⓔ **座骨神経痛**

腎兪、大腸兪、環跳《かんちょう》、承扶《しょうふ》、委中、崑崙《こんろん》、足三里、陽陵泉、懸鐘

⑤ 運動器官の病気

ここでいう運動器官とは、主に種々の関節と筋肉の捻挫、関節炎、筋肉痛をさします。

ⓐ **関節の外傷あるいは、患部にもとづく取穴**

・脊柱：天柱、大椎、身柱、命門、脾兪、腎兪
・肩関節：巨骨《ここつ》、肩貞、肩髃、曲池、懸鐘
・肘関節：曲池、手三里、肩井、少海
・腕関節：外関、支溝、陽池
・寛骨関節：環跳、陽陵泉、風市
・膝関節：陽陵泉、陰陵泉、犢鼻《とくび》、梁丘《りょうきゅう》、曲泉、委中
・踝《か》（くるぶし関節）：懸鐘、丘墟《きゅうきょ》、中封《ちゅうほう》、解谿《かいけい》

ⓑ **筋肉の外傷あるいは患部にもとづく取穴**

- 頸筋：天柱、風池、後谿《ごけい》、懸鐘、崑崙《こんろん》、申脈《しんみゃく》
- 背筋：肩井、肩貞、秉風《へいふう》、天宗《てんそう》、解谿
- 背筋：大杼《だいじょ》、身柱、肩中兪、肩外兪、肺兪、心兪、膈兪《かくゆ》
- 腰筋：命門、腎兪、腰眼、環跳、委中
- 胸筋：雲門、中府、天池、支溝、極泉
- 上肢および下肢の筋肉

それぞれの患部のツボを取穴するとともに、指圧によって圧痛点を探し出し、それも点穴の気穴として治療します。

⑥ **泌尿・生殖系統の病気**

泌尿・生殖系統は体の下部にあって「陰」に属します。したがって点穴治療の場合、腰部、下腹部などの近くのツボ以外に、足の三つの陰経のツボも重視して取穴します。

生殖系統の疾患については、腰部、下肢部のツボ以外に、通常、「肝」「脾」「腎」と関係のあるツボも取穴します。

ⓐ **腎炎**

三焦兪、腎兪、命門、京門《けいもん》、中脘《ちゅうかん》、水分、気海、関元、水道、足三里、陰陵泉、三陰交、復溜、太谿《たいけい》。

ⓑ **膀胱炎**

大腸兪、小腸兪、膀胱兪、八髎《はちりょう》、関元、中極、外関、陰陵泉、三陰交、中封、太衝《たいしょう》。

ⓒ **遺精**

命門、腎兪、志室、気海、石門、関元、中極、合谷、足三里、三陰交。夢精のある者には、それらのツボ以外に、心兪、太衝、中封、照海のツボを加えます。

⑦血液および造血系統の病気

この疾患では、虚血および過労による消耗の症状がもっとも多くみられます。治療では、補気養血（気と血を補い養う）を重点とします。点穴治療でも、まず気虚を補う治療からはじめ、その後、血虚を補う治療を施します。

ⓐ貧血

主に健康保持および胃腸調整のツボを取穴。大椎、命門、大杼、膈兪、肝兪、胃兪、膏肓《こうこう》、中脘、神闕《しんけつ》、気海、関元、曲池、足三里、三陰交。

ⓑ白血球欠乏症

大椎、脾兪、曲池、足三里。

ⓒ血小板減少性紫斑病

厥陰兪《けついんゆ》、膈兪、肝兪、脾兪、胃兪、中脘、足三里、血海、合谷。頭痛をともなう患者には、頭維《ずい》、風池のツボを加え、鼻血が出る患者には、上星のツボ、月経過多の患者には、関元、血海、太衝のツボを加えます。

⑧内分泌・代謝障害の病気

ⓐ糖尿病

中医学では糖尿病のことを「消渇病《しょうかち》」とよび、「上」「中」「下」の三消に分けています。この病気は主に、「脾」「胃」「腎」の三つの臓腑に関係しています。

点穴治療を行う場合、「脾経」「胃経」「腎経」の関連あるツボと、三陰交、足三里、照海、中脘、脾兪、腎兪などのツボを用います。また「三焦経」は、水分代謝にかかわりがあるので「手の少陽三焦経」の陽池も常用されています。

ⓑ甲状腺腫

中医学では、この病気を「癭《えい》」といい、気がつまって痰が滞る「気郁痰滞」の証に属します。以下の関連あるツボを用いて、気を流通させます。翳風《えいふう》、天柱、肩井、天突、膻中、雲門、中府、曲池、合谷、太淵、足三里。

ⓒ**痛風**

局部の血流をよくし、鎮痛作用のあるツボを用います。腎兪、膀胱兪、関元、足三里、懸鐘、三陰交。痛風の発作は、通常くるぶしや足の親指関節に激痛が起きますが、この場合は、解谿、中封、商丘、行間、公孫などのツボを用います。

⑨**産婦人科の疾患**

中医学では、月経および妊娠には、任脈と衝脈が深く関与していると捉えています。したがって産婦人科の疾患は、主にこの二脈の調節から着手します。任脈には専用のツボがありますが、衝脈は「足の少陰腎経」と合流していますので、取穴は、任脈および「腎経」から主に以下のツボが選ばれます。気海、関元、中極、曲骨、然谷、照海、陰谷。

ⓐ**月経失調**

月経過多の場合は、気海、関元、太衝、行間、三陰交、陰谷、大敦を取穴。月経過少の場合は、脾兪、腎兪、帯脈、足三里を取穴。閉経の場合は、脾兪、腎兪、大腸兪、気海、関元、中極、足三里、血海、三陰交、足臨泣を取穴。

ⓑ**痛経（いわゆる生理痛。月経の前後あるいは月経時に下腹部に痛みがある）**

腎兪、大腸兪、関元、気衝《きしょう》、曲泉、太衝、三陰交を取穴。

ⓒ**妊娠による激しい嘔吐（つわり）**

風池、胆兪、中脘、内関、尺沢、足三里を取穴。

⑩**皮膚科の病気**

中医学では、この種の疾患は、①風湿が皮膚に出てくる、②脾、胃にたまった湿熱が皮膚に出てくる、③血熱（のぼせ）が原因で生じる、と捉えています。すなわち皮膚病の多くは、「風」「湿」「血熱」が関係しているのです。

上焦（喉から胸の部位）の「熱」を下げ、併せて「湿」をとり除くには、中脘、足三里、三陰交を取穴。
脾胃の水分代謝（利湿）機能を高め、水分の停滞をなくすには、血海、曲沢、委中をとり、血液中の余分な熱を下げます。

ⓐ帯状疱疹

主に、身柱、合谷、曲池、血海、三陰交を取穴。

ⓑじん麻疹

主に、百会、風池、大椎、風門、中脘、曲池、合谷、足三里、血海、三陰交、委中を取穴。

以上、中医学の一分野である外気療法と点穴療法についての概要を述べましたが、最後にこの療法を実施するにあたっての注意事項を示してまとめと致します。

外気療法の注意事項

患者の注意事項

①治療の前には排泄（大小便）を済ませ、ゆったりとした衣服を身に着けてのぞむ。
②治療中は、できるだけ身心をリラックスさせる。
③治療中はできるだけ雑念を除き、丹田あるいは患部を意守する。しかし意守は強すぎてはいけない。
④治療中に、無意識運動や幻覚が現れた場合、驚いたりせず、自然に任せ、気功師の調節にしたがう。

気功師の注意事項

①気功師はまず基本的トレーニングを積んで、一定の基礎が備わり、一定のパワーの外気を発する能力が備わった時点で、はじめて患者への治療を行うことができる。
②外気療法の時間は、あまり長くしてはならない。通常一五分〜三〇分前後とする。
③一日の外気療法の回数は、あまり多くしてはならない。通常五〜一〇名前後とする。複数の人の集団療法を行っている場合は、状況に応じて人数を増やしてもよい。
④療法は連続して行ってはならない。一人の患者の治療が終了してから少しの時間休息をとり、自己の養気と外界（天地植物）から気の補充を行ってから、再び次の患者の治療を行う。
⑤気功師は、体が疲労している場合や体調の悪いときは、外気を放出してはならない。
⑥外気療法中は、エネルギーを消耗するので、一時的に体力が低下する可能性がある。そのため気功師は、毎日できれば早朝に新鮮な大気の中で採気を行う。また充分な栄養と睡眠を確保しなければならない。
⑦療法の後は、適当な休息をとり、また、自身の体内に侵入する可能性のある、患者の濁気や病邪を排出する。
⑧療法の後、すぐ冷たい風に当たったり、冷水で体を拭いたりしてはならない。
⑨外気発功と外気療法のトレーニングに励み、外気放出量は患者に適した量にコントロールして、順序を追って増やし、適当な量に達したら止める。
⑩診断の結論が出ない、はっきりしない患者に対しては、外気療法を行ってはならない。
⑪気功師が外気療法を行うときは、正しい医学的観点に立ち、絶対に故意に他人をあざむくことなく、事実の中から真実を追求する態度で臨まなければならない。

外気療法の禁忌症

外気療法の禁忌症は比較的少ないが、しかし、療法中に患者の肢体に無意識運動が誘発されたり、またはある種の幻覚症状が現れる可能性があるため、一部の疾患では外気療法の適用が禁止される。その禁忌症は以下の通り。

①外傷を負っており、局部に出血がある。
②血管内の血栓脱落の危険性がある。
③大きな動脈瘤がある。
④精神病患者。

内養功　易筋行気法

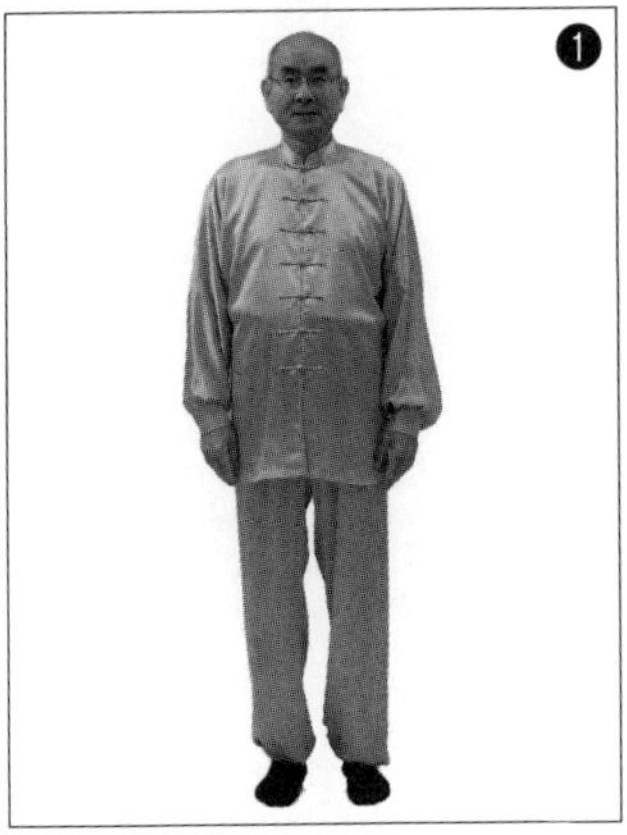

予備式

リラックスして立ち、両腕を自然に体の両側に垂らし、両足の幅をにぎりこぶしとします。視線は水平あるいは目線を落として半眼とし、雑念を払い、気楽な気持ちで望みます（❶）。

軟式呼吸法（吸―呼―停）

（1）昇清降濁《しょうせいこうだく》

動　作：息を吸いながら、やや伸ばした両腕を身体の両側から掌を上に向けて（陽掌）ゆっくり持ち上げます。同時に頭をやや上げ、脊柱を伸ばし、胸を広げ、背伸びをするような気持ちで、太陽あるいは月を抱くように意念します（❶）。両手を頭の上に上げて伸ばし、両手の指を向かい合わせて、両手の労宮穴を斜め下に向き合わせて、百会穴を照射するように意念します（❷）。

　息を吐きながら、両手をゆっくりと身体の前から恥骨部まで下ろし、両手の指先を向き合わせ、掌を下に向け（陰掌）、両手の親指と人差指部（合谷穴）を両側の鼠径部（大腿の付け根）に向き合わせ、両足をやや曲げて腰を落とします。同時に意念で、甘い露が天から降りて来るように頭から全身に気を注ぎ、心脾を潤わせ、丹田を滋養し、湧泉に落とします。

　やや息を止め（閉気）、両足が松柏の根のように地下に深く入り、どっしりとして動かず揺れないように念じます。患者は清気を身体に注ぎ、病の濁気を地下に排出し、永遠にその濁気が復活しないように念じます。

　ふたたび息を吸いながら、ゆっくり立ち上がり、両掌を上向きに返し、体の両側からゆっくりと持ち上げていきます。意念では、体内の生き生きした生命力を上昇させ、空の上に至って、両手を頭の上に持ち上げ、指先を向かい合わせ、労宮を斜め下にして百会穴を照射し、頭をやや上げ脊柱を伸ばし、太陽あるいは月を抱くようにします（❷）。動作は流暢で自然に、柔らかい流れの中に強さをもたせます。

　そして呼気・閉気は前と同じで、繰り返し行います。

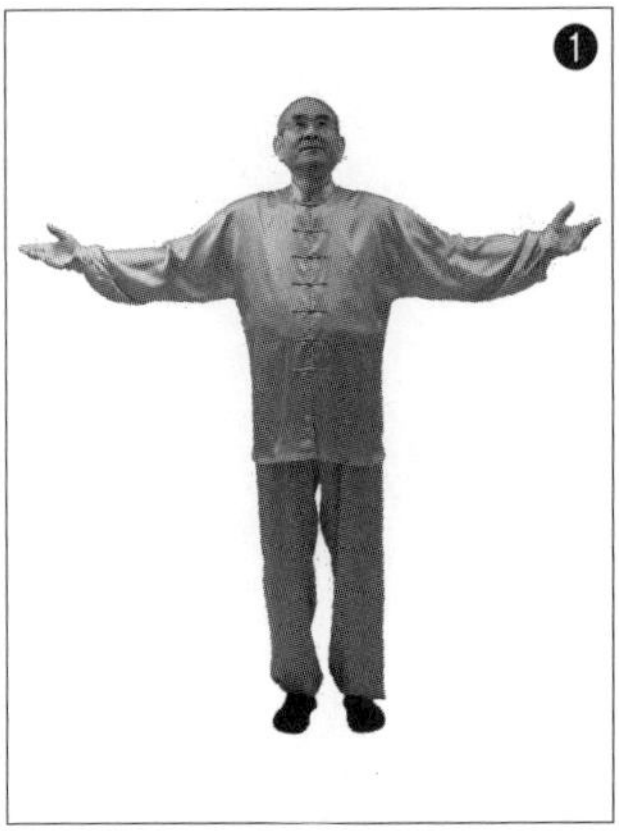

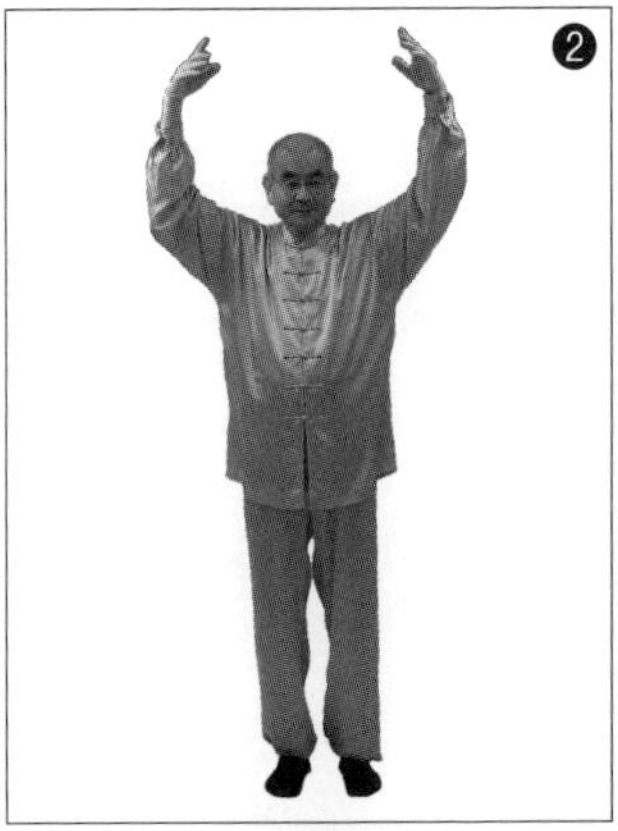

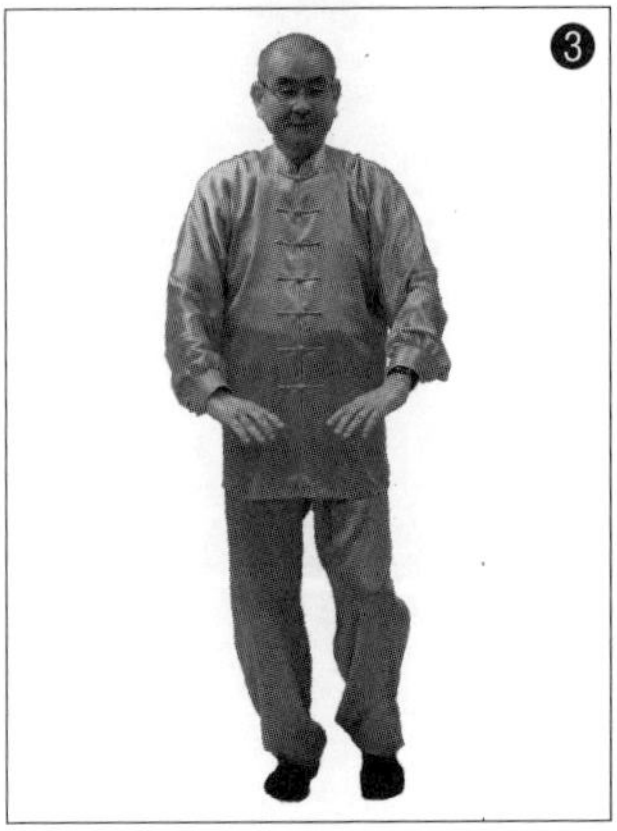

呼気のとき、次の動作を加えてもよいです。息を吐きながら、体が下へ沈むと同時に、片足の踵を持ち上げ、足の爪先を地に着け、親指の大敦・隠白等のツボの経気を刺激します。ふたたび呼気のときに反対側の足の踵を持ち上げ、同じ要領で行います（❸）。このように左右の足を替えて交互に行います。他の姿勢は前と同じです。この足の爪先触地式は、脾胃肝胆疾病患者の練習に一層適しています。

要　求：両腕を身体の両側から持ち上げるときに、なるべく両腕を身体の真横から上げ、胸を広げ、腕を伸ばし、任督二脈と手三陰・手三陽経の気路を疎通させます。両腕を体前だけで上下移動しないで下さい。息を吐くときに両腕を落とし、下顎をやや引き、広げた胸を戻し、肩を緩め、脇下を空け、脊柱を歪ませないようにして、頭の天辺をやや挙げるようにして、気を丹田に沈ませます。胸を広げたり、腹を前に出したり、腰、背骨を曲げたりしてはいけません。

効　果：両腕の上下運動と、胸を広げ、上肢を伸ばす動きによって、横隔膜の上下運動の振幅を拡大し、肺活量を増大し、早く腹式呼吸に入ることと腹式呼吸の深度の増大を促進します。この動作はぜん息、気管支炎に積極的な治療作用があります。同時に、胃腸の蠕動と内分泌を増強し、臓腑機能を改善します。足、爪先触地式を配分し、足三陰・足三陽経の気血を刺激し、特に隠白・大敦等の経穴を刺激することによって、脾胃、肝胆の経気を活発にし、肝陽上亢、胸隔部脹満、消化不良、胃腸機能低下等の病症を治癒します。

首を伸ばして頭を上へ持ち上げ、胸を広げ脊柱を伸ばして上下に牽引して、頸動脈を刺激して脊椎後ろ側の動脈の圧迫を軽減し、大脳への供血を充足させ、頭目をスッキリさせ、脳への供血不足と頸椎病による目まい、頭重、耳鳴り等の症状を治癒します。

呼気で両手を落ろし導引動作を通じ、また意念で甘露を体に浴び、清気を身に注ぎ、濁気を直接に湧泉まで持っていく等の意識活動によって、心肺の火を清降し、高血圧等の疾病に対して積極的な予防と治療効果をもたらします。吸気で生き生きとした生命力が上昇し、天の生命力に応じ、呼気で甘露清泉を浴び注ぎ、湧泉に下がり、地の生命力に沿って上下導引し、吐納調息し、全身の気血を活発にし、循環を良くし、全身の機能を良く整えます。

(2) 臥望星辰《がぼうせいしん》

予備式：前式と同じ。

動　作：吸気のとき、上半身を腰を軸にして左に回します。腰で腎部を導き、右手が体前から持ち上がり肩の高さになるとき、掌は拳に変り、同時に左掌を後ろに向けてゆっくりと振り、腰の高さになるとき拳になります（❶❷）。呼気で、右腕を曲げて右耳に引き、右拳の第三指骨で聴宮穴あるいは下関穴を圧し、親指と人差指を下にします。左腕を曲げ、拳を腰部に引き、外労宮穴で命門部を圧します。同時に左足を前に踏み出し、踵を地に付け、爪先を上に向け、重心を右足に置きます。腰を回転し、股関節部を落とし、気を丹田に沈ませ、脊柱を捻り、体を前に傾け、頭を後ろに巡らせ、視線を後ろ上方に向け、臥式で星辰を望むような姿勢をとります（❸）。この姿勢が決まったらやや息を止め（閉気）、意念で輝いている星辰の光を全身に浴び、全身は星の光のようにピカピカと光り、心

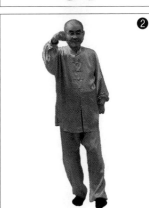

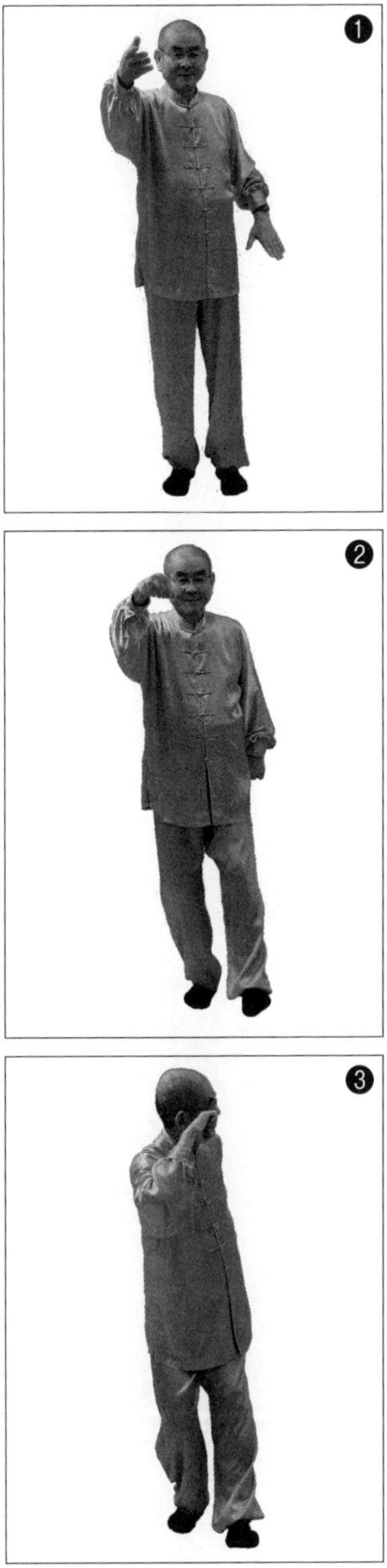

を広げ気持ちを伸び伸びさせて、気持ちを楽にします。

呼気のとき、全身をリラックスして元に戻り、ふたたび吸気のとき腰を軸に右回りで、腰で臂部を導き、左掌を体前から持ち上げ、肩の高さで拳をつくります。同時に、右掌を後ろに向けて振り出し、腰の高さで拳をつくります。

呼気で左腕を曲げ、左耳に引き、左掌第三指骨で聴宮あるいは下関穴を圧し、拳の親指側を下にします。右掌が拳になってから腕を曲げて拳を腰に引き、外労宮穴で命門部を圧します。同時に、右足を前に踏み出し、踵を地に付け爪先を上に向け、重心を左足に置きます。腰を回し、股関節部を落とし、気を丹由に沈め、脊柱を捻り、身体を前に傾け頭を後ろに回し、視線を後ろ上方に向けます。この姿勢になったら、閉気を行います。

このように左右繰り返し連続数回行います。呼吸法に合わせて、舌を上下に動かすことと一緒に行ってもよいです。

要　求：なるべく大きく、しかし無理のない範囲で脊柱を捻り、「意」、「気」、「力」をうまく融合します。その真の意味は、長期の練功を通して、言葉で表現できない悟りに至ることにあります。頸、腰、股関節部、手、足、目の動きを必ず強調させて動かし、「剛」と「柔」を共用するようにして下さい。動作が硬すぎたり、柔らかすぎて無力になったりしてはいけません。
呼気で足を踏み出すときには、必ず腰を緩め、股関節部を落とし、気を丹田に沈ませるか、あるいは気を足裏に降ろすようにして下さい。

効　果：脊柱は人体の中軸で、脊髄を保護し、胴体・頭部を支え、全身を動かす機能があり、物を持つ力を発揮し、運動する場合は、重要な役割を担っています。したがってその意味から、最大限でしかも無理なく脊柱を捻り、運動することを通して、その機能を強化し高め、脊柱を保護し、脳・耳の機能を強化することができます。さらに、腰腿痛と頸・胸・腰椎病の症状にも良い治療効果をもたらします。腰の捻転、股関節部を落とすことによって、血液循環を改善し腰を強化して、腎機能を強化し、婦人の盆腔炎、卵巣および輸卵管などの炎症にかなりの治癒効果をもたらします。

調息および舌の運動は、臓腑機能を改善・調整し、消化系と呼吸系疾病に対して積極的な治癒作用があります。踵を地に付けること、足爪先を上げるごとによって、陰蹻、陽蹻、陰維、陽維の各経絡の気の流れを良くし、調和して全身の柔さと機能のバランスを調える効果を発揮します。

（3）気貫長虹《きかんちょうこう》

予備式：両足を平行にして拳の幅に開き、視線を前方にし、全身リラックスし、心を落ち付け、気持ちを楽に持ちます。

動　作：吸気で、両膝を曲げて腰をやや落とし、左掌を上向きにして体前から上へ持ち上げ、右手を体の右側を経て上、そして後方に円を描くようにして大きく回転していきます（❶❷）。右手が後ろから体の右側に戻るときに、呼気に合わせて掌を上向きにして（❸）体前から持ち上げ、肩の高さにし、同時に左掌を下向きに返し下へ押える

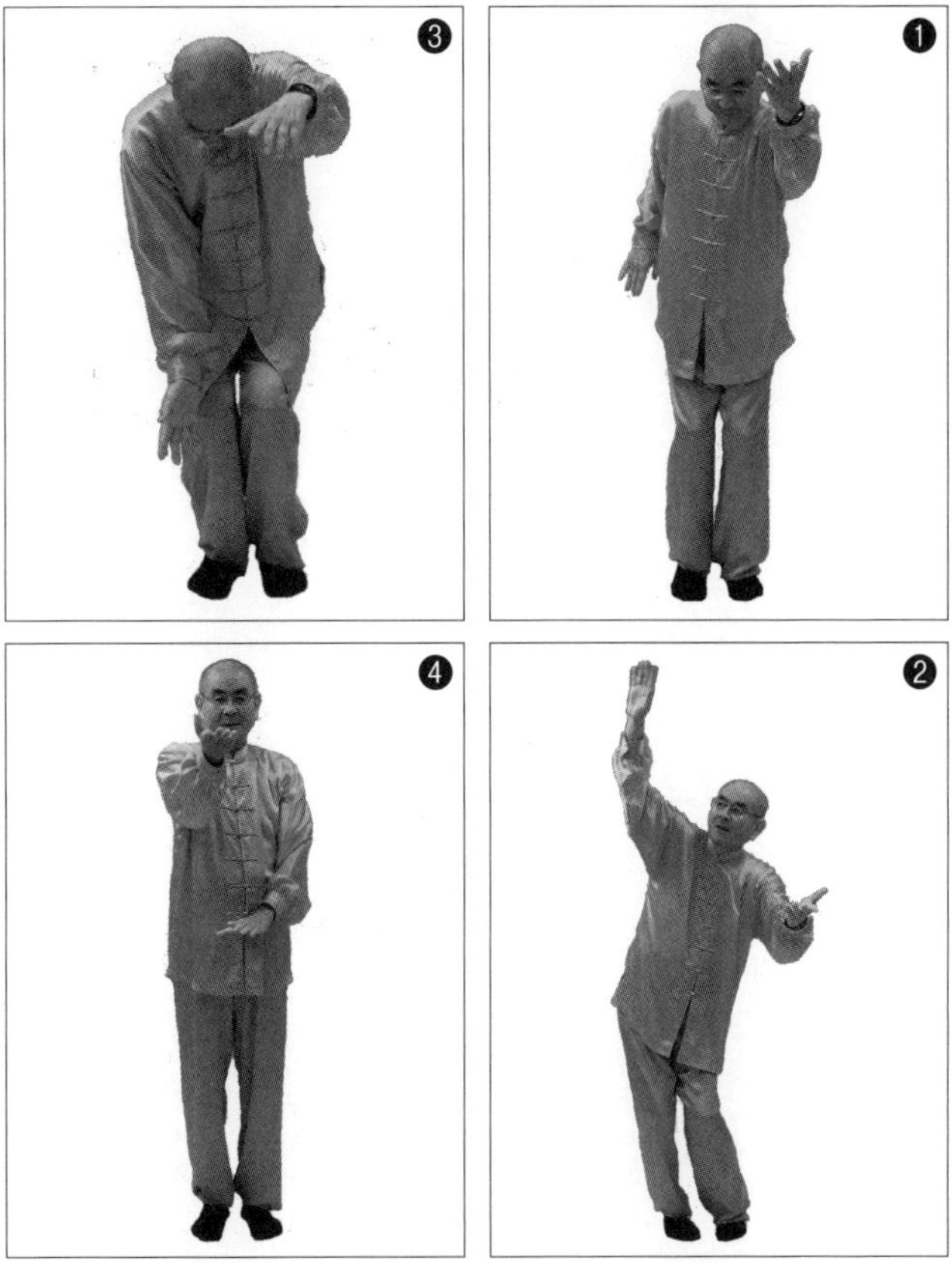

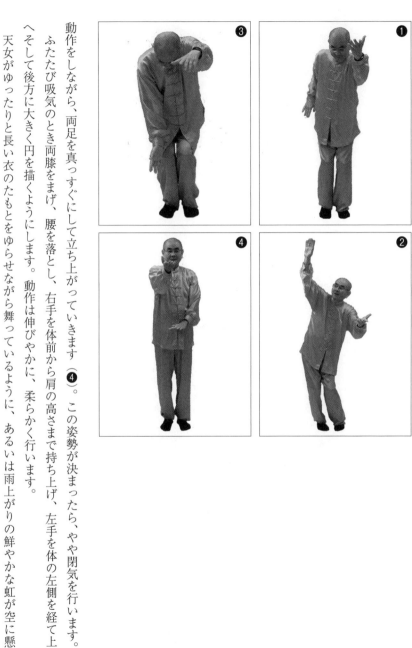

動作をしながら、両足を真っすぐにして立ち上がっていきます（❹）。この姿勢が決まったら、やや閉気を行います。

ふたたび吸気のとき両膝をまげ、腰を落とし、右手を体前から肩の高さまで持ち上げ、左手を体の左側を経て上へそして後方に大きく円を描くようにします。動作は伸びやかに、柔らかく行います。

天女がゆったりと長い衣のたもとをゆらせながら舞っているように、あるいは雨上がりの鮮やかな虹が空に懸かっているような、大きい気勢でイメージします。左手が後ろから体の左側に戻るときに、呼気に合わせて掌を上向きにして体前に肩の高さまで、持ち上げ、同時に右掌を下向きに返し、下に圧する動作をし、両足を真っ直ぐにして立ち上がってから、やや閉気を行います。気持ちが良く、堂々と天地の間に屹立しているようにイメージします。このように左右繰り返して行います。

もし歩きながらこの動作を練習する場合は、呼気のときに片足を前に小さく一歩踏み出して行います。重心を前の足に移し、閉気を行うときに後ろの足を前の足に揃えます。ふたたび吸気のときに体をやや沈め、上肢の動作を前と同じに行います。ふたたび呼気のとき、反対側の足を前に踏み出し、閉気のときに両足を揃えます。このように左右交互に繰り返し行います。他の姿勢は前と同じです。

要求と効果：両腕の動作に合わせて脊柱の捻転、屈曲、回転などの運動を行い、車輪の円を描くようにするときに、その円を一つの面にし、最大限に腕を伸ばし、胸を広げて、手三陰経・手三陽経の気血を活発に動かし、とくに章門・極泉・少海などのツボを刺激し、開くことができます。

章門穴は、足厥陰肝経と足少陽胆経の交わるツボで、脾の募穴でもあり、八会穴の一つで疎肝理気、調和脾胃の作用があります。この動作は、脾胃虚弱、肝胆不和による腹痛、腹脹、腹鳴、下痢、あるいは肝気鬱結、気滞血瘀および肝胆疎泄失調による胸脇疼痛などの疾病に対し良い治癒効果があります。期門穴は足厥陰肝経の募穴で足厥陰、足太陰と陰維脈との交わるツボでもあり、臓腑機能を調節する作用があります。肝胆疾病だけでなく、胃とその他の内臓疾病に効果があります。極泉穴、少海穴は手少陰心経のツボで、少海穴は五兪穴の合穴でもあり、経絡を通調し、脈を調整し、鎮痛効果があり、心痛、胸悶、手腕のしびれ、上肢が上がらない等の症状に良い治療効果があります。

（4）逆水推舟《ぎゃくすいすいしゅう》

予備式：両足を平行に肩幅にし、リラックスして立ち、視線を水平にし、肩を緩め、下顎をやや引き、胸を張らず腹部をやや締め、自然呼吸法をします。

動　作：吸気で、両掌を上向きにして体前からゆっくりと持ち上げ、満月あるいは日の出の太陽を持ち上げるように意念し、頭の上に挙げ、腕を挙げるにしたがって、身体を最大限に後ろへ反らせ（❶）、両手を頭の両側から下へ降ろします。両手の五本の指を集めた（鈎手）後、自然に降ろして肩井穴を軽く触れます（❷）。両手が降りるとき、日月の光を全身に浴びるようにイメージします（❸）。

呼気のとき、手首を捻り指先を前下方向にして両脇を経て、体両側から前へ掌を立てて押し出します。同時に上半身を前に戻し、正位姿勢になり、一サイクルの脊柱の前後屈伸運動を完成します。両足はこの姿勢の完成につれ、両膝を曲げて「馬歩站桩」に（❹）、あるいは片足を前に踏み出した「弓剪歩式」になります。姿式が決まったら、やや閉気を行います。

この動作を歩きながら練習する場合は、予備式であまり両足を開かず、ただリラックスして立ち、心を落ちつけ精神を集中します。呼気のとき、片足は正前方に踏み出し「弓剪歩」となり、左右繰り返して行います。他の姿勢は前と同じです。

要　求：体を後ろへ反らせた後、前に傾けた正位に戻るときに、脊柱は前後の屈伸運動を充分に行うことが大切で、「意」「気」「力」を調和させ柔らかい動作のなかに力強さがあり、強い動作のなかに柔かさがあるようにすべきです。

姿勢が決まったら、馬歩で掌を立て、あるいは弓歩で掌を立て、脊柱を真っすぐにし、肩を緩め肘を垂らし、逆流に舟を推し進め、風と浪に対抗して進むように、強い信念、挫けない気持ちをもって行います。舌の上下運動、気沈丹田、あるいは気の両手への運気などを合わせて行ってもいいです。

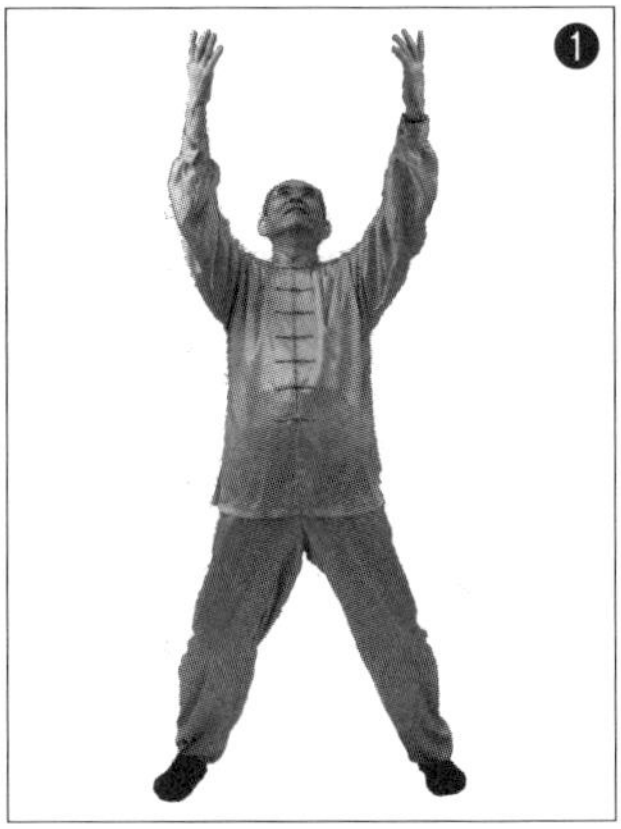

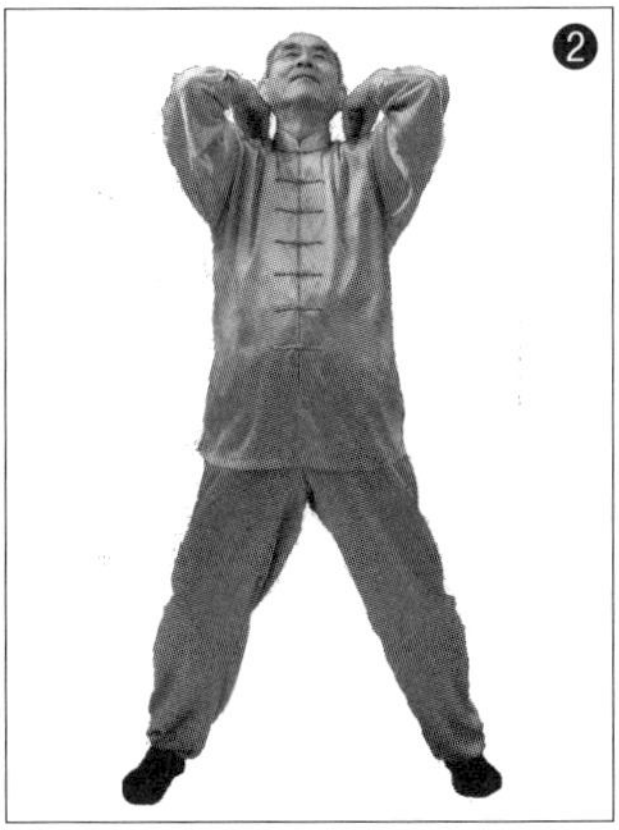

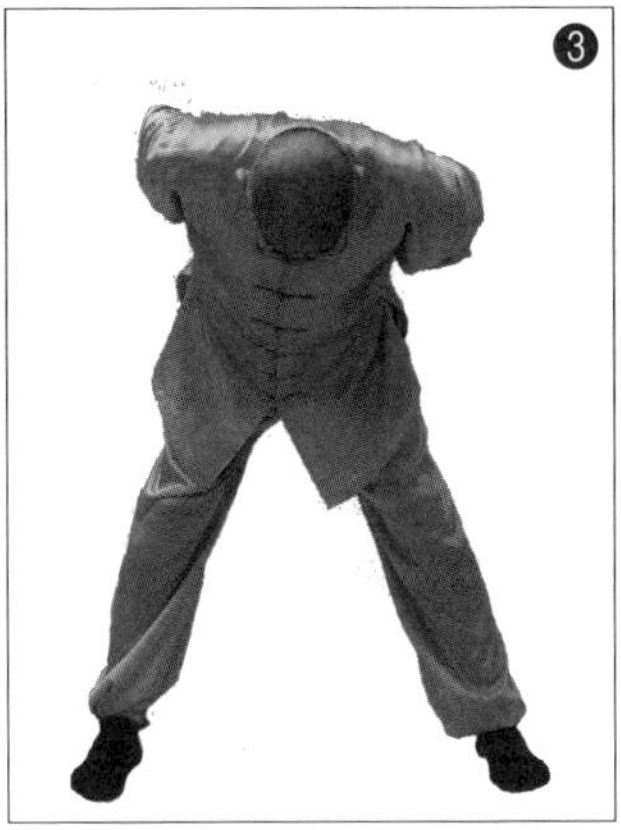

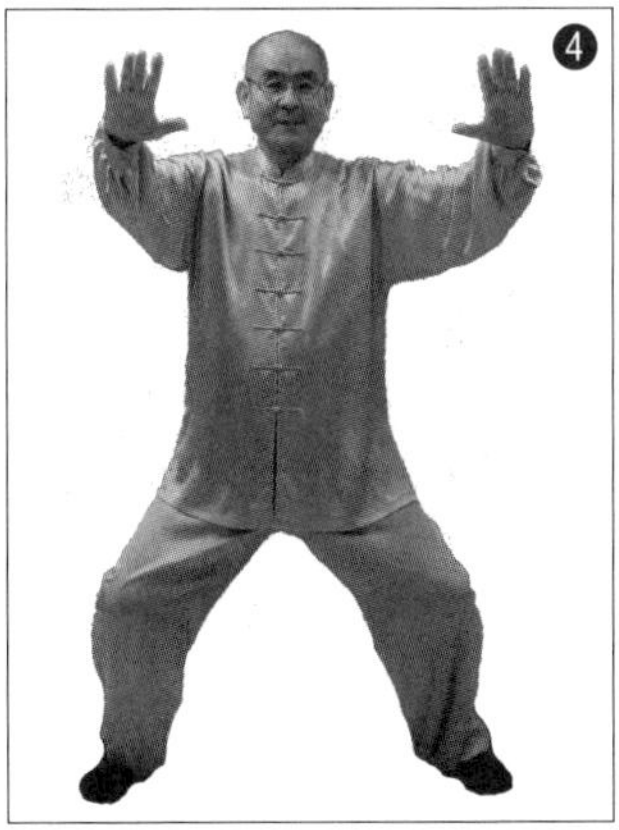

効　果：体を曲げたり反らしたりすることによって脊柱の前後屈伸運動を行い、脊柱の機能を強化し、高め、腰・胸・頸などの脊椎疾病に対して、積極的な予防と治療効果をもたらします。同時に、内臓に対しても良い按摩効果を及ぼし、肺腑機能を改善、調整し、消化不良、胸脇脹満、食欲低下などの胃腸疾病を治療します。リズムのある適当な四肢の屈伸運動、および手首を立てたり捻ったりなどの動作によって、手三陰・手三陽・足三陰・足三陽経

の原穴の経気を刺激して活発に循環させ、五臓六腑の疾病に対する治療に効果を発揮します。この動作は、胸・背・腰・腹・腿・腕の部位の運動量が比較的多いため、全身の血液循環を改善し、特に任督、帯三脈の経気の循環にとって良い調整効果を発揮します。同時に、粘り強く、前向きな精神力、やる気を育成することができます。

(5) 巨龍《きょりゅう》入海《にゅうかい》

予備式：両足を肩幅に開き両腕は自然に体側に垂らし、視線を前に向け、雑念を払い精神を集中して心を落ちつけ、全身をリラックスして立ちます。

動　作：吸気で左掌を下向きにし、右掌を上向きにして、両手を同時に右側から上へ持ち上げていきます（❶❷）。右上方になったら両掌を共に上向きにし、頭の上から左側に円を描くように回し（❸）、左上方にきたとき両掌が下向きになって左側から下に降ろします（❹）。

呼気に合わせて重心を左足に移し、両手は続けて右へ円を描くようにして体を沈め、腰を曲げ、股関節部を振り、右脚を伸ばしてかがみ、両手を右下四五度の方向に伸ばします（❺）。この姿勢が決まったら、やや閉気を行います。

再び呼気のとき、体を元の状態に戻しながら、両手を左側から左上方に持ち上げ、左手を上向き、右手を下向きにして持ち上げ、斜めの上方で両掌とも上向きとなり、頭上から右側へ円を描くようにして回します。右上方にきたら掌を下向きにして、呼気に合わせて右側から下へおろしながら、体を沈め、腰を曲げ、股関節部を振り、左脚を伸ばしてかがみ、重心を右足に移し、両手はひき続き右側から円を描いてた左下四五度の方向へ伸ばします。その後やや閉気を行います。

この動作を行うときは、波浪をゆっくり動かす巨龍のように、海底に潜り、静養し戯れるようなイメージを持ちます。

要　求：動作は伸びやかで自然に、流れのポイントをきちんと決めます。とくに脊柱を捻り、腰を曲げ、回し、股関節部を振るなどの動作を行うときに、「意」と「気」と「力」をうまく結合させ、意が至って気が至り、力を合わせ、剛柔ともにあわせ持つようにします。

効　果：この動作は比較的大きく深いため、各経絡を動かし、とりわけ任・督・衝・帯・陰陽二維および陰陽二

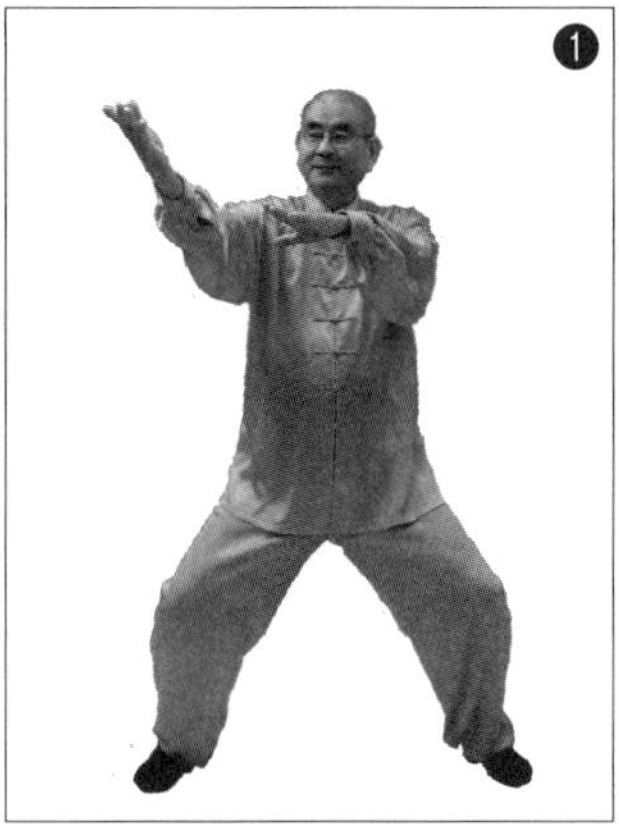
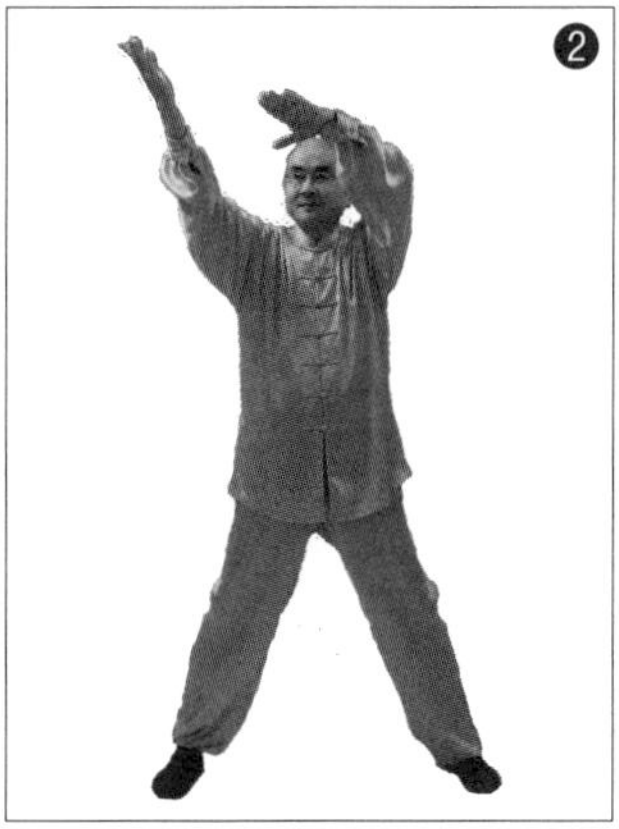
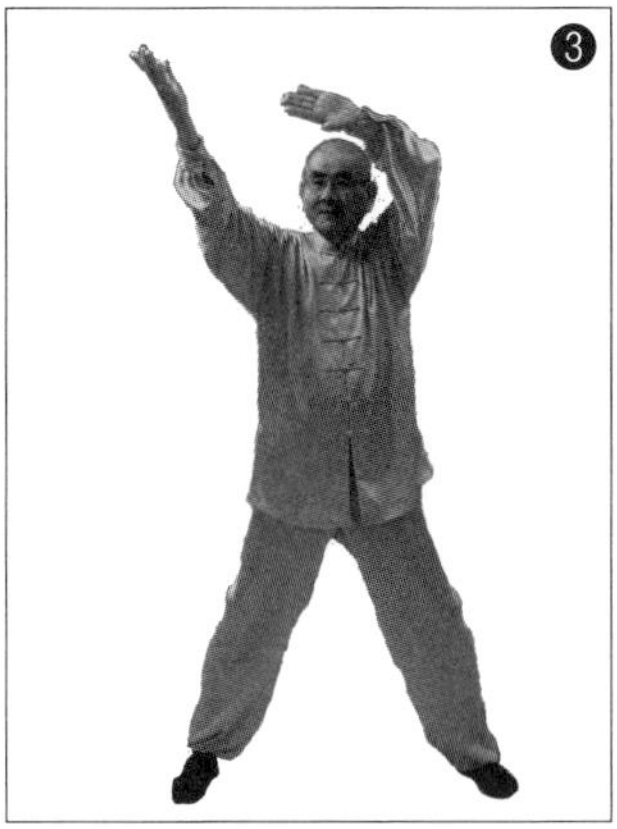
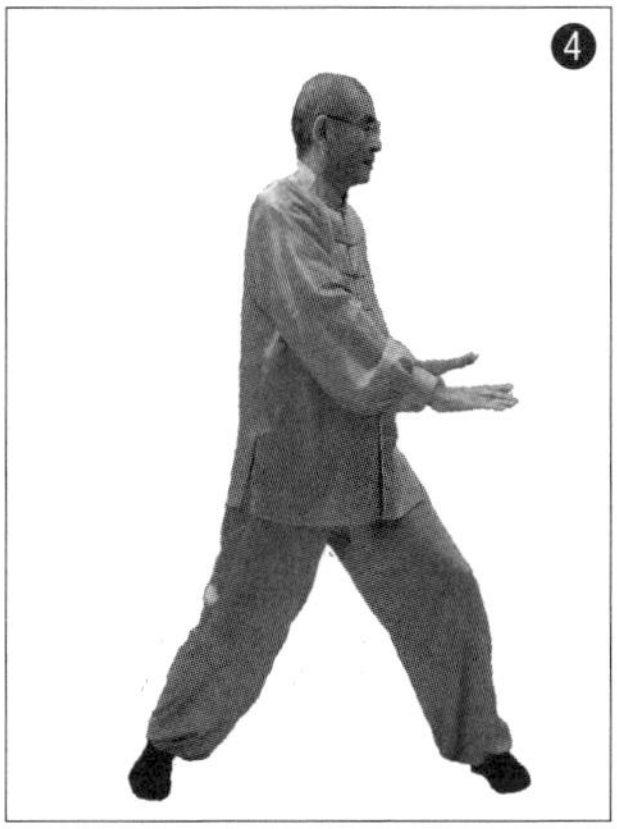
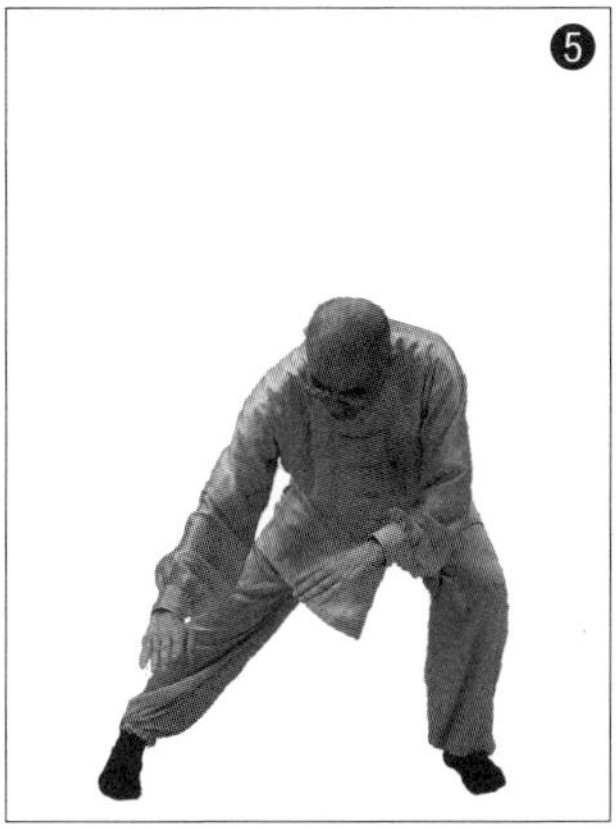

蹻経に良い調整効果を発揮します。

督脈は「陽経の海」で、腎・脳・骨・髄・女子胞・鼻・眼・口と密接な関係を持ち、手足三陽経と数回交会し、陽気衰弱による陽萎（インポテンツ）・帯下（こしけ）・不妊・尿漏れ・水様便および内臓諸疾病に対して、積極的な治療効果を発揮します。

任脈は「陰経の海」で、泌尿系、生殖系の疾病を治療することができるだけでなく、消化系・呼吸系・循環系の疾病、例えば、胸腹疼痛・脹満・せき・ぜん息・嘔吐・水様便などの疾病にたいしても良い治療効果を発揮します。

衝脈は「血の海」で、全身を貫通し、全身の要となって全身の気血を調整する機能があります。

帯脈は衝・任・督三脈と密接な関係を持ち、全身を縦に走る経脈を束ね、下半身無力症・腹部脹満・生理不順・赤白帯下（こしけ）・腰腿痛などの疾病を治療することができます。

陰陽二蹻脈は、目を潤し、営養し、下半身を動かす機能があり、脳に属し、全身左右陰陽の協調性を維持し、生体の覚醒と睡眠を正常にさせ、行動を自由自在に軽やかにすることができます。

陰陽二維脈は、全身の陰経と陽経をつなげる機能があり、陽維脈は全身の表を主宰し、陰維脈は、全身の裏を主宰します。ですから、寒気《さむけ》・発熱・外感熱病などの表症と心痛・胃痛・胸腹痛などの裏症にたいして良い治療効果を発揮します。

(6) 内運乾坤《ないうんけんこん》

予備式：両足を平行で肩幅にし、全身をリラックスさせ、視線を前方に向け、あるいは半眼にして下顎をやや引き、首を伸ばし頭の天辺を持ち上げ、両腕を体の両側に自然に垂らして立ちます。
動　作：吸気のとき両手の小指で他の指をを先導して動かし、手首を外へ捻り、五本の指を、捻る手首の動きに応じて小指から順次曲げて拳を握ります（❶）。同時に、両肘を曲げて体の両側から持ち上げ（❷）、両手は脇の下を通って、十本の指先を上にし、両腕を続けて上へ持ち上げながら、母指で他の指を連れて手首を外へ捻り、五本の指を母指から順次外へ伸ばして広げ耳の横まできたら、掌を上向きにし、指先は後ろを指し、母指と人差指の間（虎口）を両耳に向け（❸）、両手を続けて上へ伸ばします（❹）。

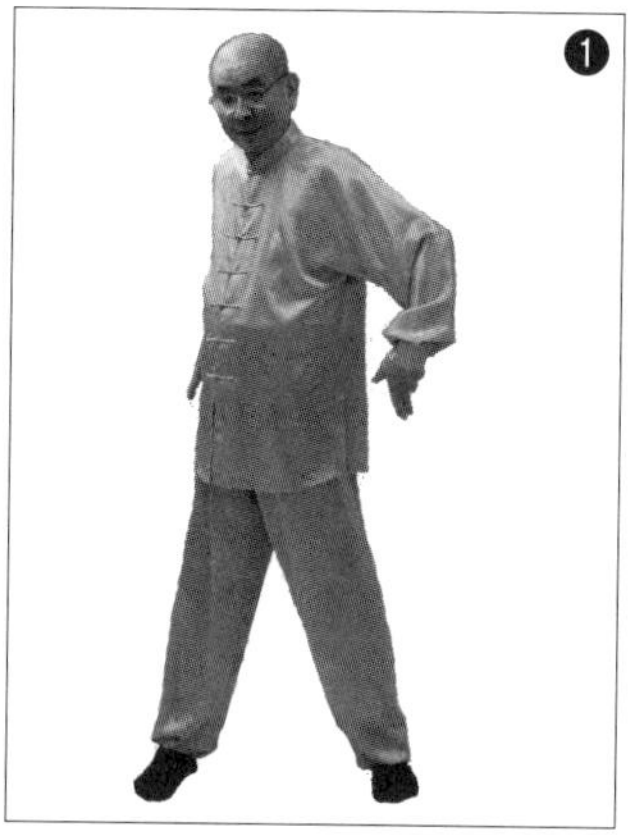

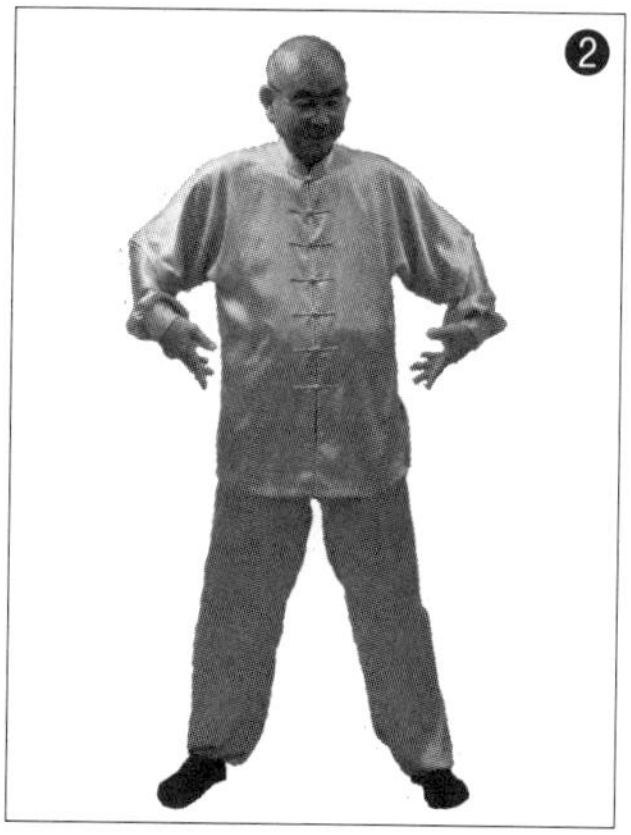

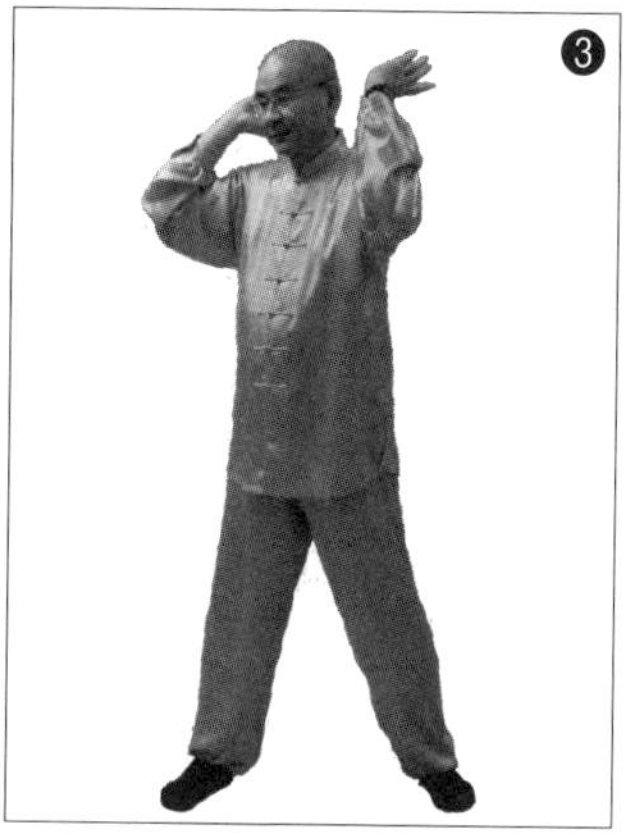

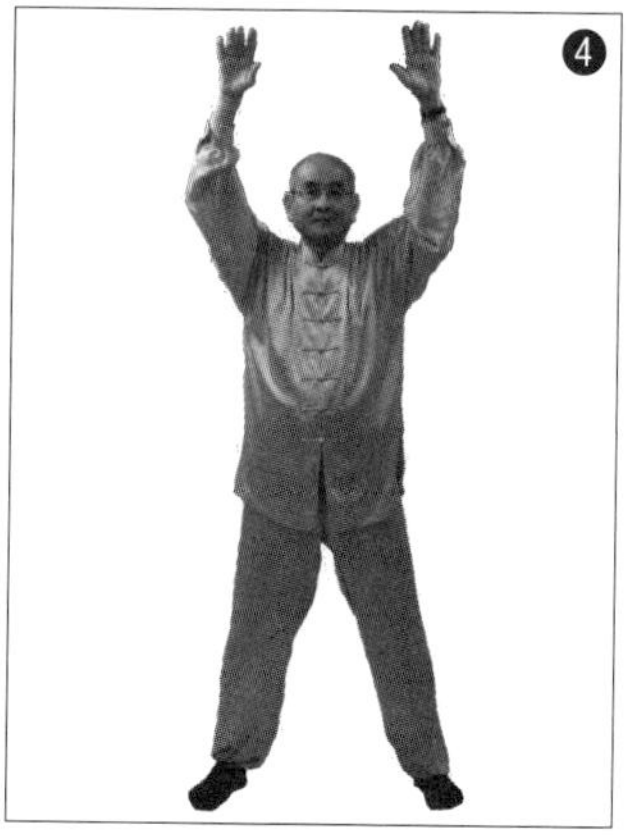

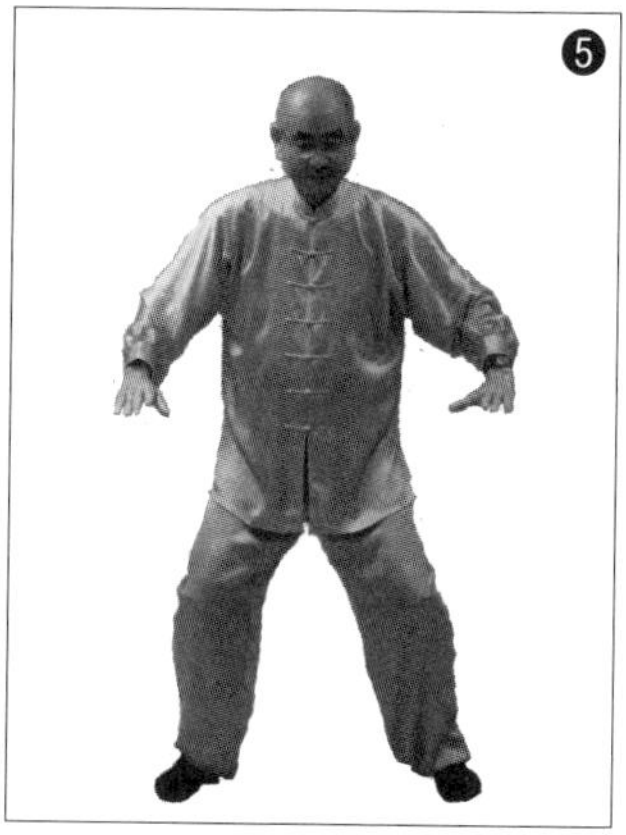

呼気のとき、両手を体の前からゆっくりと下へおろして股関節部の横に置き、掌を下に向け、指先を前に向け、手首を曲げ、同時に体を沈ませます❺。この姿勢が決まったら、やや閉気を行います。

要　求：この動作のポイントは、外導引によって、内導引、すなわち気血を任督二脈に沿って巡らせることにあります。しばらく内導引ができなくても焦ることなく、急いで無理に求めないようにしてください。ただし、なるべく外導引の動作を正確に決めるようにして下さい。

手首を捻るときに必ず上記要領にしたがって行い、母指・小指の導く動作を行い、呼気に合わせて下へ腰を沈める範囲は個人によって異なってもよく、無理をして低くする必要はありません。歩きながら練功を行う場合は、虚実重心の切り替えに注意して下さい。

効　果：この動作は、外導引によって内導引を引き起こし、主に任督二脈の気血の循環を促進します。また手首を捻り、五本の指を握り、そして伸ばし広げる動作によって、手三陰経と手三陽経の原穴・井穴と八脈交会穴の経気を活発に動かします。原穴は原気の作用発生の集中する部位で、三焦元気（真気・内気・原気）が集中し出入りするツボであり、五臓六腑の疾病にたいして治療効果があります。井穴は経気の出る源です。八脈交会穴は、奇経八脈と十二正経の八本の経絡とが交会する八つのツボで、奇経病の治療、正経病の治療効果があり、全身の経気の巡りにたいして重要な調整作用を持っています。

硬式呼吸法（吸―停―呼）

（1）托天按地《たくてんあんち》

予備式：心を落ちつけ体をリラックスさせて立ち、両腕は自然に垂らし、視線を水平あるいは半眼にします。

動　作：吸気で右掌を上向き、左掌を下向きにし、同時に中脘穴まで持ち上げていきます（❶）。右手は胸前から持ち上げ、肩の高さで腕を曲げて手首を捻り、指先は後方を指し、掌を上向きにして右耳の横に沿って上へ持ちあげ、左手を左股関節部の横におろし、左手首を曲げて指は前方を指し、掌で大地を押えこむようにしてから、体を下へやや沈めると同時に左足踵を持ち上げ、足爪先で大地（床）を踏みつけます（❷）。この姿勢が決まったら、やや閉気を行います。

呼気のとき、右手を下向きにして伸びやかに体前から落としながら、左掌を上向きにして中脘穴まで持ち上げ、同時に、体はゆっくりと立ち上がり、左足踵を地に付けて右足と平行にして立ちます。

ふたたび吸気のとき、左腕が胸前で肘を曲げて手首を捻り、指先を後方に向け左耳の横から上へ持ち上げ、同時に、右手は体前から右股関節部の横におろして、手首を曲げ指先を前に向け、大地を押さえるようにしながら右足踵を持ち上げ、足爪先を地につけます。この姿勢が決まったら、やや閉気を行います。呼気のときに合わせる動作は前と同じで、左右を逆にして行います。このように左右繰り返して行います。

要　求：脊柱をずっと真っすぐにし、動作は自然で伸びやかに行います。無理に力を入れないで、「意」、「気」、

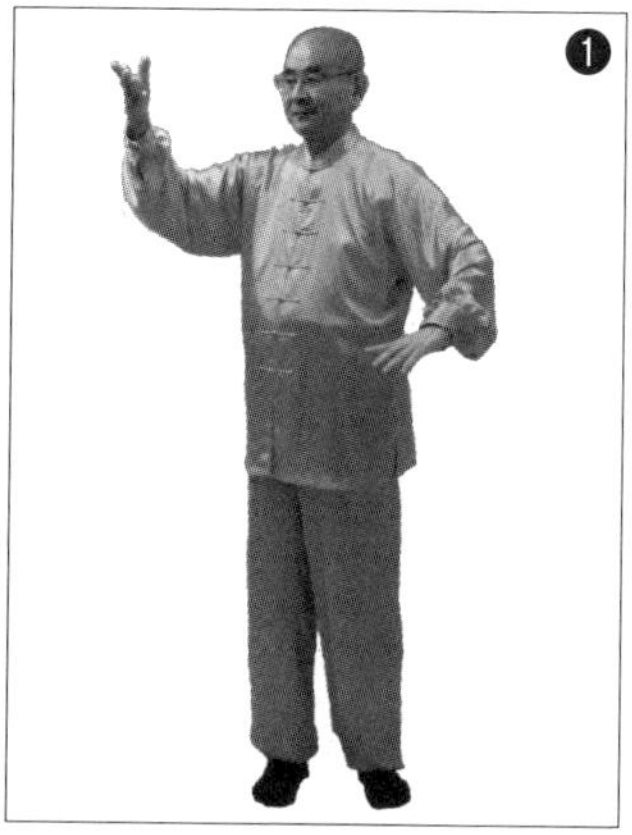
❶

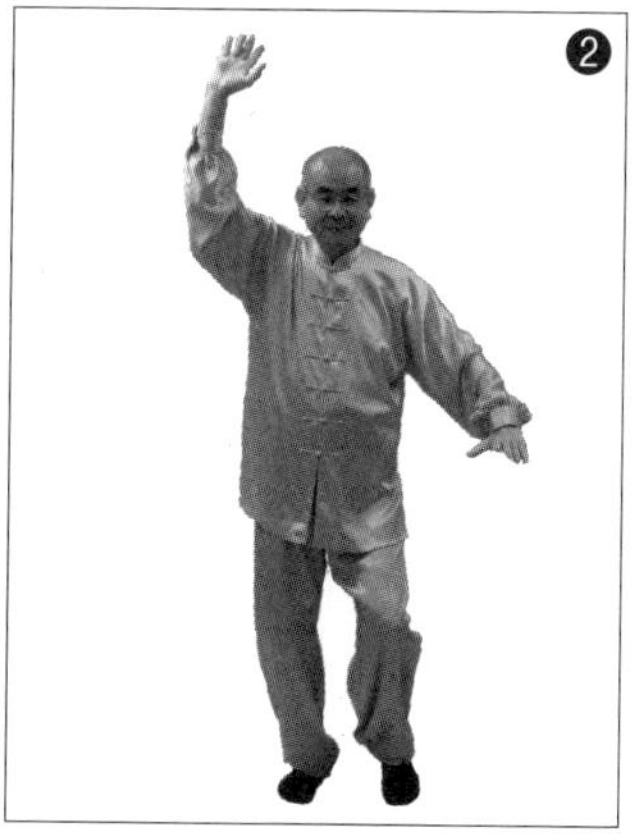
❷

「力」をうまく結合することに注意し、気の力で重い荷物を持ち支えるようなイメージを持ち、ただ物理的な力だけを用いてしてはいけません。「剛」と「柔」が共存するように行います。舌の上下運動を合わせて行ってもいいです。この呼吸法を用いるのに、無理に抑えて息を止めてはいけません。

効　果：この動作は経脈の流れを良くし、三焦の機能を調整します。手首を曲げて掌で大地を押える動作と、踵を持ち上げ足爪先を地に着ける動作で、足太陰脾経と足厥陰肝経の経絡気血を活発に動かし、関係ある臓腑の疾病を治癒する効果があります。

（2）古《こ》木《ぼく》盤《ばん》根《こん》

予備式：リラックスして両腕を体側に自然に垂らし、心を落ちつけ、精神を集中し自然に立ちます。

動　作：吸気のとき、両腕を両脇に沿って胸前に持ち上げ（❶）手首をクロスさせ（❷）前方にゆったり伸ばします。両掌を外側へ軽く広げるにつれて胸を広げ（❸）、両腕で後ろへ円を描くようにして、両掌を上向きにして脇下に沿っ

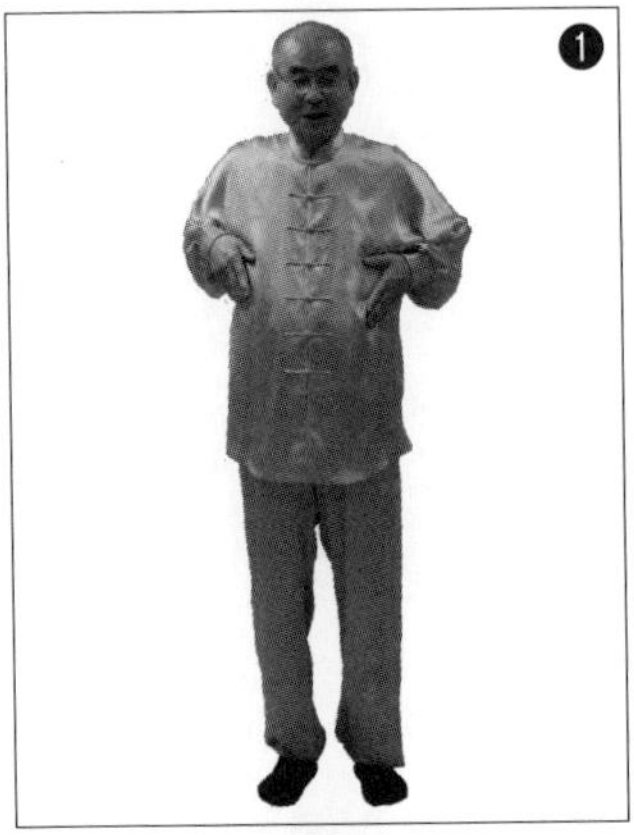

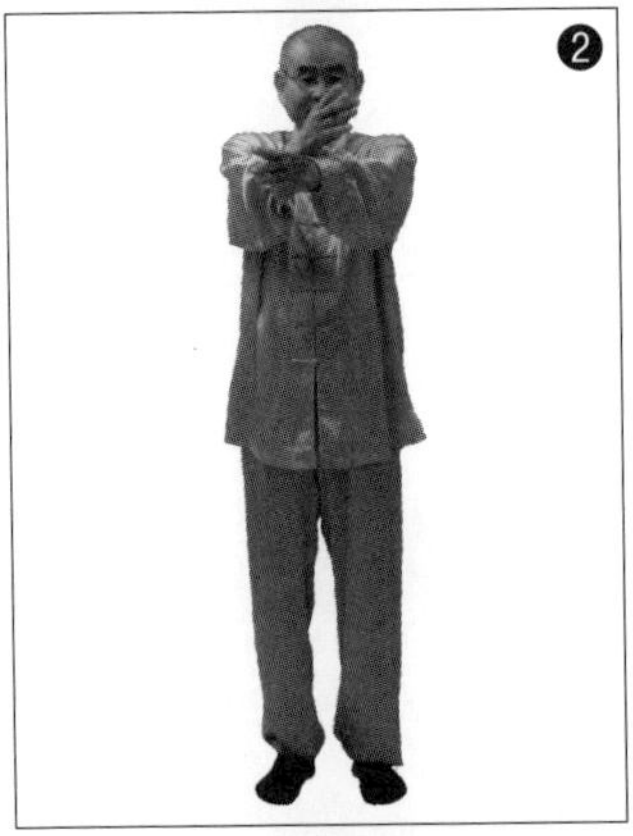

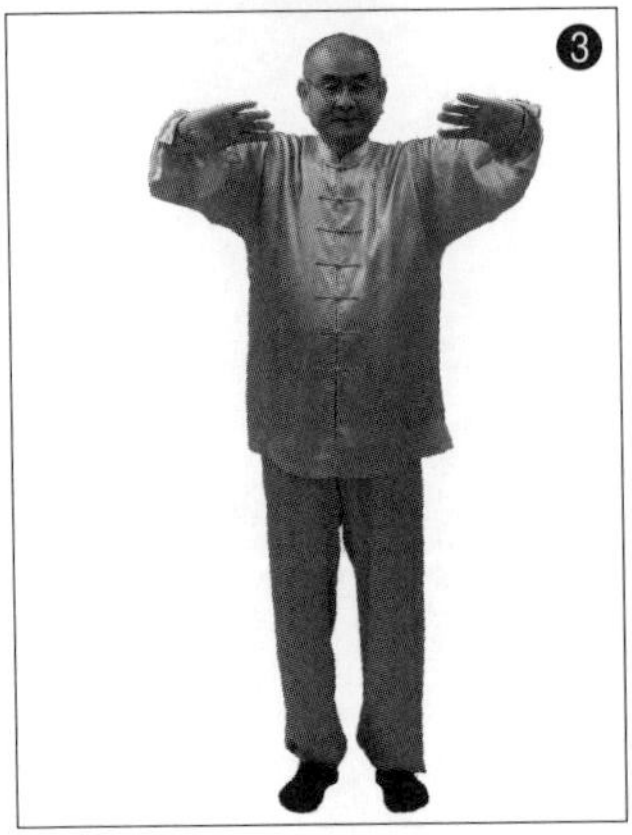

て体前下方にさし出し、同時に、両腿を交叉して腰を深く沈めます（❹❺❻）。頭をやや下げ、下顎を引き、臀部を後ろに出し、なるべく両膝を胸に引きつけ、胎児が母親の体内にいるような姿勢をとります。それから、やや閉気を行います。

呼気のとき、両掌を下向きに替え、軽く自然に体前から体側に引き上げながらゆっくりと立ち上がります。

要　求：体を沈め、臀部を後方に出して脊柱を曲げるときに、命門部位を広げ、伸ばすような感覚で行い、片足の踵で会陰穴を圧します。「天門常開・地窟永閉」と称される柔軟性が必要です。

立ち上がりと体を沈める動作が速すぎたり、力を入れすぎたりしてはいけません。年配者あるいは行動不自由の方は、半腰あるいは立式で行ってもいいです。体が自由に動けるように回復したら、要求にしたがって行って下さい。

効　果：この動作は腰を強化し、腎機能を高め経脈の流れを良くし、身体を強化する作用があります。

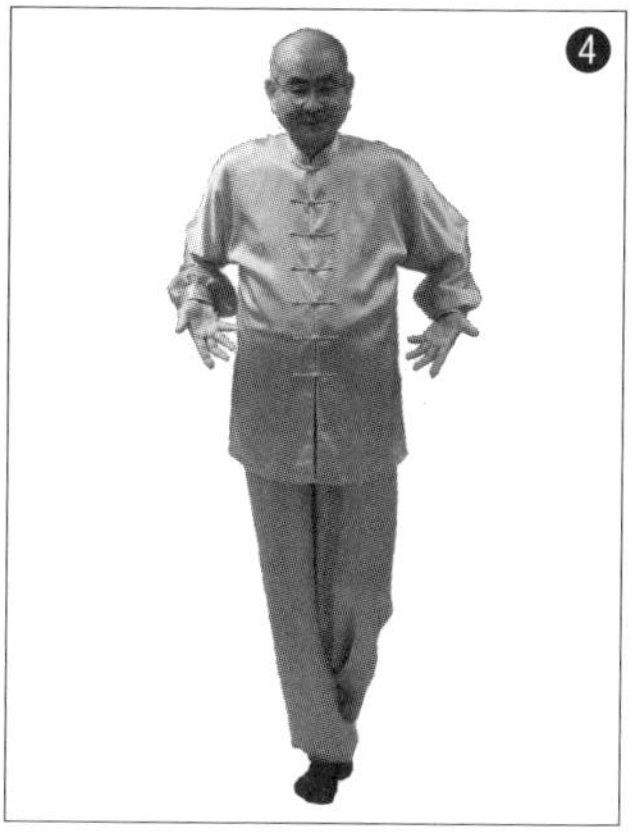

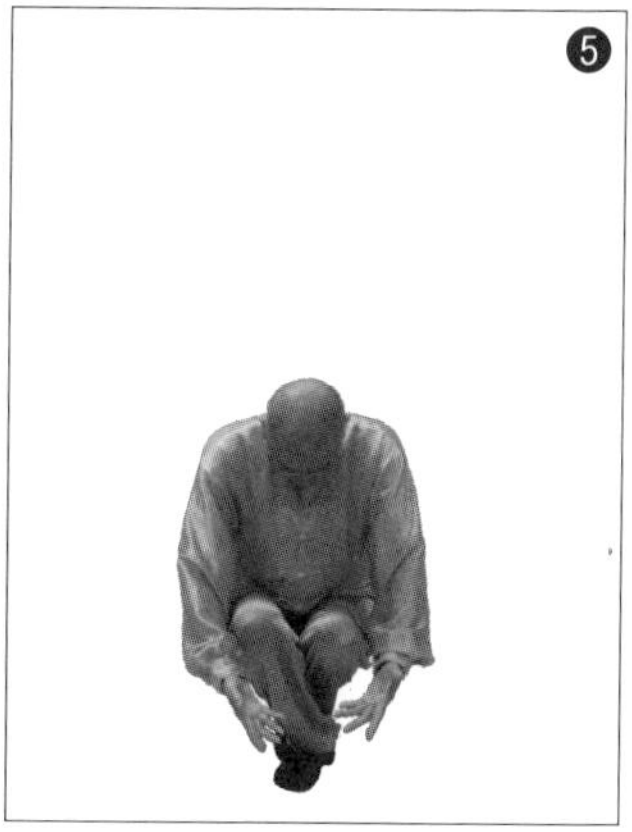

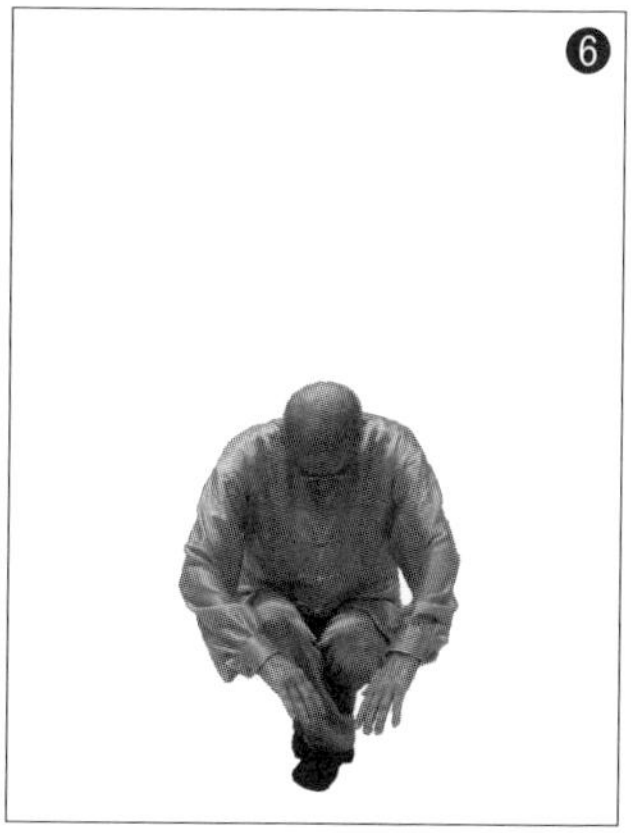

（3）回身射虎《かいしんしゃこ》

予備式：両足を肩幅よりやや広く開げ、下顎をやや引き、頸部を伸ばして頭の天辺にやや持ち上げ、雑念を払い、精神を集中して立ちます。

動　作：吸気のとき、両腕を前に軽く伸ばし、両掌を向かい合わせながら（❶）体を沈めて馬歩の姿勢になります。腰を軸に右側へ九〇度回し、右腕は体の動きにつれて一八〇度体の後方に捻ります。同時に、左腕を曲げて胸前に置き、両腕で弓を引くように前後にそれぞれ推し出すように広げ、胸を広げ（❷）、腕を伸ばします。この姿勢が決まったら、閉気を行います。

呼気のとき、両腕を緩めながら元の姿勢に戻し（❸）、視線を前方に向けます。

ふたたび吸気のとき、こんどは左側へ腰を九〇度捻り、前と同じ要領で弓を引く動作行います。

効　果：この動作は、脊柱を捻り、腰を回し、胸を広げ、腕を伸ばすのがポイントです。腰を落とし「馬歩」の姿勢をとる練習を通して、腰腿の疼痛、足腰のだるさ、脊骨異常を治療し、内臓の調整と按摩効果を増強します。

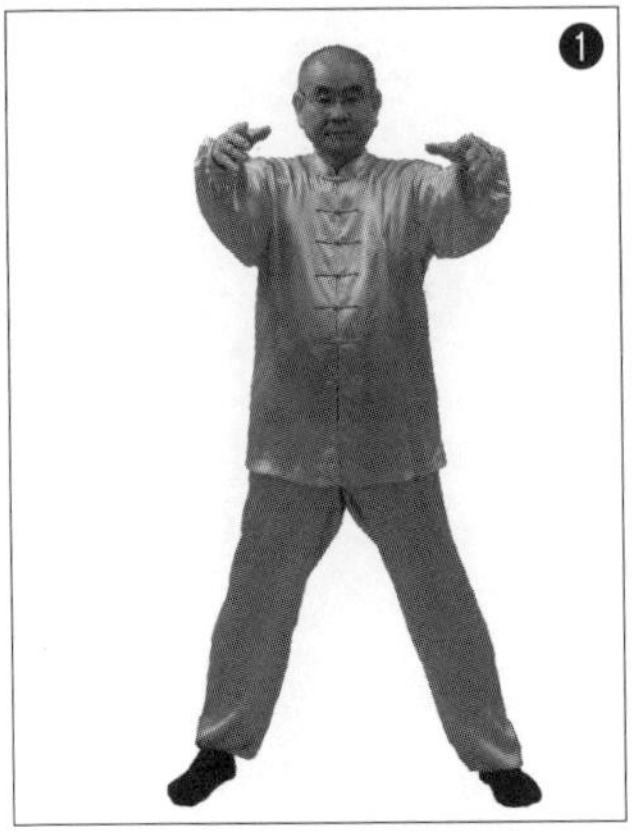

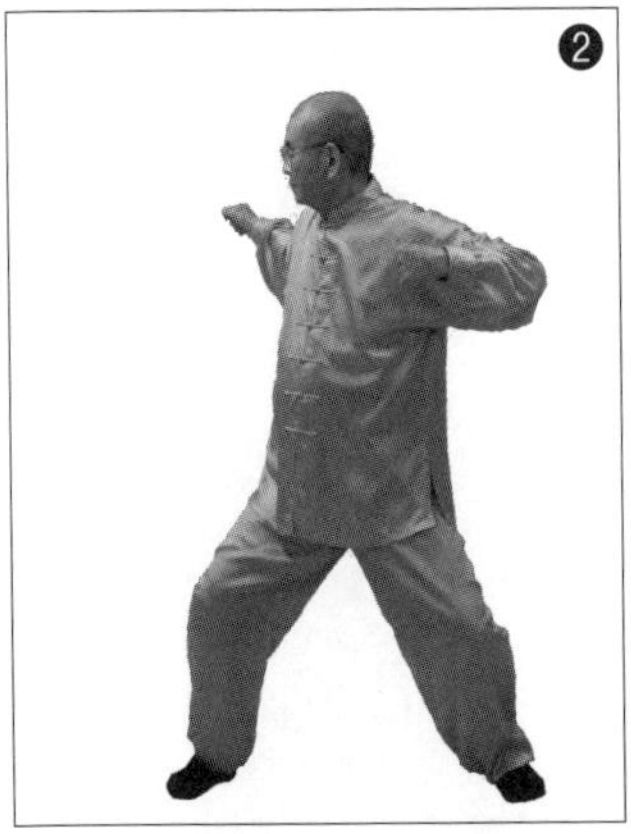

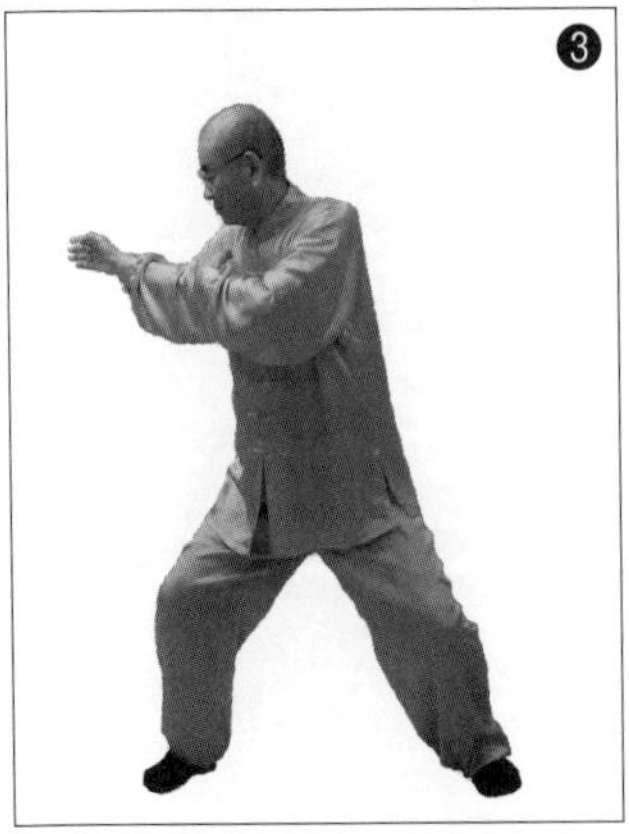

また後方に弓を引く動作の練習によって、肺活量を増大し、心肺および脾胃の機能を調整、改善し、関連する疾病を治療することができます。

（4）追日趕月《ついじつかんげつ》

予備式：両足を平行で肩幅よりやや広く開き、両手外労宮穴を両腎臓部につけ、全身リラックスし、心を落ちつけて立ちます（❶）。

動　作：吸気のとき、右掌を上向きにして横から右方へ持ち上げ（❷）、頭の上を経て体の左側へ脊柱を捻りながら（❸）落としていきます。腰を曲げ、右手は大きく円弧を描きながら体前下方を経て（❹❺）右上方の目の高さまで持ち上げていく動作に合わせて、「弓歩」になり、頭をやや上げ、目は右手労宮穴を見つめ、しばし閉気を行います（❻）。

呼気のとき、体は前に戻り、視線を前方へ水平に移し、右手をゆっくりおろして引き（❼）、外労宮穴を右腎部

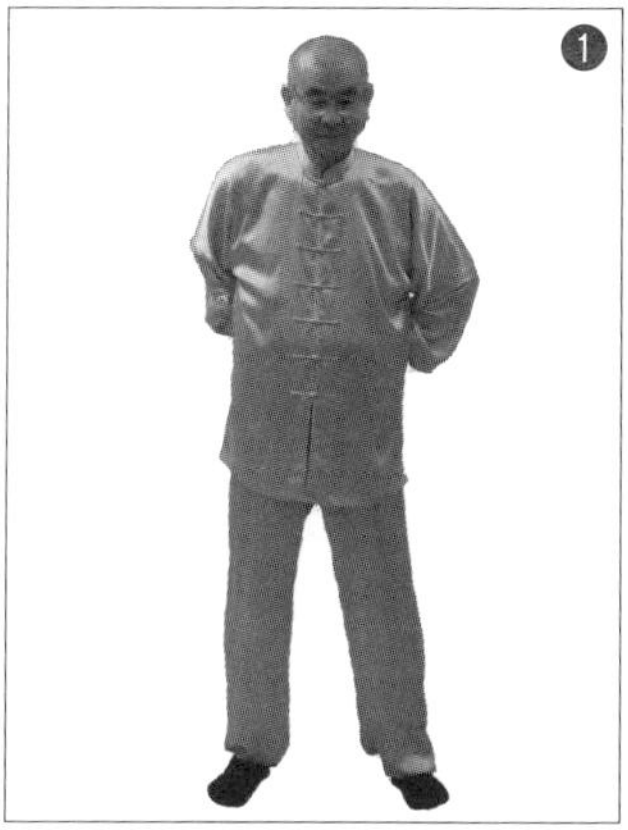
❶

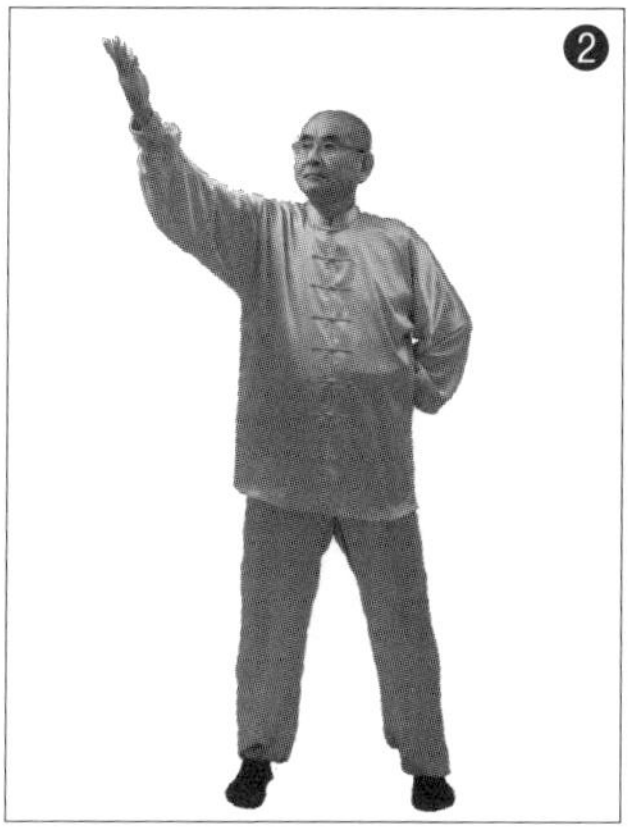
❷

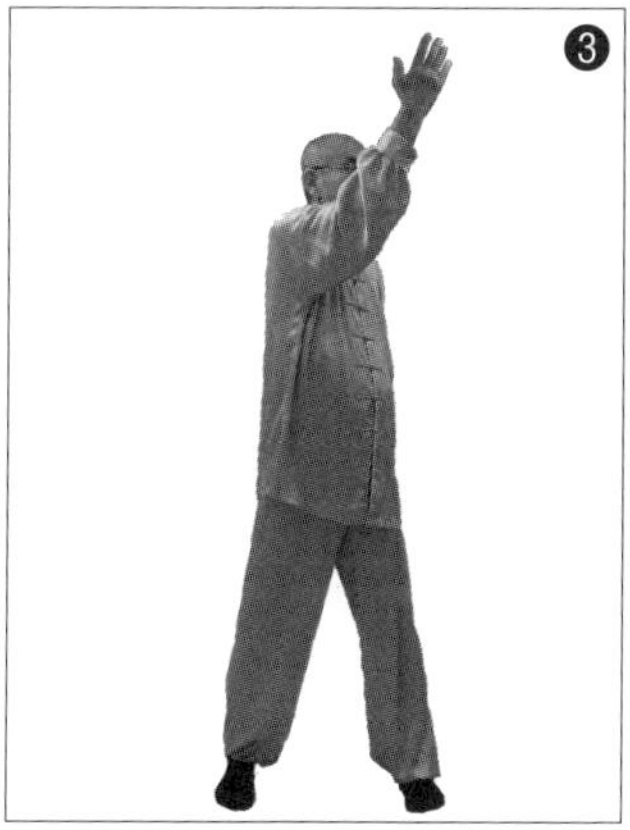
❸

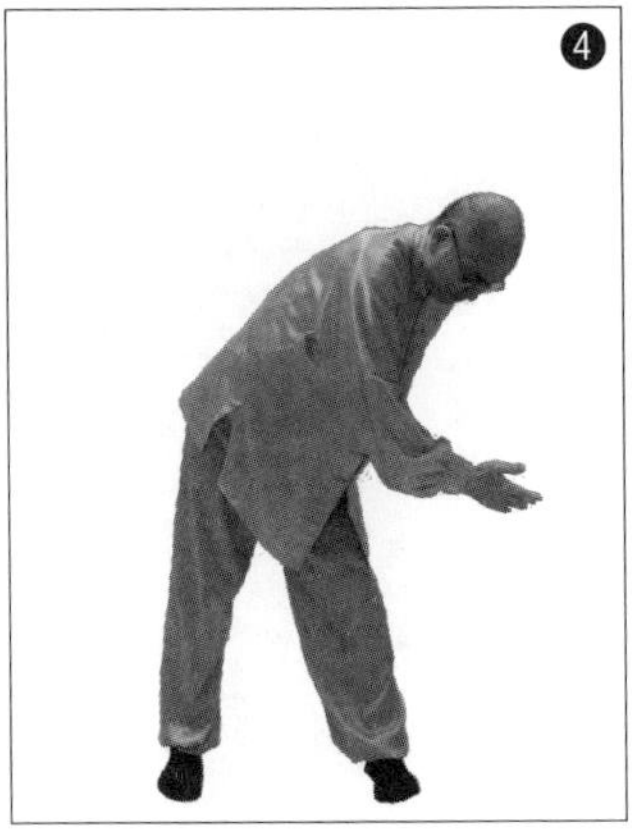
❹

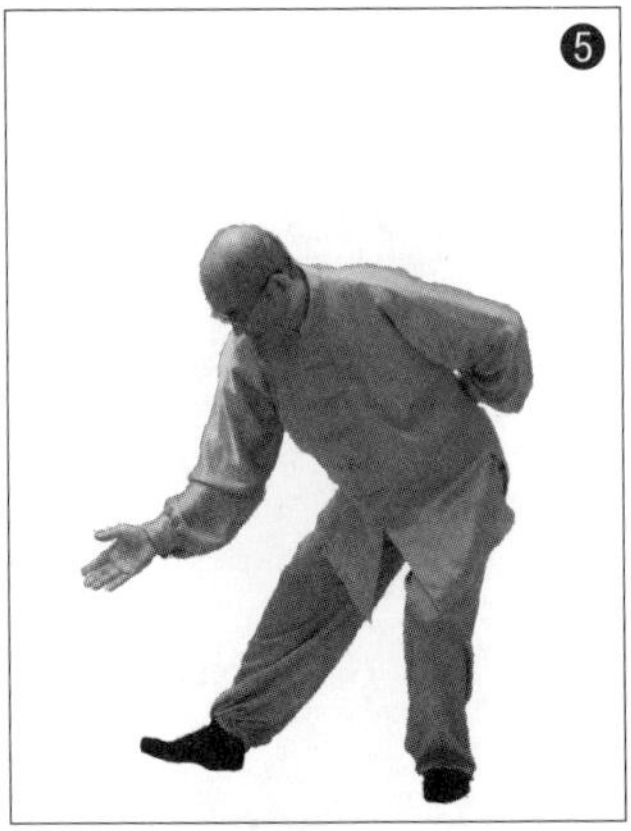
❺

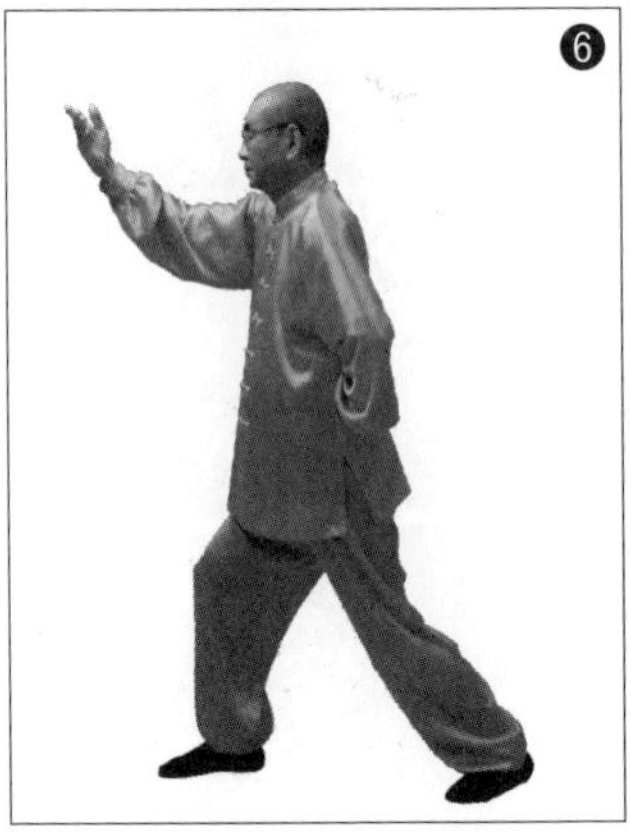
❻

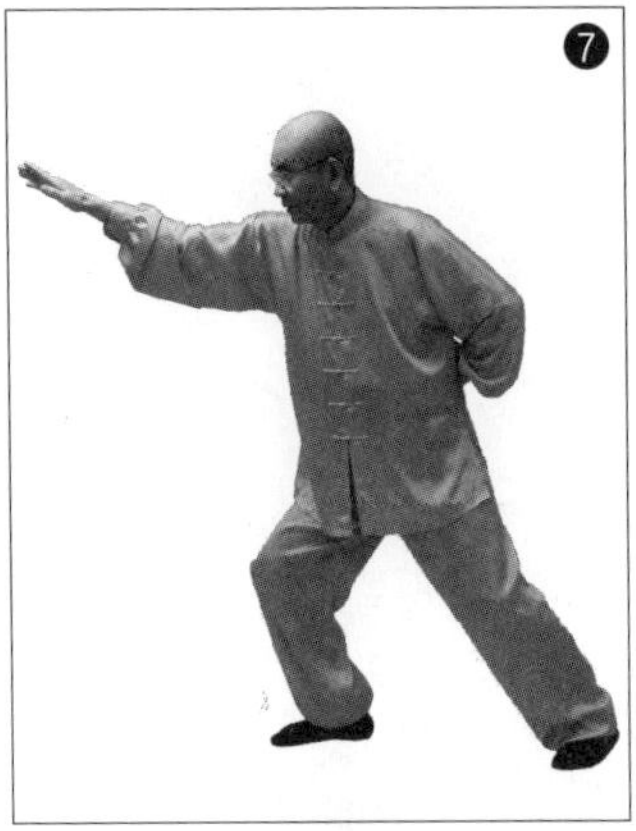
❼

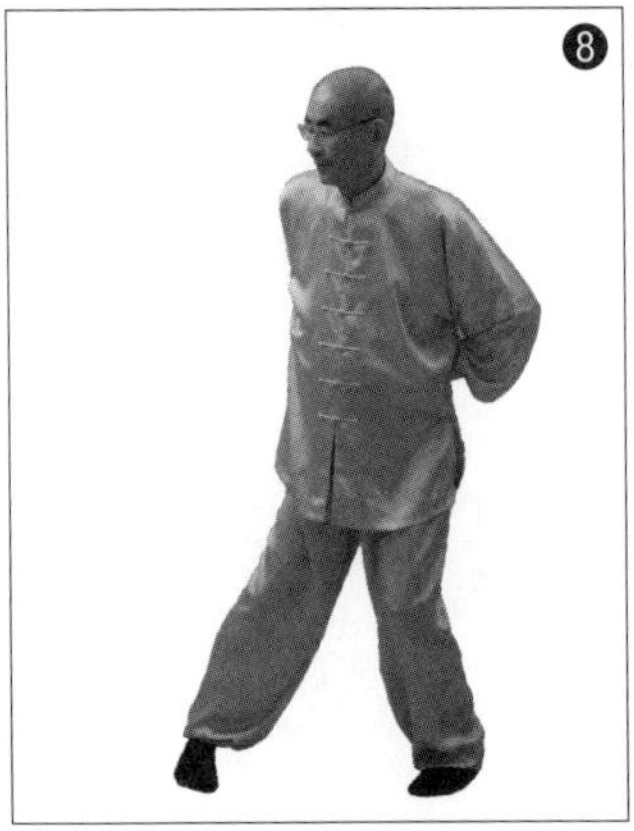
❽

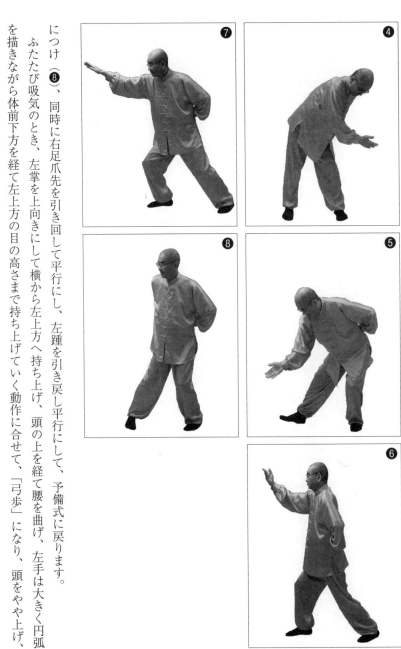

につけ（❽）、同時に右足爪先を引き回して平行にし、左踵を引き戻し平行にして、予備式に戻ります。

ふたたび吸気のとき、左掌を上向きにして横から左上方へ持ち上げ、頭の上を経て腰を曲げ、左手は大きく円弧を描きながら体前下方を経て左上方の目の高さまで持ち上げていく動作に合せて、「弓歩」になり、頭をやや上げ、目は左手労宮穴を見つめ、閉気を行います。

呼気のとき、体は前に戻り、左足爪先を引き回して平行にし、左踵を引き戻し平行にして左手をゆっくりとおろして引き、外労宮穴を左腎部につけ、予備式に戻ります。このように左右交互に数回行います。

効　果：手三陰経、手三陽経の気血を活発に循環させ、章門穴、期門穴を開き、関係のある臓腑の疾病を治療する効果が得られます。陰陽虚実の変化によって体内の陰陽バランスを調節し、身体のさらなる協調状態、秩序化を促進します。

(5) 牽拉《けんら》天柱《てんちゅう》

予備式：両足を肩幅にして立ち、下顎をやや引いて百会穴を天に向け、両目を軽く閉じるか、あるいは半眼にして精神を集中し、脊柱を真っすぐにし、心を落ちつけて、全身リラックスさせます。

動　作：吸気のとき、両掌を上向きにして下腹部に導引し（❶）、重心を右足に置き左踵を持ち上げ、左足爪先を地につけます。両手で拳をにぎり、拳の掌側を下にして、両拳を両側に開き、右肩・腕を持ち上げ、左肩・腕を低く構え、腰椎の右側を牽引します（❷）。この姿勢が決まったら、やや閉気を行います。

呼気のとき、全身リラックスして元に戻り、両拳は手掌に変わり、下向きで下腹部に導引します（❸）。

ふたたび吸気のとき、重心を左足に移し、右踵を持ち上げ、右足爪先を地につけ、左肩・腕を持ち上げ、右肩・腕を低く構え（胸を広げた状態で）、腰椎の左側を牽引しながら、やや閉気を行ってから、呼気に合わせて元に戻ります。

次に両手を上向きにして、膻中穴の位置まで持ち上げ（❹）、腰椎のときと同じ要領で胸椎を左右に牽引します（❺）。

こんどは、さらに両手を上向きにして天突穴の位置まで持ち上げ、視線を正面前方に向けたまま、頭を十分に左

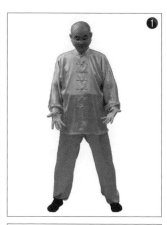

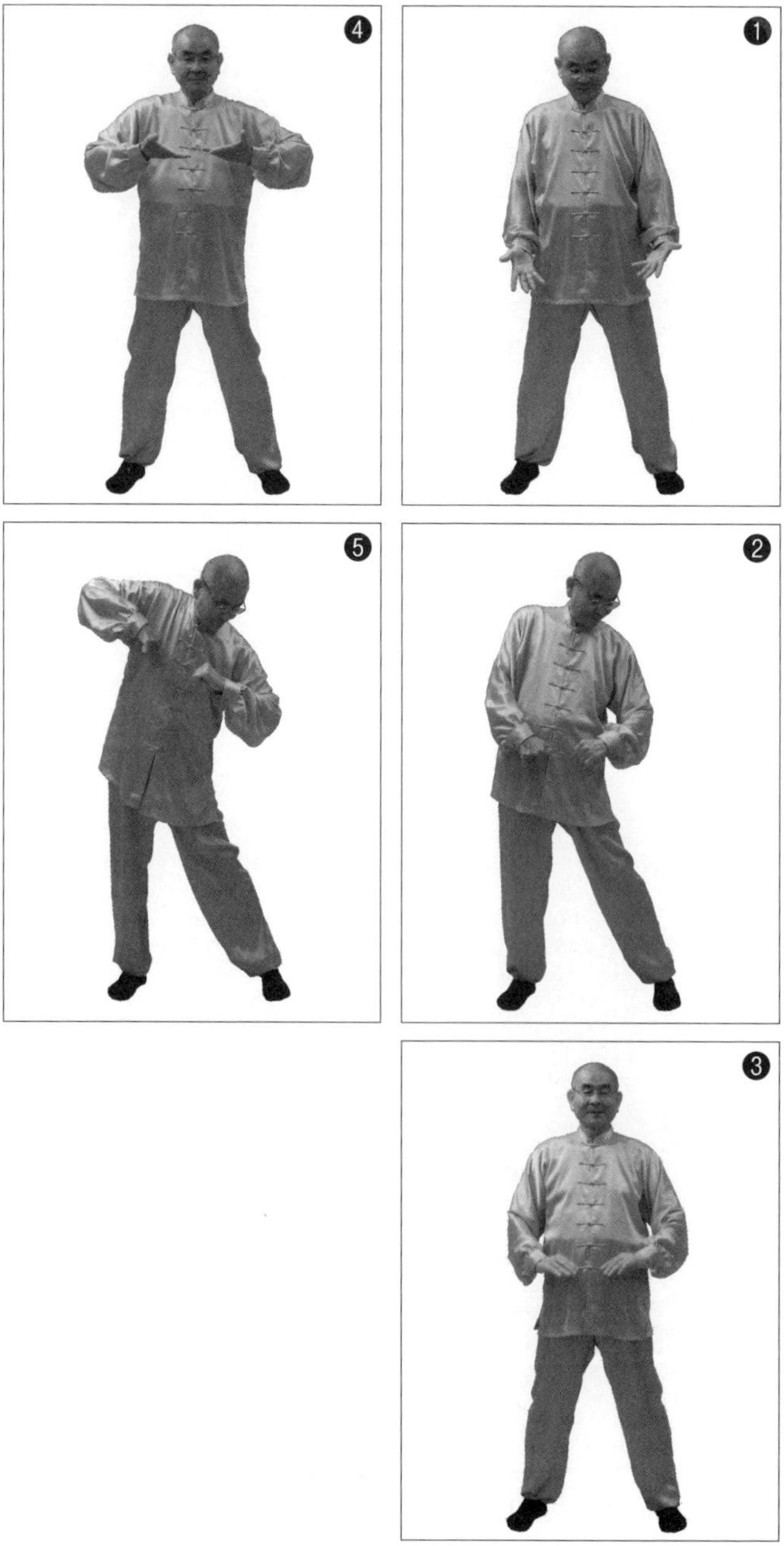

に傾けて頸椎右側を牽引します。やや閉気した後、頭を戻し体の前で拳をとき、ゆっくり両手を下ろします。同じ要領で反対側の動作を行います。

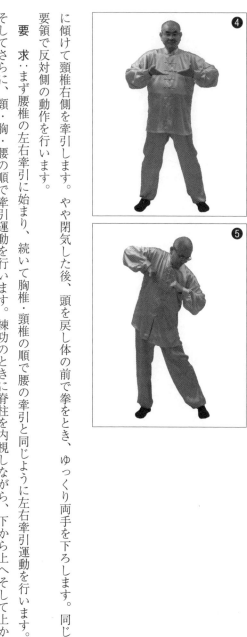

要　求：まず腰椎の左右牽引に始まり、続いて胸椎・頸椎の順で腰の牽引と同じように左右牽引運動を行います。そしてさらに、頸・胸・腰の順で牽引運動を行います。練功のときに脊柱を内視しながら、下から上へそして上か

ら下へ左右牽引運動を行います。かならず「意」、「気」、「力」をうまく合わせることに注意し、力を強く入れすぎて、固くて無理な動作になってはいけません、「意が至れば気が至り、気が到れば力が到る」ように行って下さい。もし、この動作だけを練功して脊柱病の治療を行う場合は、脊骨の一つ一つの牽引を行ってもいいです。練習の前に、まず脊柱の全体を内視し、そして下から上へ一つ一つ左右牽引を行い、また上から下へ左右牽引を行います。

（6）金鶏独立《きんけいどくりつ》

予備式：リラックスして立ち、両腕を体の両側に自然に垂らし、視線を水平にして脊柱を真っすぐにし、唇を軽く閉め鼻で呼吸を行います。精神を集中し、雑念を払い、気持ちをととのえて気楽にします。

動　作：吸気のとき、両腕を体の両横から肩の高さまで持ち上げ、掌を下向きにして同時に左足を持ち上げます（❶❷）。この姿勢が決まったら、やや閉気を行います。

呼気のとき、両腕をゆっくりと下ろし（❸）、腹前で交叉させ、同時に左足を地につけ、元に戻して立ちます。

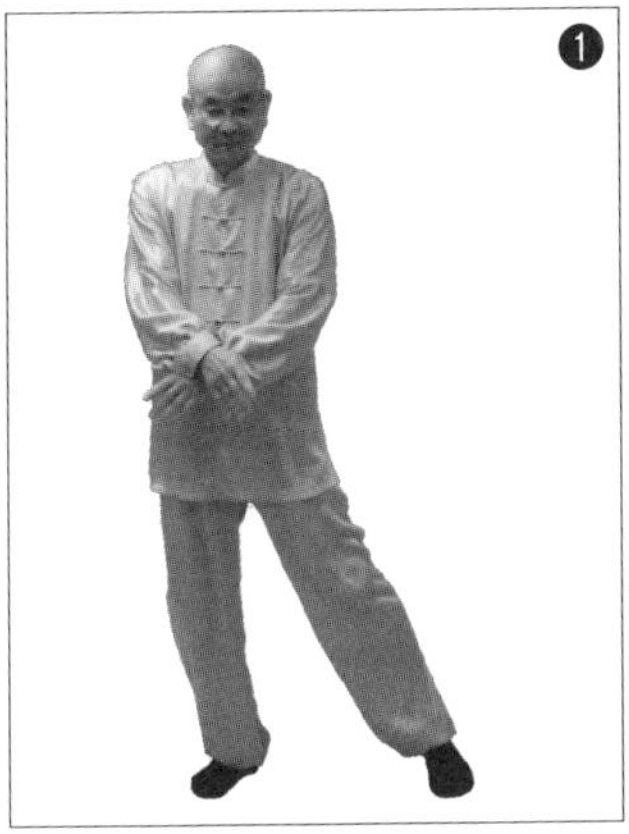
❶

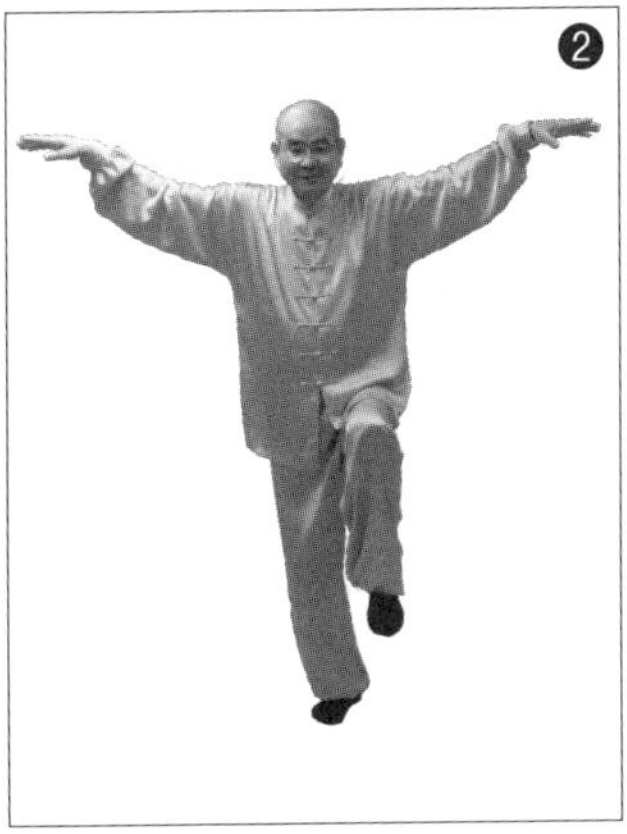
❷

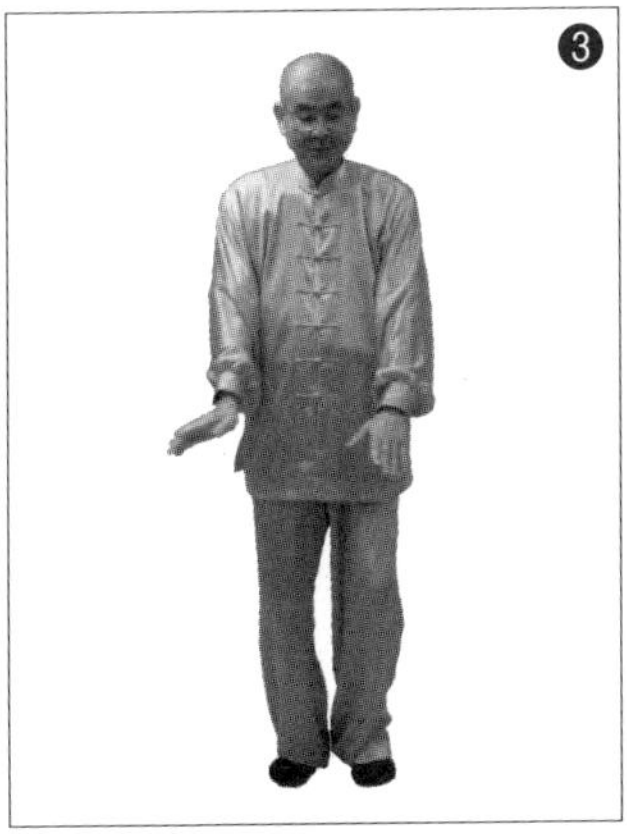
❸

ふたたび吸気のとき、両腕を体の両側から肩の高さまで持ち上げ、同時に右足を持ち上げ、やや閉気します。呼気に合わせて両腕をゆっくりと下ろし、体前で交差させ、右足を下ろして元に戻って立ちます。このように、左右繰り返して四～八回行います。

要求と効果：上げる足はなるべく高くし、足爪先は力を入れず、自然に下に垂れるようにします。舌の上下運動を合わせて行ってもいいです。この動作は伸びやかに自然に、軽く行います。この気功法の収功前の整理動作として行ってもいいです。練功を通して、経絡の流れを良くし、全身の気血循環をスムーズにし、全身を生き生きさせます。

収　功

前の動作に続けて、両足を平行で肩幅にし、両掌を上向きにして持ち上げて（❶）頭の上で交叉させ（❷）、体前の真中をゆっくりと腹部に下ろします（❸）。二回繰り返して、第三回目で両手を頭上で重ねて丹田に下ろします（❹）。そして、腹・腰・両脇を掌で摩擦し、胸を緩め気を丹田に沈ませてから、最後に「哈哈（ハアーハアー）」と大笑して終わります。

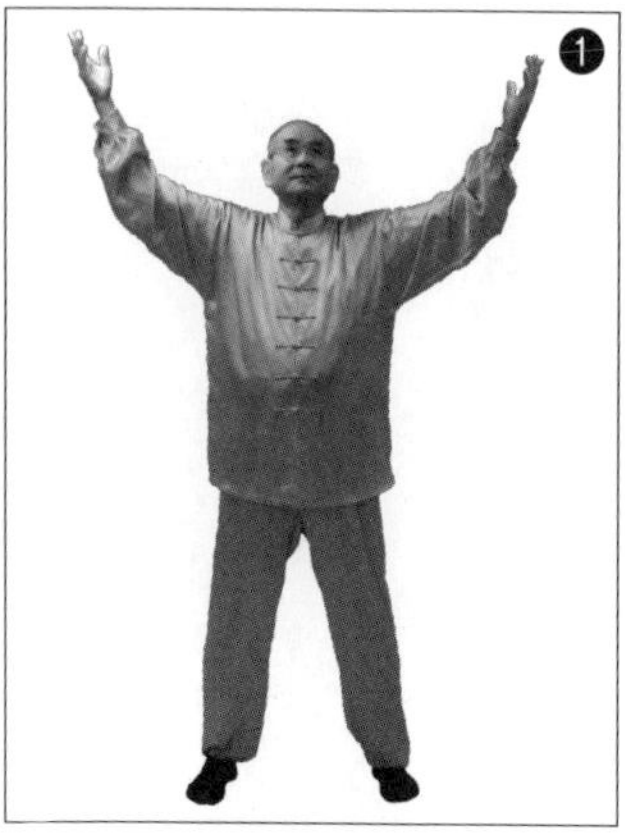
❶

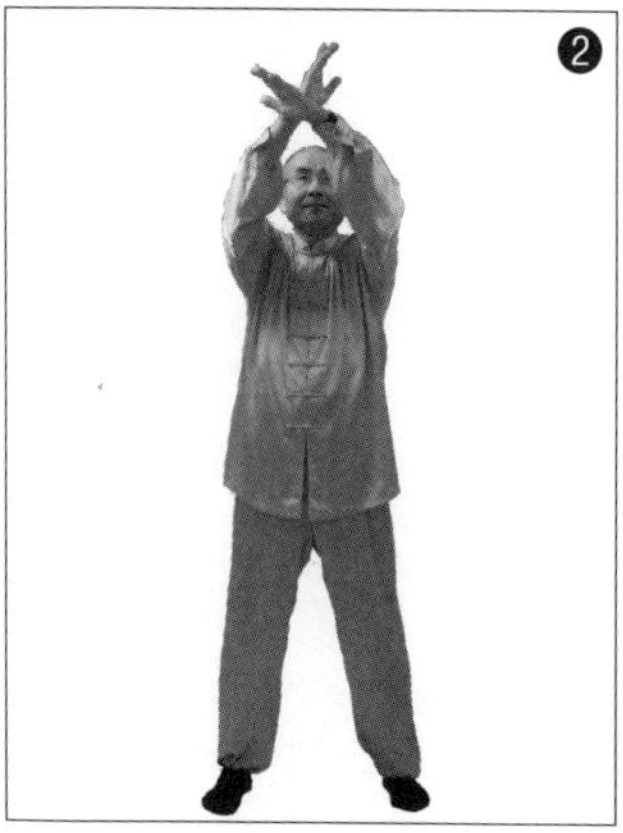
❷

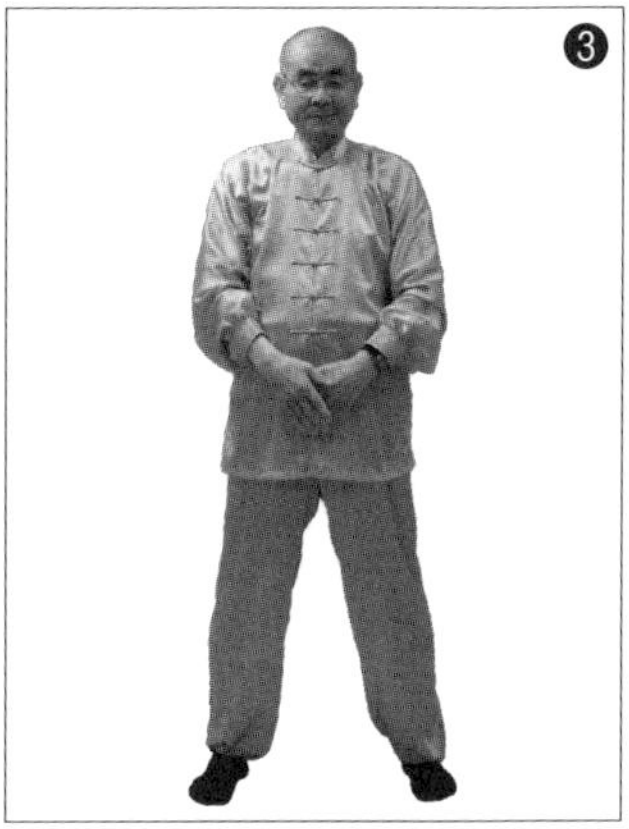

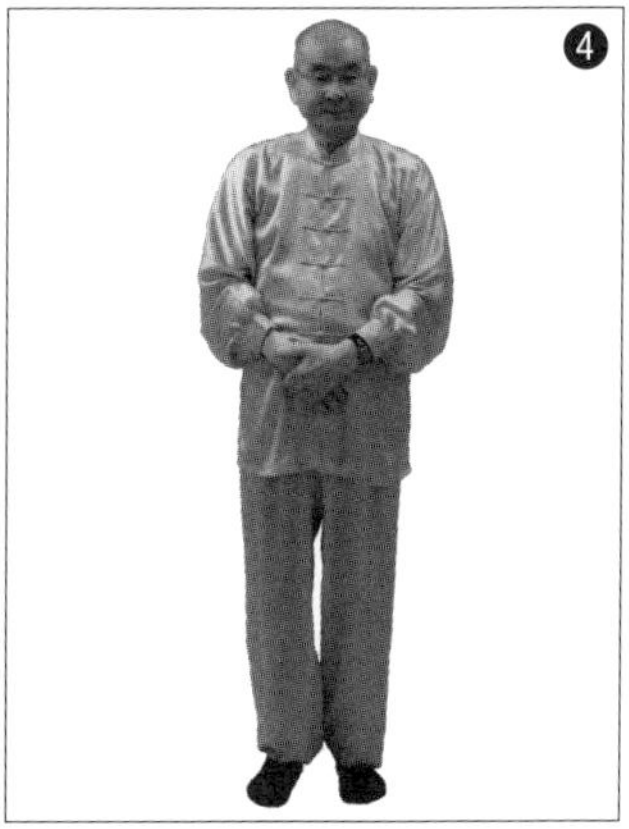
4

◉参考文献

『針灸学』天津中医学院＋学校法人後藤学園編、兵藤明監訳、学校法人後藤学園訳、東洋学術出版社。

馬秀棠『馬氏気功点穴療法』廖赤虹・大丸恭寛・谷田伸治訳、エンタプライズ。

『針灸学』楊甲三主編、人民衛生出版社。

楊力『周易と中医学』伊藤三重子訳、医道の日本社。

朱宗元・趙青樹『陰陽五行学説入門』中村璋八・中村敞子訳、たにぐち書店。

『基礎中医学』神戸中医学研究会編著、燎原書店。

佐伯孝之『東洋医学の理法』たにぐち書店。

『中医診断学』広東中医学院主編　築地多計士訳、緑書房。

角貝釀計『脈力気力健康全書』ベースボール・マガジン社。

山田光胤・代田文彦『東洋医学』学研。

王財源『臨床中医臓腑学』医歯薬出版。

仲里誠毅◉なかざと・せいき

1945年生。神戸大学工学部大学院修了。70年代後半から科学と精神世界の境界領域の研究活動に従事し、85年に日本初の気功団体設立に参画。93年に独立し、日本気功科学研究所設立。97年昭和大学医学部にて医学博士号取得。現在、日本気功科学研究所所長、日本内養功研究会会長、上海市気功研究所日本支所長として気功の研究と普及活動に従事。著書に『気の科学』『気の挑戦』『気功健身法』『よくわかる気功健康法』などがある。

連絡先：日本気功科学研究所
〒170-0013 東京都豊島区東池袋4-27-5 ライオンズプラザ池袋1205
E-mail：info@qigong-nakazato.com
http://jasriq.sakura.ne.jp/

気功家のための中医学入門

二〇一六年九月六日　初版第一刷発行

著　者　仲里誠毅
発行者　野村敏晴
発行所　株式会社 ビイング・ネット・プレス
〒二五二-〇三〇三 神奈川県相模原市南区相模大野八-二-一二-二〇二
電　話　〇四二（七〇二）九二一三
装　幀　横山晴夫
制作協力　森崎史子
印刷・製本　株式会社ダイトー
ISBN 978-4-908055-12-6 C0047